World Kidney Day

슬기로운 인공신장실 생활

혈액투석 기본편 Vol. 1

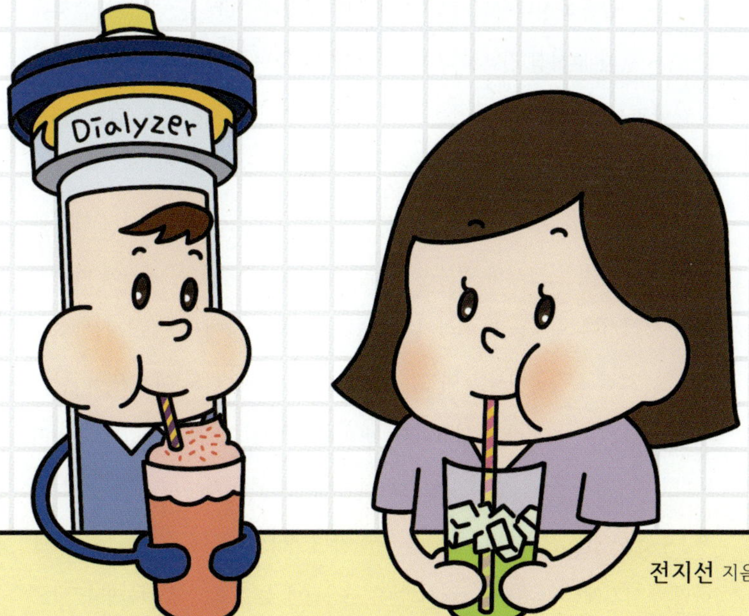

전지선 지음

FORNURSE

머리말

내 별명은 '어리바리 간호사', '헤~바보 간호사'(매 순간 "헤"하고 바보처럼 웃는 간호사), '죄송합니다. 간호사'였다. 1998년 전라남도 순천에 위치한 간호학과를 졸업 후 IMF로 인해 서울에 대형병원의 취업길이 막혀버렸다. 어쩔 수 없이 순천의 준 종합 병원에 취업이 되어 인턴십을 1년 한 후, 1999년 혈액투석실로의 배정은 정말 나의 자발적인 선택이 아닌, 어쩔 수 없이 가야만 하는 부서였다. 혈액투석실 경력 1년 만에 처음 on call을 받았을 때, 환자분이 ER을 통해 도착 시 사망 DOA(Death Of Arrival)로 들어왔었다. 눈앞에서 환자를 보내고 알 수 없는 슬럼프에 빠져서 헤어 나올 수가 없었다. 죄책감에 간호사를 그만두고 싶었다. 그때 선택한 돌파구는 방송통신대학교 간호학과 편입이었다. 공부를 하면서 상경을 꿈꿨다. 후배 투석실 간호사와 서로 힘이 되어주면서 함께 방송통신대학교 간호학과를 다녔고 on call을 서로 받아주면서 의지하면서 그 시간을 버텨냈다. 대한신장학회나 병원투석간호사회에서 매년 이루어지는 학회에 가보고 싶어서 수간호사 선생님께 말씀드려, 경북 경주까지 학회를 다녀왔는데, 정말 그때의 기분은 하늘을 날아갈 듯 기뻤다. 부스에 차려진 여러 투석기계 회사들의 투석기계 물품들, 제약회사에서 새로 나온 최신 약제들, 그리고 전국에서 모여드는 의료진들을 볼 때 '나도 여기 있어, 나도 저들과 같은 부류야'라고 생각하며 열심히 1박 2일 강의를 들었던 기억이 난다. 신규간호사 때 투석기계 프라이밍(priming)을 빠른 속도로 완료 한 후, 수간호사 선생님의 니들링을 쫓아가며 빠른 속도로 블리드(bleed)를 하며 투석기계를 돌렸다. 그래서 인지 긴장감에 늘 두통과 소화불량을 달고 살았다. 그렇게 3년이 지나고, 상경하여 마침내 대학원 준비까지 마친 후,

2003년 9월에 이화여대대학원 신장전문간호과정에 합격을 하였다. 이때 세상이 나를 포용하는 것 같았다. 이화여대대학원 신장전문간호과정에서 입학한 후, 미국신장간호협회(ANNA)에서 출간된 원서로 공부를 하고, 진행과 토의로 이루어지는 수업은 신선한 충격이었다.

나는 박스터(Baxter)라는 투석기계와 투석에 관련된 소모품을 만드는 미국계 회사에서 한국에 처음으로 설립한 전국에 위치한 열린의료재단 센터 중 서울에 위치한 한군데 센터에서 근무하고 있었다. 나는 박스터 본사에 가서 커리큘럼에 맞춰 미국식 자료를 번역한 내용으로 철저하게 혈액투석실 간호와 관련된 교육을 받았고, 시험도 치르고 체계적으로 교육을 받았었다. 이 때 박스터에서 받은 교육자료 내용들은 대학원 수업을 받을 때 나의 고마운 발표자료로 사용되었다.

대학원 기간 2년 반을 열심히 달리고 달려서 2006년 2월 '혈액투석환자 간호업무 표준개발'이라는 논문을 패스하고 바로 군자출판사에서 출간예정인 '혈액투석간호'책의 번역에도 동기 선생님들과 함께 참여했다.

2009년 9월~20011년 8월까지 강남에 위치한 인공신장실에서도 일을 했었다. dialyzer reuse 하는 방법, On-line HDF(혈액여과투석) 등 다양한 경험을 할 수 있는 좋은 기회였다.

2011년 11월~2016년 3월까지 군자에 위치한 인공신장실에서도 일을 했었다. 투석액 공급방식 중 CDS(Central Delivery System: 투석액 중앙 공급 시스템)도 경험하였다.

지금은 2020년 3월부터 요양병원 인공신장실 간호사로 다시 일하고 있다. 공백기가 4년이나 돼서 더 열심히 점핑해서 일하려고 젖 먹던 힘까지 내서 열심히 일하고 있는 중이다.

나는 평범한 인공신장실 20년차 간호사이다. 그저 환자 곁에서 최선을 다하는 간호사, 늘 공부하며 정진하는 간호사, 나의 간호사 일에 자부심을 느끼고 행복해 하는 간호사 이다.

그러기에 이 책을 출간하게 되었다. 20년간의 혈액투석실 경험들과 에피소드들을 담아내고 싶었다.

이제 처음으로 투석을 시작한 환자분들에게, 이제 처음으로 인공신장실에 입문하는 신규 간호사 선생님들께, 인공신장실 경력 간호사 선생님들께 도움이 되는 친숙하고 이해하기 쉬운 내용을 담아 접하게 해드리고 싶다.

마지막으로, 이 책의 시작과 끝을 함께 하신 하나님께 감사드립니다. 인공신장실의 세부적인 사진을 촬영하게 해주시고 협조해주신 나의 사랑하는 병원의 동료들과 환자분들께 진심으로 감사한 마음을 전하고 싶습니다.

저자 전지선

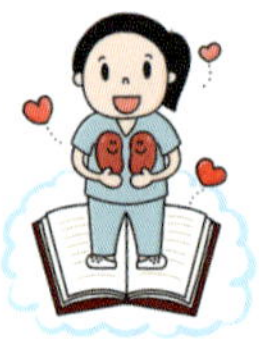

목 차

목 차

05 뭣이 중헌디!
- 임상검사

누구냐 너?

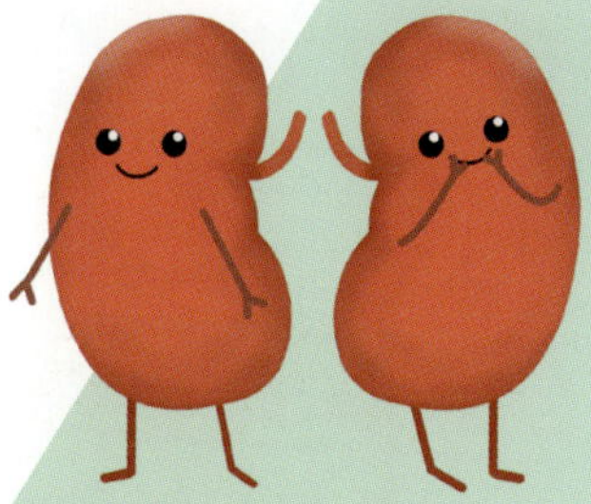

01

신장(Kidney)

I 신장

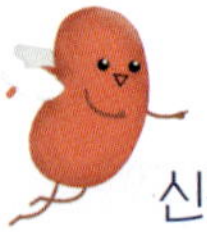

신장~ 너는 몸의 어디에 있니?

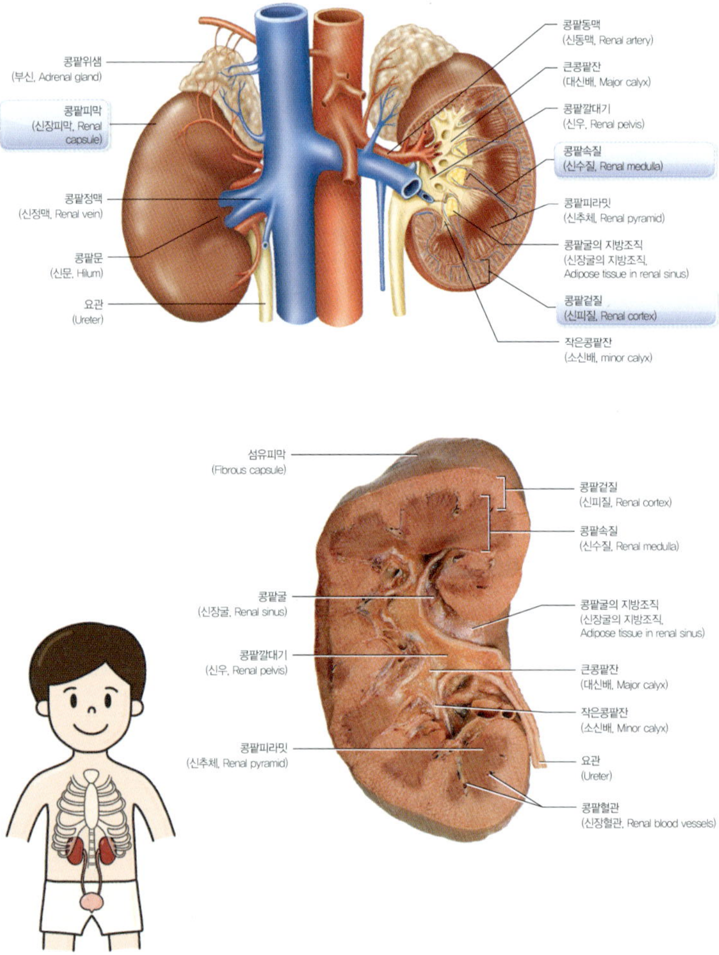

그림 1-1 신장의 위치와 구조

- 적갈색의 매끈한 강낭콩 모양의 기관으로 길이 12cm, 폭 6cm, 두께 3cm로 사람 주먹 크기 정도이며, 복강 내 후복벽의 위쪽, 척추의 양옆에 움푹 들어간 곳에 위치하고 있다.

- 신장의 위치는 위쪽은 12번째 흉추 부근이 경계이고, 아래쪽은 3번째 요추부근의 경계에 자리잡고 있으며, 위쪽은 우측 신장은 간에 눌려져 있으며, 좌측보다 약간 아래로 내려가 있다.

- 신장 위에는 지방으로 덮인 부신이 있어 다양한 호르몬을 분비한다.

Talk 조금 더 자세히 설명해 줄게요 ~

신장이 소변을 만드는 과정

- 신장의 혈관은 복부 대동맥에서 갈라진 혈관이 신장에 들어간다. 심박출량의 1/4의 대량의 혈액이 들어와서 신장을 통한 혈액은 신장정맥으로부터 하대정맥으로 돌아온다.

- 신장의 일부분을 확대해서 보면 머리에는 '보우만'이라고 불리는 주머니가 있고, 그 안에는 가는 혈관이 실 꾸러미 같은 상태로 된 사구체가 들어 있다.

- 사구체의 총 표면적은 1.2~1.5㎡로 이곳에서 혈액을 걸러(여과) 요세관으로 보낸다. 요세관 1개의 길이는 4~5㎝이고, 신장 총 요세관을 이으면 약 110㎞가 된다. 보우만씨낭 · 사구체 및 요세관을 총칭해서 네프론이라고 한다. 두 개의 신장에는 약 200만개의 네프론이 있어 혈액의 불순물을 없애는 중요한 기능을 하고 있다. 이와 같이 네프론에서 만들어진 소변은 요관을 통해 방광으로 보내진다. 방광에 모인 소변은 '소변이 마렵다'고 느껴지면 요도를 통해 몸 밖으로 내보내진다.

Talk 조금 더 이해하기 쉽게 설명해 줄게요~

네프론의 기능

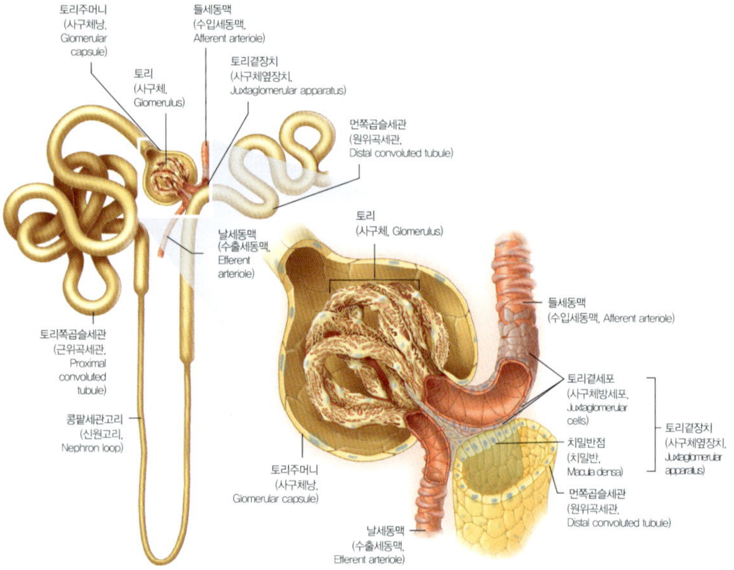

그림 1-2 네프론과 소변형성 과정

- 사구체의 벽에는 눈에 보이지 않는 작은 구멍이 있어, 혈액 중 혈구나 단백은 그 구멍보다 커서 넘쳐 나오지 않지만, 그 외 것(Na, K,수분, BUN, Cr 등)은 가지고 나와 보우만낭에서 나와 요세관으로 들어간다. 요세관에서 몸에 필요한 것은 선택적으로 혈액으로 재흡수 되고 몸에 필요 없는 것, 여분의 수분, 혈중요소질소(BUN) · 크레아티닌(Cr) 등을 최종적으로 소변에 섞어 배출시킨다.

Talk 조금 더 차근차근 설명해 줄게요~

심장에서 내보낸 혈액이 소변이 되는 과정

- 신장은 소변을 만들기 위해서 혈액을 여과해서 몸에 필요 없는 것을 선별한다.
- 그 중에서 몸에 필요한 물질을 재흡수하기 위해 많은 혈액을 필요로 한다.
- 심장에서 하루에 약 6,000L의 혈액이 전신을 순환한다. 그 중 신장에는 하루 약 1,500L의 혈액이 흘러들어와 사구체 하나하나에 들어가 여과되고, 여과된 나머지는 소변으로 만들어진다.
- 이 소변은 하루 약 150L이며, 요세관 소변은 요세관에서 99%가 재흡수되고 나머지 1%인 약 1.5L가 소변으로 배설된다.

신장의 기능은 사구체 여과율(GFR)으로 나타낼 수 있다. GFR은 1분 동안 사구체가 혈액을 여과하는 양을 말한다.

신장기능이 떨어지면 GFR은 저하되고, 만성 신부전에서는 사구체나 요세관에 장애가 일어나서 혈뇨나 단백뇨가 나오거나 몸에 필요 없는 것이 고이게 된다. 따라서 몸은 균형을 잃게 되어 여러 가지 증상이 나타나게 된다.

투석실 짱 일화(투짱일화)

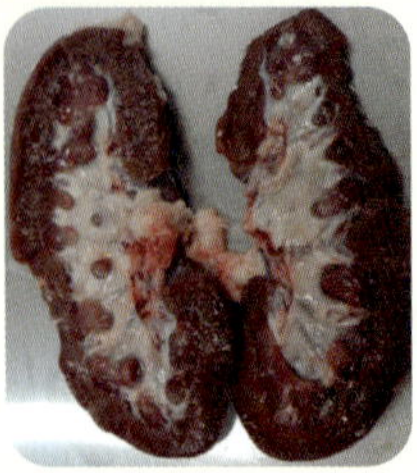

인공신장실 1년차 일 때, 콩팥의 실제 모습이 너무 궁금해서 단골 정육점 사장님께 돼지고기를 사면서, 혹시 돼지의 콩팥을 볼 수 있는지 물어보았다. 선뜻 돼지의 콩팥 부위를 보여주셨다.

사람의 콩팥과 비슷하게 생긴 모습이 정말 신기해서, 계속 만져보며, 주물럭거렸다. 그런 나의 모습을 보시고, 단골 정육점 사장님은 서비스로 콩팥을 주셨다. 너무 기뻐서 하루 종일 콩팥을 만져보고 느껴보고, 과일칼을 가져와서 단면을 썰어보기도 하고, 혼자 시간가는 줄 모르고 콩팥을 가지고 놀았던 것 같다.

순대를 구매할 때는 꼭 내장까지 구매하고 콩팥모양이 보이면 썰지 말고 그냥 달라고 말했다. 집에 와서 순대를 먹으면서 콩팥은 만져보고 느껴보고 주물럭거리는 내 모습을 곁에서 지켜보던 어머니께서는 먹을 것 가지고 또 장난질 한다고 얼마나 등짝을 세게 때리시던지...

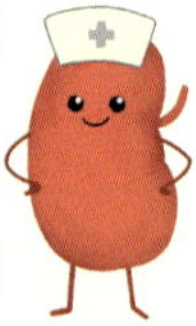

지금은 생각만 해도 웃음이 난다. 아마도 신장과 이래서 친해졌나봅니다.

II 신장의 주요기능

주먹만 한 신장에서 정수기보다 더 많은 일을 하네, 대단해유~

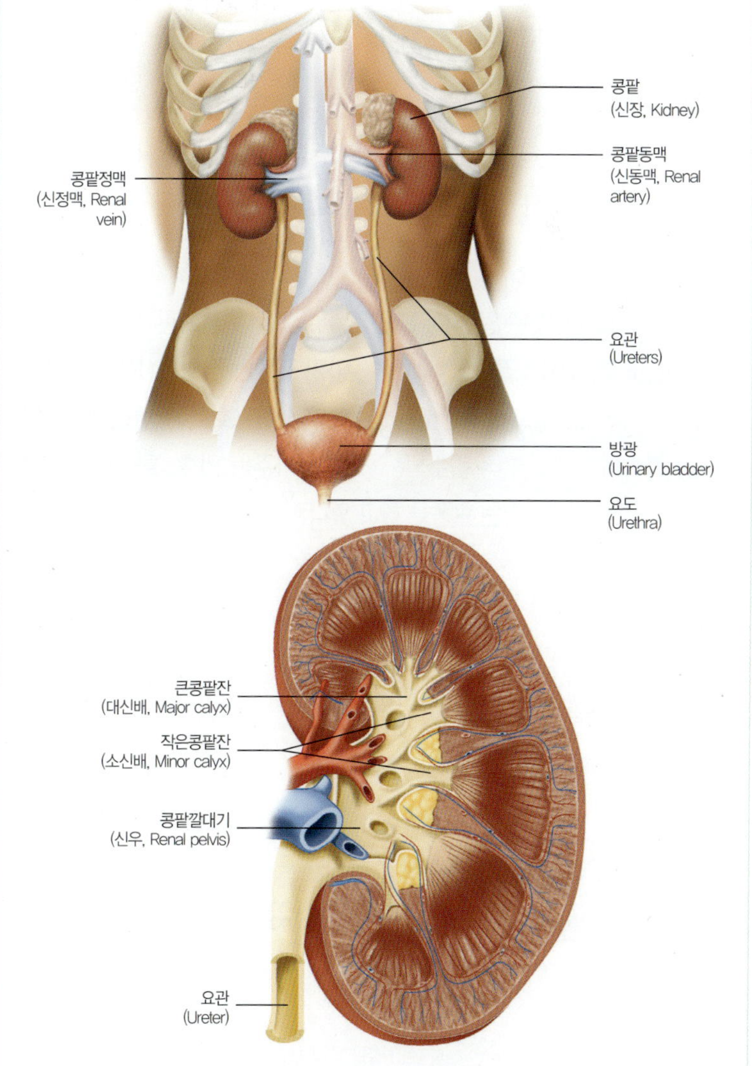

그림 1-3 비뇨기계와 신장의 단면도

가 신장에서의 소변 생성과 신장의 기능 요약

- 심장에서 나오는 혈액의 1/4 ~1/5(20%~30%)이 250~300g의 두 개의 신장으로 나누어 공급된다.

- 신장으로 들어온 혈액은 신장의 사구체(glomerulus) 라고 불리는 망처럼 생긴 막을 통해 여과(filtration)된다.

- 사구체 막의 크기보다 큰 입자는 통과하지 못하고, 작은 입자는 여과되어 몸 밖으로 배설하게 된다. 크기가 큰 입자에는 적혈구(RBC), 단백질(protein) 등 우리 몸에 필요한 것들이 있고, 작은 입자에는 전해질(electrolyte)과 노폐물 등 몸에 축적되면 유해한 물질 등이 있다.

- 신장은 생각보다 많은 일을 하고 있다. 우리 몸에 필요한 전해질의 조정, 수분의 조절, PH조절(혈액의 산 · 염기조절), 적혈구(RBC) 생성을 조절하는 에리스로포이에틴(erythropoietin) 호르몬의 분비, 혈압의 조절, 칼슘이 장으로부터 흡수되는 것을 도와주는 역할, 호르몬의 생성을 증가시키거나 감소시키는 활동을 하고 있다.

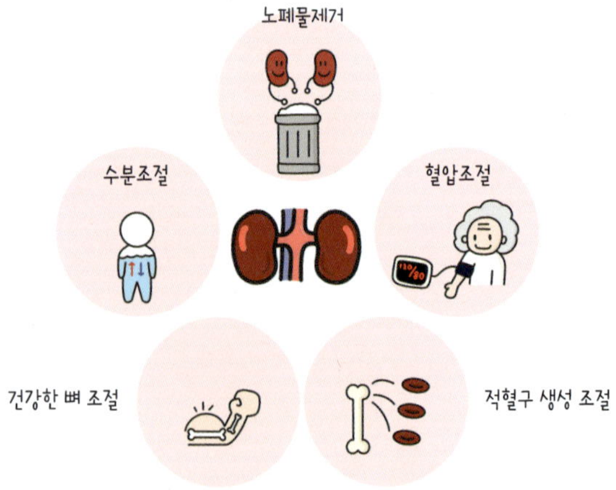

그림 1-4 신장의 주요 기능

투짱일화

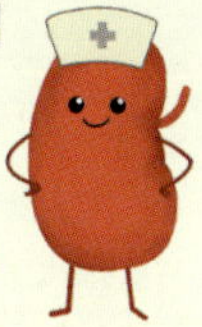

혈액투석을 처음 시작하는 환자 교육을 할 때 스케치북에 신장-요관 -방광-요도 사진을 붙여서 그것을 환자에게 보여주며 설명해 주었던 기억이 납니다. 열정인지 오버인지도 모르고, 그냥 내가 신규간호사라서 처음이라서 더 열심히 하려고 욕심을 부렸던 것 같습니다.

정확히 신장의 위치와 기능을 모르는 환자들이 정말 많았고, 때로는 신장(nephro)과 심장(cardio)의 받침이 한끝 차이라서 헷갈려 하는 환자들도 꽤 있었습니다. 때론 제약회사에서 제공해 주는 신장모양의 동정맥루 혈관운동용 공을 사용하여 신장의 모양과 위치, 크기, 기능을 설명해 줄 때 환자에게 직접 보여주며 설명해 주기도 하였습니다.

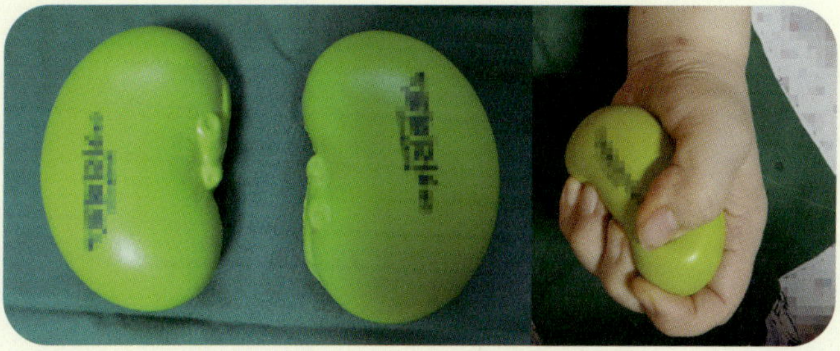

나 신장의 주요 기능 요약

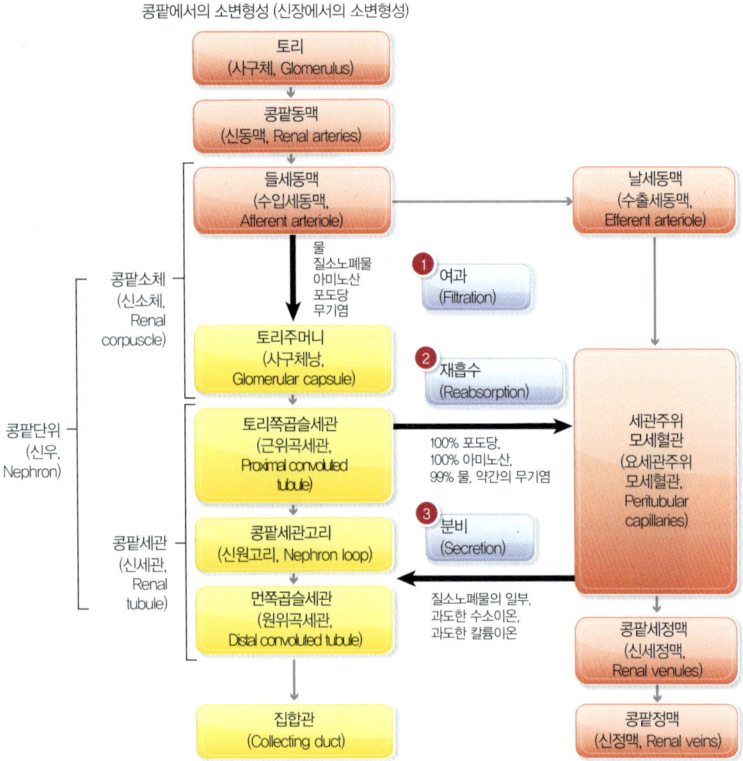

- **노폐물 배설기능: 대사산물 및 노폐물을 걸러서 소변으로 배출한다.**

(1) 요독소를 배설한다.

요독소는 종류에 따라서 분자량의 크기가 다르다.

- 소분자량 물질(분자량 500이하): BUN(혈중요소질소), Cr(크레아티닌), UA(요산), IP(무기인)

K(칼륨), Na(나트륨) 등의 전해질은 인체에 필요하지만 신부전 상태에 따라 비정상적으로 증가하면 해로운 독소로 작용한다.

- 중분자량 물질(분자량 500~5,000): 호르몬
- 고분자량 물질(분자량 5,000 이상): β_2 마이크로글로불린(분자량 11,800) 등

(2) 몸속에서 불필요한 중금속, 약제, 유해 물질 등을 배설한다.

신부전일 때는 소변이 나오지 않아 이런 물질이 몸에 쌓인다.

- **생체 항상성 유지 기능: 체내 수분량과 전해질, 산성도 등을 유지한다.**

전해질에는 Na(나트륨), K(칼륨), Ca(칼슘), Mg(마그네슘), P(인), HCO3(중탄산) 등이 있다. 신장에서는 이러한 전해질의 혈액 중 농도를 정상으로 유지하고 있다.

신부전에서는 이러한 전해질이 과부족이 생겨서 생명유지에 중대한 영향을 미친다.

- **외부 화학물질이나 약물의 배출이 가능하고 혈압유지 및 빈혈의 교정이 가능하다.**
- **수분의 균형을 조절한다.**

신장에서는 소변의 농도와 양을 조절해 몸 안의 수분을 일정하게 유지한다.

신부전일 때에는 소변이 나오지 않아 수분이 몸에 쌓인다.

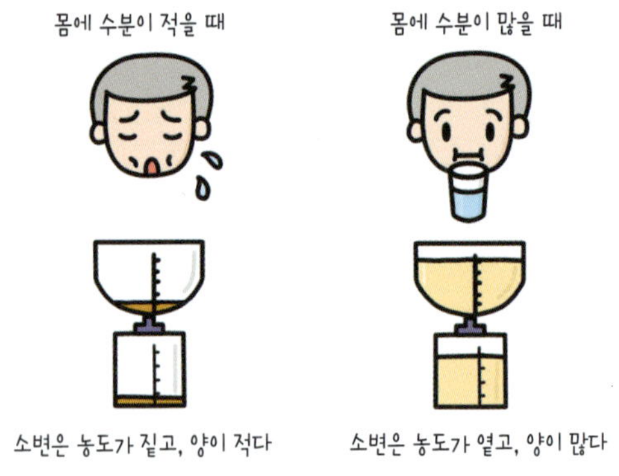

그림 1-5 체액량에 따른 소변의 변화

혈액을 약알칼리성으로 조절한다.

- 일반적으로 혈액의 PH는 7.4 이고, 약알칼리성며, 신장에서는 알칼리성 물질(중탄산)을 만들어 몸에 쌓인 산성 물질을 중화시키고 혈액을 약알칼리성 상태로 유지하고 있다.

신부전에서는 이러한 중화작용이 원활하지 않아 산성 물질이 쌓여서 혈액이 산성으로 기운다.

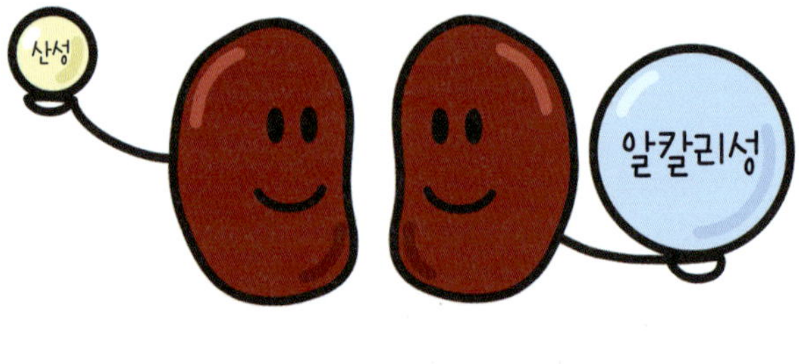

그림 1-6 신장의 산염기 평형 조절

- **적혈구(RBC)생성을 자극하는 호르몬인 에리스로포이에틴 (erythropoietin) 분비한다.**

  - 신장은 조혈자극호르몬(에리스로포이에틴 erythropoietin)을 생성, 분비하여 골수에 적혈구 생산을 자극하고 있다.

신부전에서는 신장에서 분비되는 에리스로포이에틴 (erythropoietin)이 적어서 빈혈이 된다.

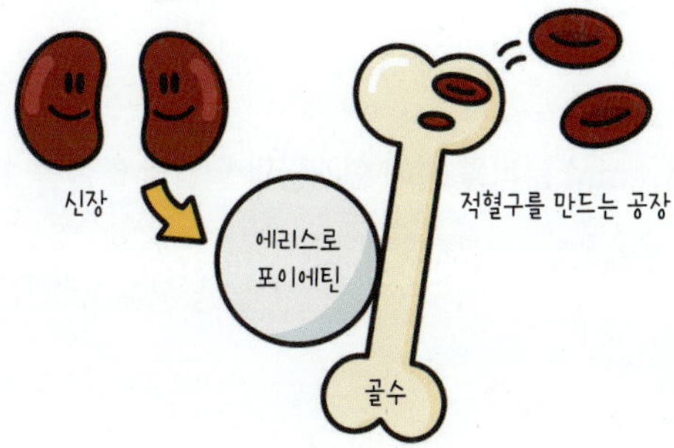

그림 1-7 신장의 조혈자극호르몬 생성

- **비타민 D를 활성화시켜 장에서 칼슘이 흡수되도록 도와줄 수 있다.**

  - 비타민 D는 음식으로 섭취하기도 하고 햇빛의 자외선에 의해 피부에서 만들어진다. 그 후 간에서 한번 대사되고 신장에서 활성화되어 활성형 비타민 D(1.25-디히드록시 비타민 D3)가 된다. 활성형 비타민 D는 소장에 칼슘 흡수를 돕고 있다.

신부전에서는 이와 같은 기능이 떨어지고 혈액 중 칼슘이 낮아져서 뼈가 약해진다.

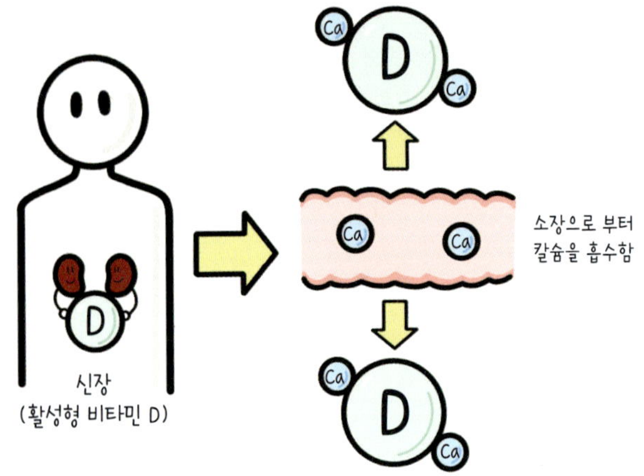

그림 1-8 신장의 혈중칼슘 농도조절

- **효소인 레닌(renin) 분비를 통해 혈액량과 혈압을 조절할 수 있다.**
  - 보통 혈압이 내려가 신혈류량이 감소하면 신장에서 레닌이라는 호르몬이 분비되어 혈압을 높여준다.

신부전에서는 레닌이 과잉으로 분비되어 이에 따라 혈압이 상승하는 것을 볼 수 있다.

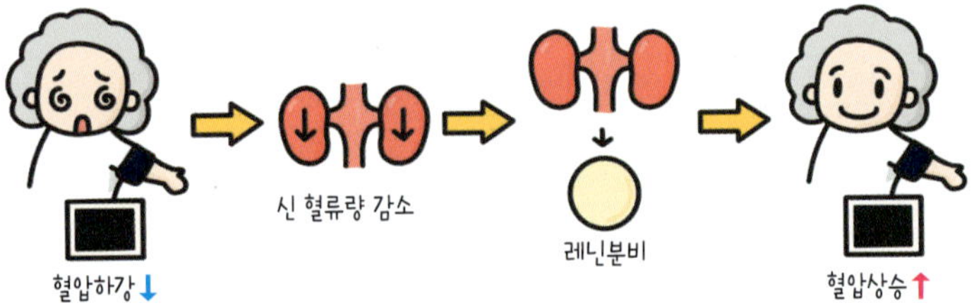

그림 1-9 신장의 혈압조절

호르몬을 생산하고 활성화하는 내분비기능을 가능하게 할 수 있다.

- 호르몬은 혈액 속에 분비되는 물질로 미량이지만 몸의 기능을 조절한다. 신장은 몸에서 불필요한 호르몬을 파괴하거나 버린다.(인슐린, 성장호르몬, PTH 등)

신부전에서는 이러한 호르몬의 분해, 배설이 불가능해 진다.

납득이 안 가잖아, 납득이!

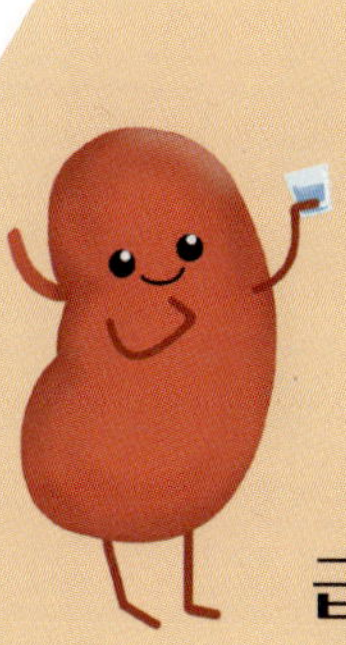

02

급성신부전(ARF), 만성신부전(CRF)

I 급성신부전 (Acute Renal Failure: ARF)

1 개념

- 갑작스럽고 심각한 신장기능의 손상이며, 발병은 몇 시간 혹은 며칠 동안에 일어날 정도로 빠르다.
- 조기에 진단되며 치료하면 회복 가능한 질병이다.
- 증상과 징후는 핍뇨 즉, 소변배출량이 400ml/day 미만(oliguria), 또는 성인의 경우 20ml/hr 미만일 때 나타나며 임상 증상으로 혈중요소질소(BUN)와 크레아티닌(Cr)의 증가, 고칼륨혈증, 산혈증 등이 동반된다.
- 그러나 환자의 절반 정도에서는 소변 배출이 정상 또는 거의정상으로 나타나는 비핍뇨성을 보인다.
- 비핍뇨성 신부전은 핍뇨성보다 덜 급성이며 관리가 핍뇨성보다는 덜 어렵다. 이 경우에는 투석이 필요하지 않을 수도 있다.
- 투석은 급성 신장손상의 치료방법 중 하나이며 투석의 일반적인 적응증은 요소혈증(uremia), 고칼륨혈증(hyperkalemia), 산증(acidosis), 수분과다(fluid overload), 약물중독(drug overdoses)이다.

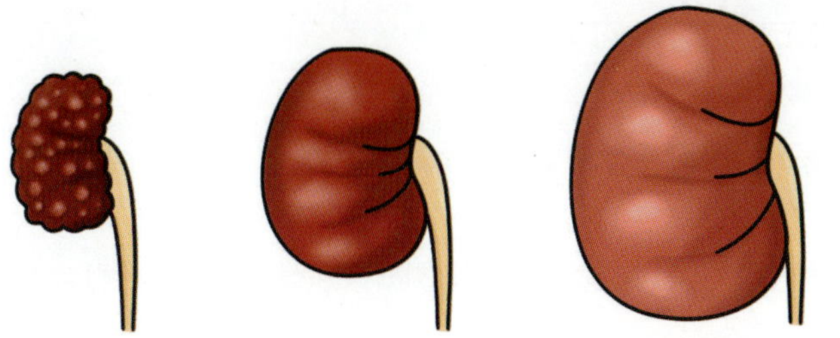

그림 2-1 신장의 손상 정도

급성신부전 분류를 위한 RIFLE 기준

수많은 임상 상황들에서 급성신부전의 분류를 제안해 왔고, 환자의 기준 혈청크레아티닌 수치에서의 변화 정도, 사구체 여과율, 소변배출량에서의 변화에 기반한다.

	사구체 여과율(GFR) 기준	소변량(UO) 기준
Risk(위험)	혈청크레아티닌이 기준의 1.5배 초과	< 0.5ml/Kg/hr X 6hr
Injury(손상)	혈청크레아티닌이 기준의 2배 초과	< 0.5ml/Kg/hr X 12h
Failure(부전)	혈청크레아티닌이 기준의 3배 초과 > 0.5mg/dL to a value of >4mg/dL	< 0.5ml/kg/hr X 24h, or anuria X12h
Loss(상실)	급성신부전에 의한 투석이 4주 이상 지속	
End stage renal disease (말기신장질환)	급성신부전에 의한 투석이 3개월 이상 지속	

2 원인

가 급성 신장손상의 유형

- 신전성 및 신후성 원인 모두 장기화되면 신성 손상을 일으킬 수 있다.
- 신전성(Prerenal) 신장손상은 급성 신장손상중 70% 정도를 차지하며 원인으로는 신장으로의 혈류감소를 들수 있다.
- 신성(Intrarenal) 신장손상은 급성 신장손상중 25% 정도를 차지하며 원인과 상관없이 신장조직, 구조, 기능의 손상으로 구분된다.
- 신후성(Postrenal) 급성 신장손상중 5% 정도를 차지하며 원인으로는 신장에서 요관으로의 소변 흐름의 장애로 발생한다.
- 수 시간에서 수 주일 단위의 급격한 신장기능저하(GFR저하)로 인해, 체액의 항상성 유지기전이 붕괴되어 고질소혈증, 수분 전해질 이상, 산염기평형 이상 등을 초래하는 병태이다. 신장의 여과기능이 급격히 상실되나 회복이 가능하다.

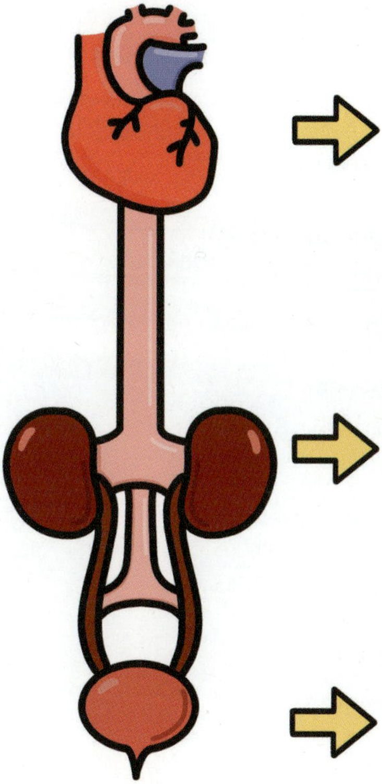

신전성 신부전(Prerenal Failure)

- 쇼크(Shock)
- 체액량 감소
  (Circulating volume depletion Volume shifts)
- 심박출량 감소(Decreased cardiac output)
- 말초혈관의 저항성 감소
  (Decreased peripheral vascular resistance)
- 신동맥 폐쇄(Renal artery obstruction)

신성신부전(Intrarenal Failure)

- 급성 세뇨관 괴사(Acute tubular necrosis)
- 신손상(Renal trauma)
- 몇가지 근육관련질환(횡문근융해증)
  (Severe muscle exertion)
- 유전적 상태(Genetic conditions)
- 감염성 질환(Infectious disease)
- 대사성 장애(Metabolic disorders)
- 사구체 신염(Glomerulo nephritis)
- 신동맥 병변(Renal artery lesions)

신후성 신부전(Postrenal Failure)

- 전립성질환(Prostate disease)
- 폐색(Obstruction)
- 척추손상(Spinal cord injury)
- 골반손상(Pelvic trauma)

그림 2-2 급성 신장손상의 유형(신전성, 신성, 신후성)

	신전성 (* 감소된 신 관류)	신성(선행감염) (* 네프론의 손상)	신후성(요로폐쇄) (* 협착)
병인	- 체액량의 감소 - 심박출량의 저하 - 혈관저항의 변화 - 신장 자가조절작용 조절장애 - 저혈량 - 출혈 - 쇼크 - 제삼공간의 체액분포 (부종, 복수) - 화상 - 탈수 • 소화기 내의 손실 • 이뇨제의 과다사용 - 감소된 심박출량 - 심인성쇼크 - 부정맥 - 심낭압전 - 울혈성심부전 - 심근경색 - 신혈관의 혈전색전증으로 인한 협착	- 사구체질환 (급성사구체신염) - 요세관 간질 질환 - 신장혈관성 질환 - 급성세뇨관 괴사 - 허혈성 • 장기간의 전신성 급성 신장손상 • 수혈반응 • 횡문근융해증 (rhabdomyolysis) - 신독성 • 장기간의 신후성 급성 신장손상 • 항생제 (aminoglycosides, carbenicillin, amphotericin B) • 검사시약 • 중금속(납, 수은) • carbon tetrachloride • 살충제, 곰팡이제거제 • 세포독성 약물들 (특정 항암제) • 용혈성 요독증상 - 염증 반응 - 급성 사구체 신염 - 급성 신우신염	- 요관의 폐쇄 - 방광경부·요도의 폐쇄 - 양성 전립선 비대증 - 결석 - 요도감염 - 종양 - 협착 - 방광수축력 변화 (약물이나 손상/질병에 의한 신경성 방광증)

	신전성 (* 감소된 신 관류)	신성(선행감염) (* 네프론의 손상)	신후성(요로폐쇄) (* 협착)
병태	- 신장실질은 정상 - 순환혈액량의 감소, 심박출량의 저하. - 신장혈류량이 감소되어 발병함 - 신장의 재흡수·분비 등의 능력은 유지 - 시간이 경과하면 신성 급성 신부전으로 이행한다.	- 신장실질의 장애로 발생 (신장기능 자체의 장애) - 장애부위에 따라 사구체 장애형, 혈관장애형, 요세관간질 장애형으로 분류한다. - 기능장애가 동반되어 급성으로 GFR이 저하된 상태이다	- 요로의 통과장애에 의해 소변이 정체하여 발생 - 조기에 요로를 확보하면 신장 기능은 회복된다. - 폐쇄가 지속되면 신성 급성 신부전으로 이행한다.
증상	- 핍뇨, 혈압저하, 빈맥 - 피부건조, 체중감소 - 전신피로감, 식욕부진 - 메스꺼움, 구토 - 중추신경증상	- 핍뇨, 고혈압, 부종 - 울혈성 심부전, 폐부종 - 전신피로감, 식욕부진 - 메스꺼움, 구토 - 중추신경증상	- 핍뇨, 무뇨 - 옆구리 통증 (신장의 내압 상승)
진단 및 검사	- 혈액검사(Cr↑, BUN↑, K↑) - 소변검사 - 신장 초음파 검사 - CT검사		
치료	- 신장혈류량, 혈압의 정상화 - 영양관리, 수분이나 전해질 관리(신부전의 관리) - 수혈·수액요법 (순환혈장량의 회복/신장순환의 회복)	- 원인질환에 대한 치료 (부신피질스테로이드계, 면역억제제, 혈장교환) - 허혈악화, 재생억제 인자의 배제·치료(ANP, 도파민, 칼슘 길항제PG 등) - 소변감소기의 체액관리 (수분·염분 섭취제한과 이뇨제 투여) - 혈액여과요법	- 신속하게 요로를 확보하여 폐쇄를 해제하고, 원인질환을 치료한다. - 요로폐쇄가 해제되면 현저한 이뇨를 초래하기 때문에 수분·전해질 관리에 주의가 필요하다. - 요로폐쇄: 요관 스텐트 카테터를 삽입한다.

투짱일화

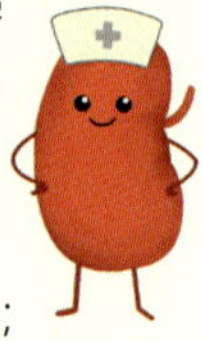

인공신장실 간호사 1년차 정도 되었을 즈음에, 처음으로 ER을 통해 on call을 받았을 때, 기억이 생생합니다. on call을 받고 병원에 도착했을 때 환자는 Dual-Lumen catheter; 비터널식 투석용 카테터를 insertion 한 후, 응급혈액투석을 진행했습니다. 환자는 생계가 너무 어려워져서 자살을 시도했고 농약(그라목손; 제초제 농약의 일종)을 먹은 환자로 대퇴정맥(femoral vein)로 Dual-Lumen catheter; 비터널식 투석용 카테터를 삽입해서 투석을 진행했지만, recovery 안되었고, 3일동안 ICU에 계시다가 expire하셨습니다. ICU에는 portable HD machine이 응급혈액투석을 위해 stand by 되어 있고 혈액투석실 간호사가 on call을 받고, ICU에 가서 혈액투석을 진행합니다.

이 환자는 신성(intrarenal) 원인 즉, 신독성 물질을 복용하여 이미 구강, 입술, 혀, 인후두에 궤양이 나타나서 위세척(gastric lavage)은 시도하지 못하고, 응급 기관내삽관(endotracheal intubation) 유지 후 응급혈액투석을 진행했지만, 폐에 그라목손이 침착이 되면서 SpO2(산소포화도)가 떨어지고 신장 세뇨관 괴사가 일어났고 결국엔 expire 하셨습니다.

투짱일화

2019년 추석 때 쯤 시어머니께서 교통사고로 돌아가셨습니다.

사고지점에서 병원까지 후송하는데 시간이 지체가 되었고, 뇌출혈이 심해서 과다출혈로 수술 중 수혈을 받으면서 왼쪽 뇌의 혈전은 제거하였지만, 오른쪽 뇌의 혈전은 수축기혈압이 70~80mmHg 이하로 떨어지는 상황이어서 결국엔 제거하지 못하고 수술은 마무리가 되었고, 의식은 돌아오지 않은 상태로 대학병원 중환자실에서 10일정도 계시다가 돌아가셨습니다.

담당 주치의는 시어머니께서 응급실 도착시 혈압이 많이 낮았고 수혈을 하면서 수술을 진행했지만, 혈압이 낮아서 뇌의 한쪽부분의 혈전은 제거 못하고 수술을 종료하였다고 했습니다.

또, 의식은 언제 돌아올지 모른다고 하셨고, 교통사고 시 과다출혈로 신장쪽으로 혈류공급이 안 되서 소변이 지금 안 나오는 상태이고, 신장이 손상된 상태라서 노폐물 제거가 안 되니 전신부종이 관찰된다고 하셨습니다. 이러한 경우, 바로 심장으로 관을 꽂아서 응급혈액투석이 이루어져야 함을 설명 들었습니다. 혈압도 낮고, 덩치도 큰 편이 아니라서 가장 작은 투석기를 사용하고 혈액투석 시 돌아가는 혈류속도(BFR)도 가장 낮게 유지 하면서 투석 진행을 해야 한다고 하셨습니다.

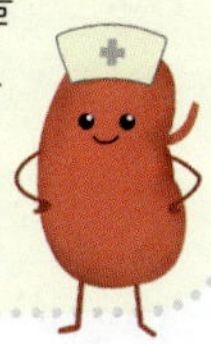

시어머니의 경우는 신전성(prerenal) 원인인 신장으로의 혈류 감소가 된 경우입니다. 교통사고시 과다출혈로 혈압이 떨어지면서 저혈량성 쇼크가 발생된 경우입니다.

나 응급투석 시 혈관 접근 방법

응급 투석시 혈관 접근을 위한 방법으로 두개의 내강으로 이루어진 이중 내강 정맥 카테터(Double-lumen venous catheter)가 사용된다. 이중 내강 정맥 일시적 카테터는 쇄골하정맥(subclavian vein), 내경정맥(internal jugular vein), 대퇴정맥(femoral vein) 등에 위치한다. 쇄골하 정맥이나 내경정맥에 카테터가 위치하게 되면 X-ray 검사를 통해 정확한 위치를 판단한 후 사용해야 하며 기흉(pneumothorax)이나 혈흉(hemothorax)이 있는지를 검사해야 한다.

- 명칭: Non-tunneled Dialysis Catheter / Acute Hemodialysis Catheter
- 용도: 급하게 혈액 투석이 필요할 때 Insertion 함.

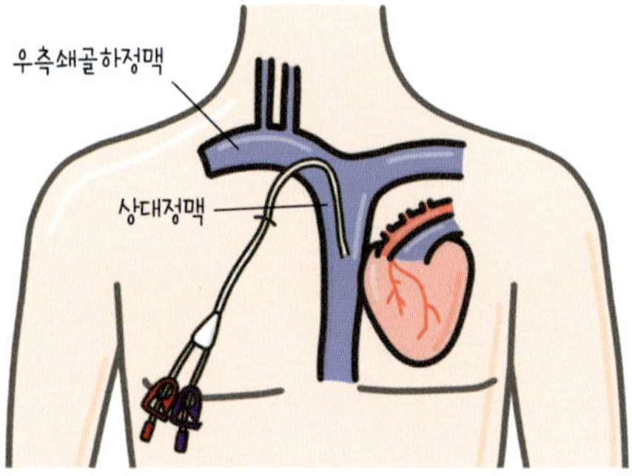

쇄골하정맥 이중 내강 정맥 카테터를 사용한 일시적 혈관통로

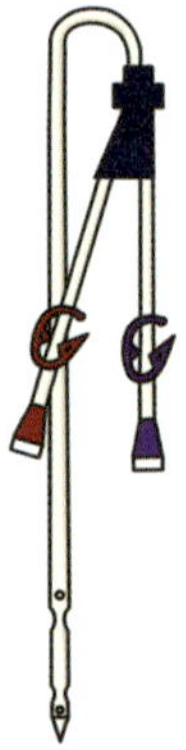

이중 내강 일시적인 카테터

그림 2-3 비터널식 투석용 카테터(Dual-Lumen catheter라 칭함)

다 급성 신장손상 환자의 투석 시 주의점

- 응급투석이 필요한 경우는 대부분 복합적인 기능부전 상태로 위독한 상황이다. 철저하고 정확한 투석 전 환자 상태 사정이 시행되어야 한다. 투석간호사는 변화 인식 능력이 뛰어나야 하며 환자의 활력징후(vital sign)의 세심한 모니터링, 적절한 대처능력이 필요하다.

- 평균동맥압(MAP)을 60mmHg 이하로 유지하는 것은 손상된 관류를 유지하는데 부정적 영향을 준다.

- 신중한 항응고요법으로 투석기의 응고를 최소화 하는 것이 필요하나, 응급 투석은 헤파린을 거의 쓰지 않거나 전혀 사용하지 않고 시행된다. 응고시간(clotting time)에 대한 모니터링으로 투석 중 헤파린 사용으로 일어날 수 있는 증상에 대한 예방이 필요하다. 흔히, 헤파린 사용은 헤모글로빈 수치, 헤마토크릿, 혈소판 수, 프로트롬빈 시간/ INR(PTT/INR), 환자의 전반적인 상태와 사정에 기반한다.

- 의사는 출혈위험이 높은 경우 항응고요법을 최소한(tight) 또는 "무헤파린요법"을 사용할지를 결정해야 한다. No heparin(heparin free), 즉 무헤파린 투석은 혈류속도를 250ml~300ml/min 으로 유지해야 하지만, 육안으로 보이는 응고가 투석기에 나타나기도 한다. 투석기는 100ml의 식염수를 사용하여 20~30분마다 세척(flushing)하면서 육안으로 응고를 쉽게 관찰할 수 있고 동시에 단백질 성분이나 응고물질 등을 투석기 막으로부터 제거하게 된다.

- 투석을 시작하기 전 이러한 세척량은 목표 수분제거량(Total Ultrafiltration Rate: TUF)에 포함되어 계산된다.

- 투석기가 응고될 경우 150ml 정도의 혈액손실이 발생하므로, 고위험 환자에서 항응고제 투여와 무헤파린 투석과의 장단점이 비교평가 되어야 한다.
- 중환자실 환자는 종종 심장 모니터를 부착하고 있다. 투석 중 부정맥은 투석 자체와 관련 있기 때문에 매우 주의 깊게 관찰해야 한다. 비정상적인 박동이나 미성숙 심실박동이 투석 중 발생하는 것은 비정상적이다.

신전성과 신후성 원인들을 구분하는 것은 신장에 잔류 손상을 야기하지 않고 신속하게 교정될 수 있기 때문에 중요하다.

라 급성 신장 손상 환자의 소변 배출량

일부 급성 신장 손상 환자는 특징적인 소변 배출 양상을 보이게 되며 이를 비핍뇨성 신부전이라 한다. 대부분의 환자는 급성 신장 손상의 진행 단계에 따라 핍뇨기, 무뇨기, 다뇨기의 단계를 거치게 된다.

핍뇨- 무뇨기(oliguric-anuric phase)

- 핍뇨는 소변량을 400ml/day 미만으로 정의한다. 무뇨는 소변량이 50ml/day 미만일 때이다. 이러한 증상이 2일이나 30일 정도 혹은 그 이상 지속된다. 핍뇨/무뇨가 그 이상 지속되면, 정상 소변 배출상태로 회복될 가능성을 줄어든다. 하루 동안의 섭취 및 배설량을 상세히 기록하는 것이나 매일의 체중을 측정하는 것과 같은 체액량의 적정한 관리가 필수적이다.

이뇨기(diuretic phase)

- 이 기간에 들어서면 소변량이 1L/day 된다. 신장 지표들은 거의 안정화되고 신기능은 서서히 정상으로 돌아오기 시작한다. 24시간 소변량은 계속 증가하여 4~5L에 이른다. 신장의 저관류로 이어질 수 있는 탈수를 예방하는 것이 중요하며 환자상태의 정확한 평가가 중요하다. 신기능이 정상적으로 돌아올 것이라는 기대감과 함께 검사 수치들은 집중적으로 모니터 된다.

회복기(convalescent phase)

- 이 시기에는 생화학 검사 수치들은 안정화되기 시작하며 정상 신기능으로 서서히 돌아온다. 이 기간은 3~6개월 동안 지속되기도 한다. 정상 사구체 여과율(GFR)로 돌아오며, 경우에 따라 일년이 걸리기도 한다.

〈급성신장손상의 단계〉

Definition	지속시간	신장 혈류량(%)	소변 (% of Normal)	여과율(%)
핍뇨기 < 400ml/day	1~2주	25	5	10
이뇨기 > 400ml/day - 안정된 검사수치	2~10일	30~50	150~200	10~50
회복기 안정된 검사수치에서 정상기능	3~12개월	100	100	100

혈액투석간호(메디컬사이언스, 2016) P240 표 참조

증상

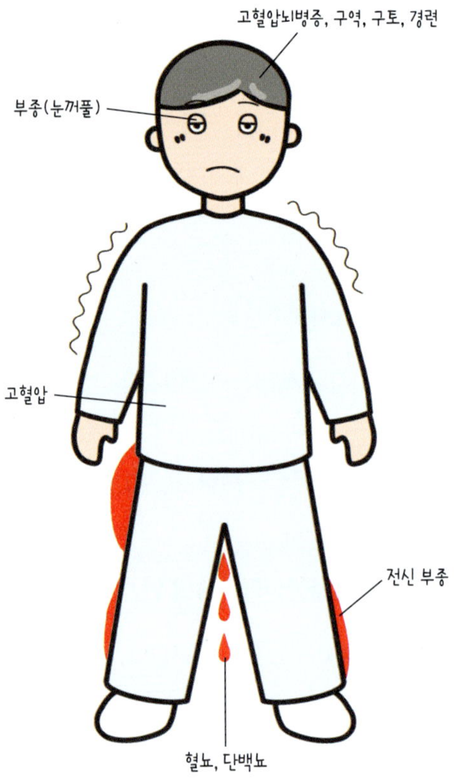

그림 2-4 급성신부전시 전신 주요증상

출처. 도서출판 정담 통합내과학(신장) p104 참고

소변량이 400ml/day 미만 또는 성인의 경우 20ml/hr 미만으로 감소하는 핍뇨 증세가 흔히 나타나지만 소변량이 줄지 않는 경우도 있다. 이 외의 전체적인 신체증상은 다양하며, 이 중 감염증은 사망의 주된 원인(30~70%)이 될 수 있다. 그 외의 전신 증상은 다음과 같다.

- 신경계: 의식 혼탁, 경련
- 심혈관계: 고혈압, 부정맥, 허혈성 심장질환
- 호흡기계: 폐부종, 폐출혈
- 위장관계: 식욕부진, 구토, 장 마비, 위장관 출혈

진단

혈액검사로 혈액 내 크레아티닌(creatinine) 및 요소질소(urea nitrogen) 수치를 측정하여 신장 기능을 평가할 수 있다. 대부분의 급성 신부전에서 혈중 크레아티닌은 하루에 1~2mg/dL씩 상승하게 된다.

검사

혈액검사로 신장 기능, 혈중 노폐물 농도, 전해질 농도와 산 염기 상태를 측정하고, 소변검사로 소변 중 전해질 배설 여부 등을 측정하여 신부전의 원인을 조사한다. 급성 신부전의 원인을 찾기 위해 상황에 따라 신장 초음파 검사, 전산화단층촬영(CT), 혈관 촬영 등을 시행할 수 있으며 신장 조직검사가 필요한 경우도 있다.

치료

급성 신부전은 각 원인에 따라 원인에 맞는 치료를 한다. 이와 함께 체액 및 전해질 균형을 유지하기 위해 수분, 단백질 및 특정 전해질 성분에 대한 제한이 필요할 수 있으며, 체액 및 전해질 균형이 잘 유지되지 않은 경우에는 투석 치료가 필요하다. 감염증을 비롯한 여러 가지 합병증에 대한 치료도 중요하다.

경과 및 합병증

대표적인 합병증은 체액과다로 인한 폐부종과 고칼륨혈증 및 감염증이다. 이 중 고칼륨혈증은 심장에 심각한 악영향을 미칠 수 있으므로 즉각적인 치료가 필요하다. 급성 신부전 회복기에는 소변량이 갑자기 증가하여 소변을 자주 보고 싶은 이뇨증세가 일어나는데, 이 경우 탈수가 발생하지 않도록 주의해야 한다.

사망률은 원인에 따라 다르지만 일반적으로 40%에 이르며, 수술 후 혹은 외상 후에 발생한 급성 신부전의 경우에는 60~70%로 보고되고 있다. 생존한 환자의 경우는 병에 걸리기 전과 비슷한 정도로 신장 기능이 서서히 회복되지 않고 만성 신기능 저하 상태로 유지되는 경우도 있다.

Ⅱ 만성신부전 (Chronic Renal Failure: CRF)

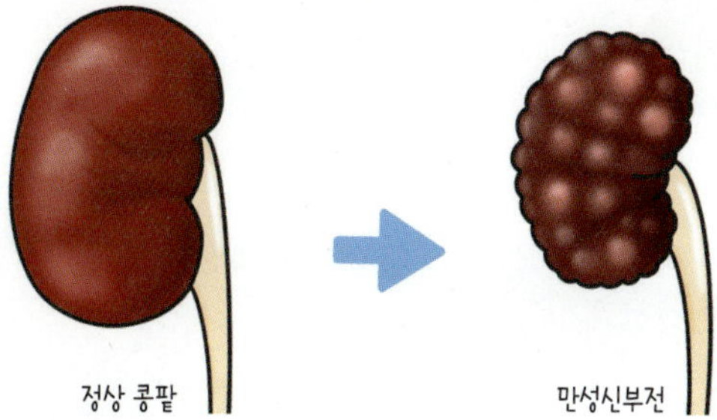

그림 2-5 만성신부전의 신장의 변화

가 만성신부전 단계(5단계 = 말기 신부전)

1단계 - 정상 혹은 증가한 사구체 여과율(90㎖/분 초과)

↓

2단계 - 약간 감소한 사구체 여과율(60~89㎖/분)

↓

3단계 - 중등도의 사구체 여과율 감소(30~59㎖/분)

↓

4단계 - 심한 사구체 여과율 감소(15~29㎖/분)

↓

5단계 - 사구체 여과율 15㎖/분 미만 또는 영구적인 신대체요법이 필요한 상태

만성신부전은 3개월 이상 손상되어 있거나 신장 기능 감소가 지속적으로 나타나는 것을 말한다. 만성신부전은 신장 손상 정도와 기능의 감소 정도에 따라 다음의 5단계로 나누어 지며, 잘 관리하지 않으면 마지막 단계로 까지 악화되어 결국 투석이나 신장이식과 같은 신장대체 요법을 해야 한다.

〈만성신장질환의 5단계〉

1단계		사구체여과율	90㎖/min 이상
		특징	신장기능은 정상이지만 혈뇨, 단백뇨 등 소변검사에서 이상이 있는 경우
		증상	별다른 증상없음: 요소 및 크레아티닌 수치 정상
		치료	혈뇨, 단백뇨 등 소변검사 이상 발견 시 원인 치료
2단계	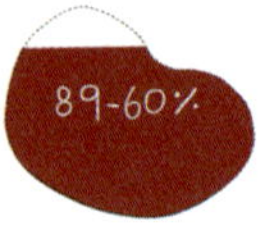	사구체여과율	60~89㎖/min 이상
		특징	신장기능 감소하기 시작
		증상	별다른 증상없음: 요소 및 크레아티닌 수치 정상 혹은 약간 상승
		치료	크레아티닌 수치 관찰, 혈압 조절, 신장기능 감소를 늦추기 위한 치료
3단계	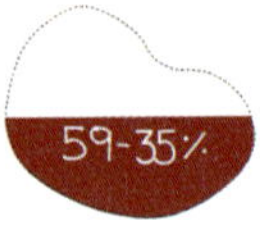	사구체여과율	35~59㎖/min
		특징	신장기능 더욱 감소
		증상	초기증상발현: 피로, 식욕부진, 가려움증 발생, 요소 및 크레아티닌 수치 상승, 빈혈 발생
		치료	신장기능 악화를 늦추기 위한 치료, 환자에게 만성신장병과 치료법에 관한 교육 실시
4단계	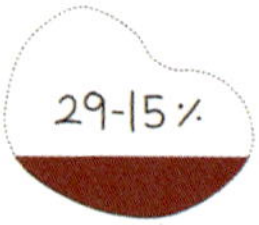	사구체여과율	15~29㎖/min
		특징	생명유지에 필요한 신장 기능 겨우 유지
		증상	피로, 식욕부진, 가려움증 더욱 악화
		치료	투석 및 신장이식 준비
5단계	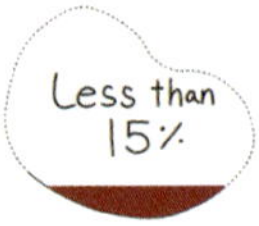	사구체여과율	15㎖/min 이하
		특징	말기신부전: 신장기능이 심각하게 손상됨. 투석이나 이식없이는 생명유지 어려움
		증상	밤에 수면장애, 호흡곤란, 가려움증, 빈번한 구토증상 높은 요소 및 크레아티닌 수치
		치료	신대체 요법 시작: 투석 혹은 신장이식

원인

만성신부전의 원인은 지역 및 나이 등에 따라 다르지만, 한국에서의 주된 발병 원인은 당뇨병성 신장질환 (41%), 고혈압(16%), 사구체 신염(14%) 등이다. 그 밖의 원인으로는 다낭성 신질환과 기타 요로질환이 있다.

진단

만성 여부를 감별하기 위해 이전에 당뇨, 고혈압 등의 병력이 있었는지를 확인하고, 현재의 건강 상태를 검사한다. 또한 원인 질환을 확인하기 위해 약물 복용 이력 및 신장질환의 가족력 등을 문진한다.

검사

혈액검사를 통해 신장 기능을 평가하는 혈액 내 크레아티닌(Cr: creatinine) 및 혈중 요소 질소 (BUN: blood urea nitrogn) 수치, 전해질 농도와 산-염기 상태를 측정한다. 원인 질환을 추정하기 위해서는 소변 검사로 단백뇨 및 소변의 다른 이상 소견에 대해 검사한다. 신장 초음파 검사에서 신장의 크기 및 요로 폐쇄 징후 등을 확인하는 것도 중요하다. 드물게는 신장 조직검사가 필요한 경우도 있다.

증상

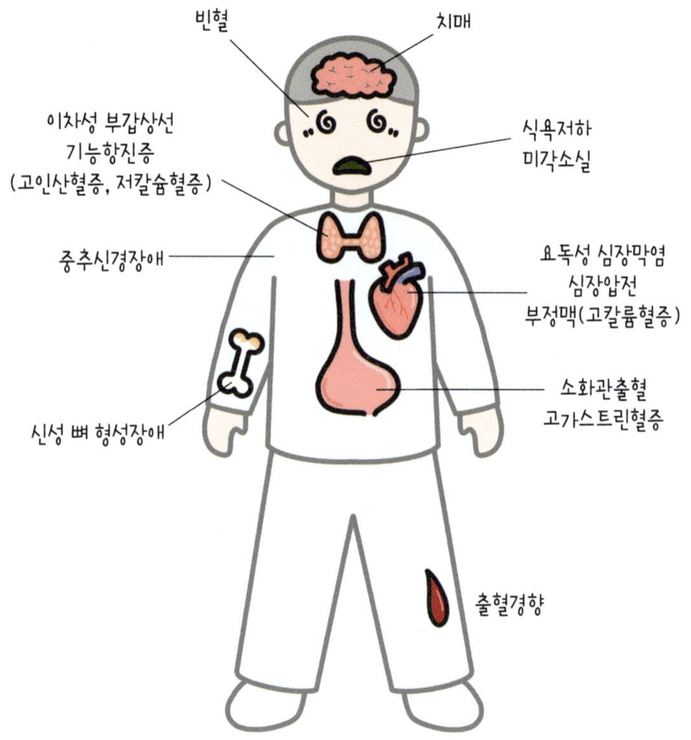

그림 2-6 만성신부전 시 전신 주요증상

출처. 도서출판 정담 통합내과학(신장) p87 참고

신장의 작용	신장기능저하의 결과	증상
1. 노폐물 배설	요독소가 몸에 쌓임	요독증 증상 (식욕 저하, 구토, 구취, 의식 장애, 기억력·사고력 저하, 피부 가려움증 등)
2. 수분 조절	수분이 몸에 쌓임	순환혈액량 증가로 부종, 심부전 증상, 흉수, 호흡 곤란 등
3. 전해질 조절	전해질을 조정할 수 없음	고칼륨혈증에 의한 부정맥 등
4. 혈액을 약알칼리성으로 유지	혈액이 산성으로 바뀜	호흡이나 전해질 균형이 무너짐
5. 조혈자극 호르몬의 분비	에리스로포이에틴의 분비 저하로 인한 빈혈이 생김	빈혈로 인한 가슴답답. 숨이 가쁘고 안색이 불량, 휘청거림 등
6. 비티민D 활성화	비티민D가 활성화 되지 않아 혈액 중 칼슘이 부족	뼈가 약해지고, 부러지기 쉬움
7. 혈압 조절	레닌 과잉 분비	혈압 상승
8. 불필요한 호르몬의 분해와 배설(인슐린·성장 호르몬·PTH 등)	호르몬을 분해·배설할 수 없음	저혈당 위험도 상승, 뼈·무기질 대사 이상 등

출처. 고려의학 기초투석 핸드북 제 2판 p15 참고

나 경과 및 합병증

수분 및 전해질 이상 및 산증 (acidosis: 몸속의 체액이 산성화되는 경향)

- 나트륨과 수분의 배설이 잘 되지 않아 부종이 생기고 혈압이 높아진다.

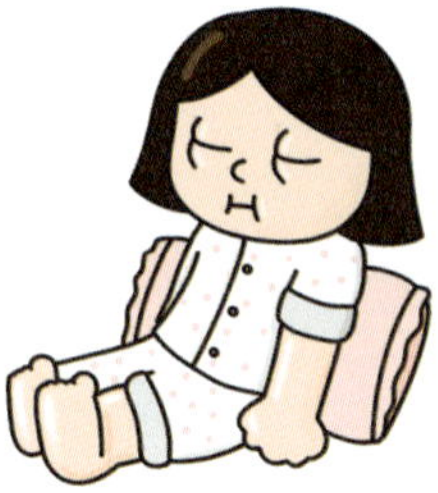

그림2-7 신기능 저하에 따른 전신부종

- 전해질 중 특히 칼륨 배설이 잘 되지 않아 혈액 내의 칼륨 농도가 비정상적으로 높아질 수 있으며, 이는 심장에 무리를 줄 수 있으므로 칼륨을 배설시키는 약물을 사용해야 한다.

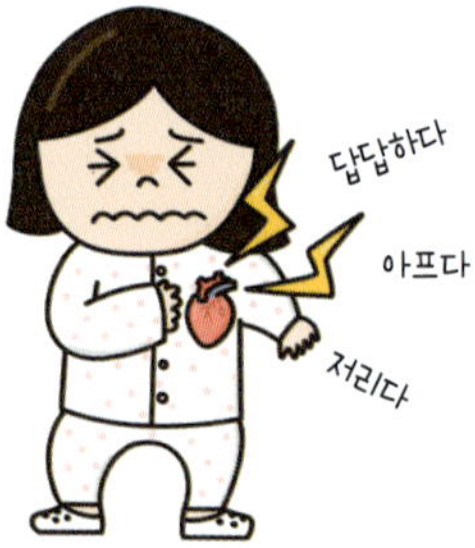

그림 2-8 신기능 저하에 따른 심장의 부담감

- 혈액이 산성으로 유지되어 뼈가 약해지고 단백질 영양불량 상태가 올 수 있으므로 필요 시 산성을 중화시키는 약물을 복용해야 한다.

뼈 질환 및 칼슘, 인(phosphorus) 대사 이상

신장 기능 저하로 몸속에 인산이 축적되고 칼슘 농도가 떨어진다. 이에 따라 부갑상선호르몬 분비(PTH)가 증가되면서 뼈 속의 칼슘이 빠져 나오게 되는데, 이런 현상이 지속 되면서 부갑상선기능항진증과 골다공증이 유발된다.

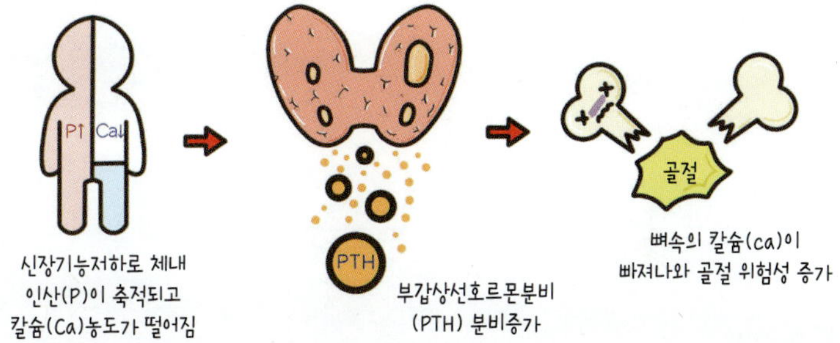

그림 2-9 신기능 저하에 따른 칼슘 및 인의 대사이상

이런 현상을 방지하기 위해 인 섭취를 제한하고, 인 섭취를 막는 약물 복용이 필요한 경우도 있다. 칼슘 농도가 낮을 때는 칼슘 보충이 필요하다.

심혈관계 이상

- 나트륨과 수분이 배설이 잘 되이지 않아 혈압이 높아지고 고혈압 조절이 잘 되지 않는다.

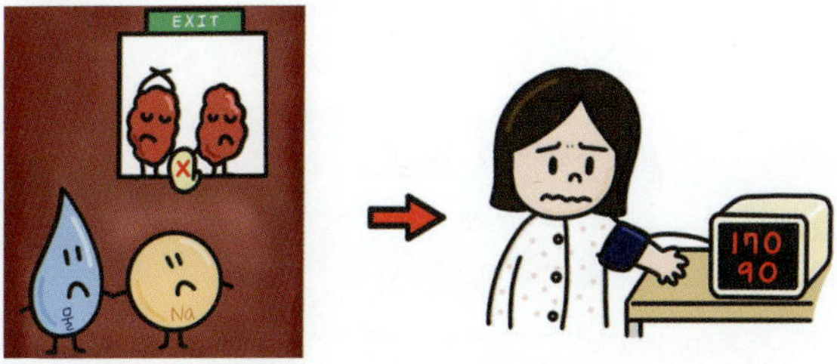

그림 2-10 신기능 저하에 따른 혈압상승

- 고혈압 및 체내 노폐물, 빈혈, 고지혈증 등으로 인해 좌심실 비대, 허혈성 심장질환 및 울혈성 심부전(CHF: Congestive heart failure)이 나타난다.
- 심혈관 질환의 예방을 위해 고혈압 및 빈혈, 고지혈증에 대한 적극적인 치료가 중요하다.

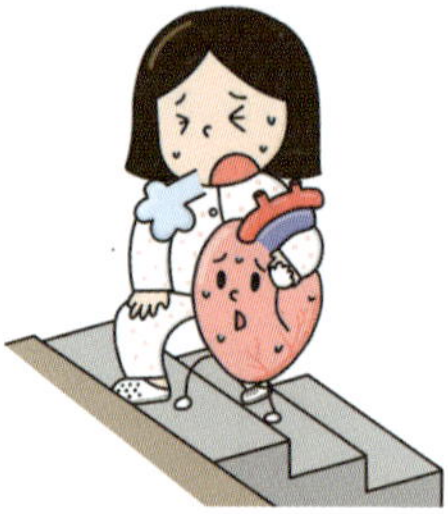

빈혈

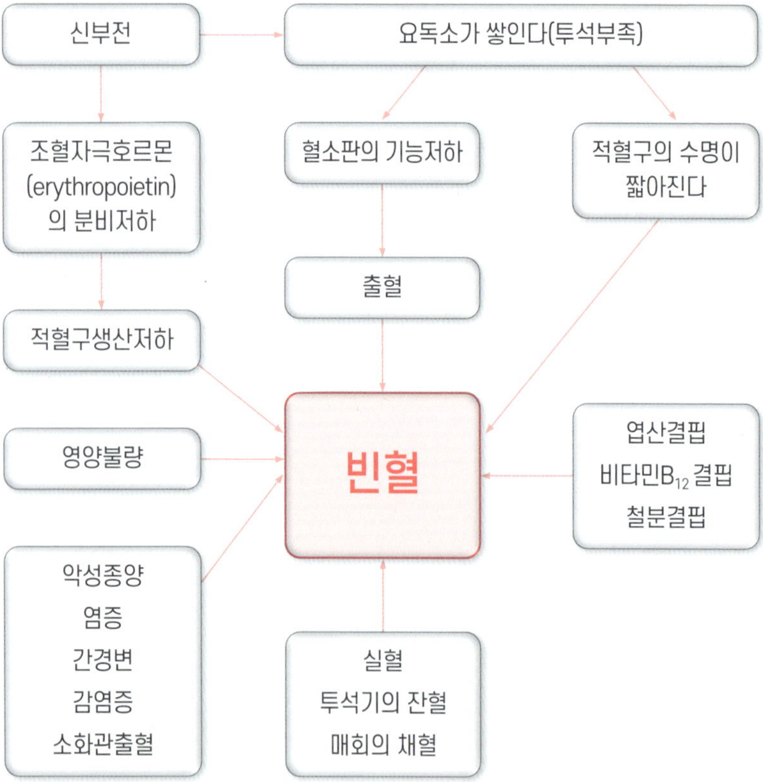

출처. 고려의학 기초투석 핸드북 제2판 P138 참고

- 신장에서는 혈액세포의 생성을 촉진하는 조혈 호르몬인 에리스로포이에틴(erythropoietin)이 분비 되는데, 신장 기능이 저하되면 에리스로포이에틴의 합성이 줄어 들어 빈혈이 발생한다.
- 빈혈 치료를 위해 합성 에리스로포이에틴 조혈제 주사를 맞고 철분을 섭취한다.

생활 가이드

비만인 경우 규칙적이고 적절한 운동을 통한 체중 감량이 중요하다. 또한 흡연은 신장에 좋지 않으므로 반드시 금연해야 합니다.

식이요법

철저한 식이 요법이 중요하며, 신장 기능이 저하될수록 나트륨, 칼륨, 인, 단백질의 섭취를 제한해야한다. 물은 신부전의 초기에는 탈수를 막기 위해 충분히 섭취하는 것이 좋지만, 신부전이 진행되면서 소변 양이 감소하여 수분 배설이 어려워지면 섭취를 제한해야 합니다.

선생님! 계획이 다 있군요!

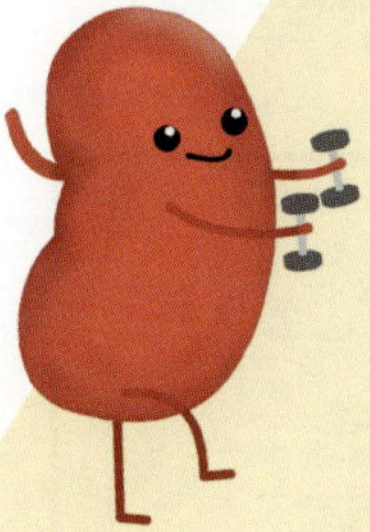

03

혈액투석의 개념과 원리 및 혈액투석과정

Ⅰ 혈액 투석의 개념과 원리

혈액투석(HD)이란 신부전이 진행되어 신장 활동이 거의 멈추었을 때에 행해지는 신기능 대체 치료 방법이다.

- 신장의 역할 중 다음 4가지 역할을 대행 해준다.
  - 노폐물을 제거한다.
  - 과잉의 수분을 제거한다.
  - 전해질을 조절한다.
  - 혈액의 PH를 일정하게 유지시킨다.

정상적인 신장이 24시간 쉬지 않고 활동하고 있는 점에 비하여, 혈액투석은 일주일에 12~15시간 정도 치료를 하게 된다. 따라서 혈액투석을 받고 있는 환자는 식이요법, 약물요법 등을 비롯하여 자가 관리 및 주의가 필요하다.

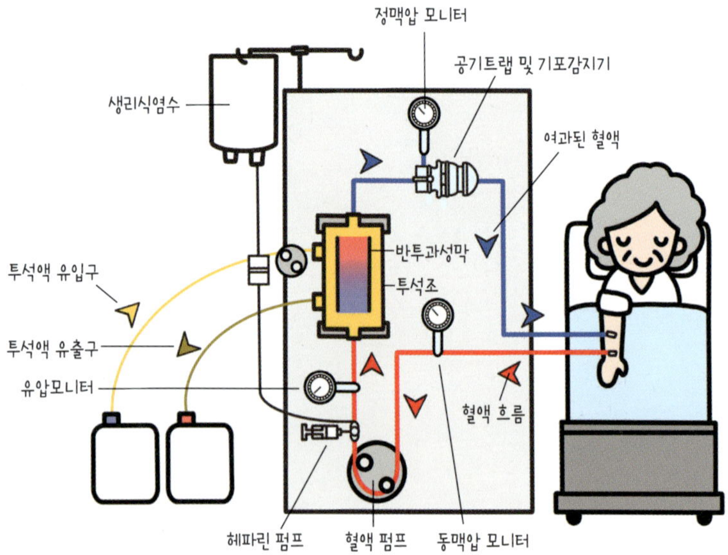

그림 3-1 혈액투석의 모식도

출처 : 구글 그림 참고

1 혈액 투석의 원리

혈액투석은 셀로판막과 같은 반투과 막으로 만들어진 투석기(dialyzer)에 혈액을 흘러 들어가게 하고 그 바깥쪽으로는 투석액(dialysate)이 흐르는 구조로 되어 있다.

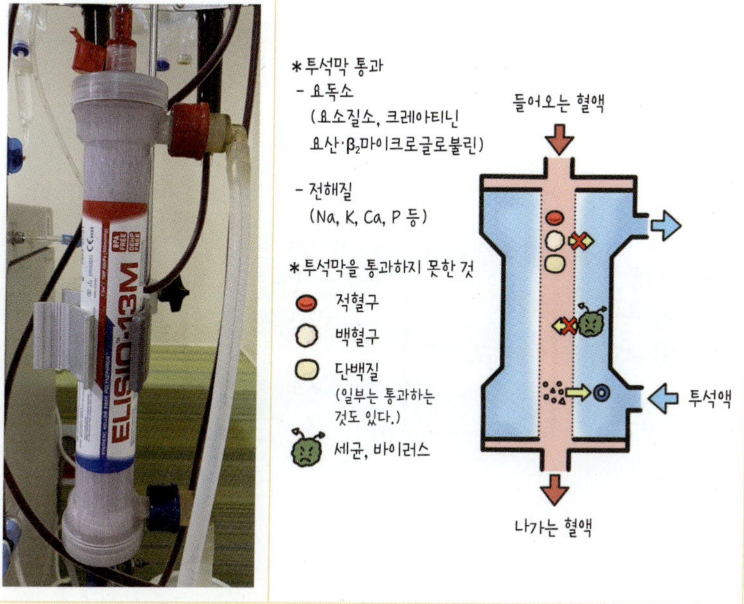

그림 3-2 혈액투석의 원리

출처: 고려의학 기초투석핸드북(2019) 참고

투석기(dialyzer)의 반투과막은 수분이나 작은 물질만 통과시키는 성질을 가지고 있어 마치 신장의 사구체와 기능이 비슷하다. 또한 투석액은 단순한 물이 아니라, 정상적인 혈액에 가까운 농도의 전해질이 포함되어 있다.

투석기의 반투과막의 양쪽으로 혈액과 투석액이 흐르게 되면 작은 물질들은 막의 구멍을 통해 농도가 같아지도록 이동한다.(확산 diffusion) 이렇게 해서 혈중요소질소(BUN)나 크레아티닌(creatinine)등의 노폐물이 제거되고 전해질과 혈액의 PH가 조절된다. 혈구나 단백질 같은 큰 물질들은 투석기(dialyzer)의 반투과막을 통과하지 못하기 때문에 혈액으로부터 빠져나가는 일은 없다. 만성신부전증 환자는 소변이 나오지 않기 때문에, 몸에 쌓여 있던 수분은 투석기의 반투과막의 양측의 막의 압력의 차에 의해 제거된다. **이것은 혈액 쪽에 압력을 걸어 밀어내는 것처럼 하는 방법과 투석액에 음압을 걸어 잡아당기는 것처럼 하는 방법이 있다. 초여과(ultrafiltration) 이러한 방법으로 몸속에 쌓였던 수분들이 제거된다.** 현재는 음압에 의한 방법을 주로 사용한다. 쉽게 설명하면 빨대로 쥬스를 빨아들이는 것과 같다.

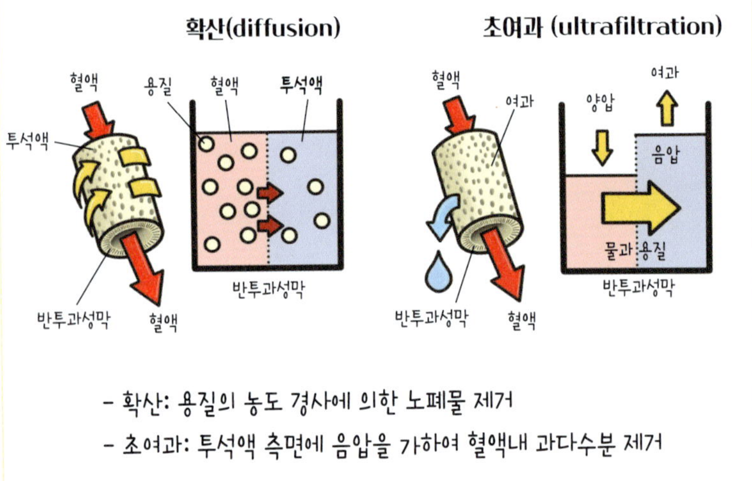

그림 3-3 투석의 용질의 이동 원리(확산과 초여과)

2 혈액투석의 구성요소

가 혈액투석기계(Hemodialysis Machine)의 기능

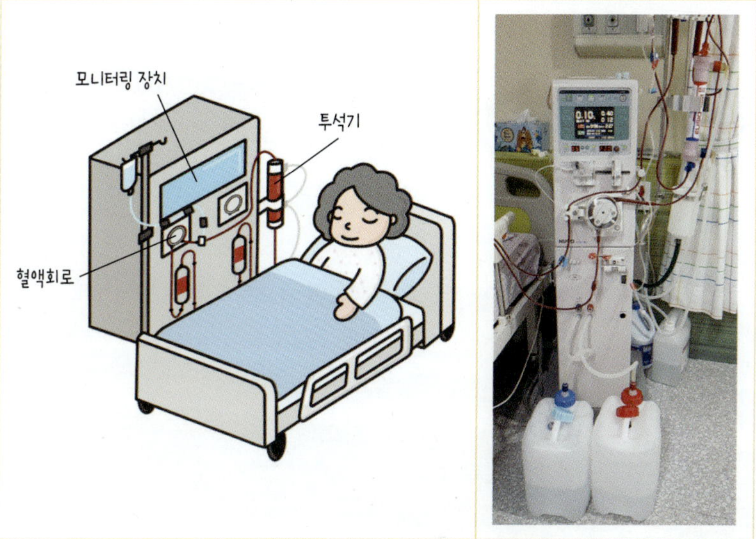

그림 3-4 혈액투석

- 혈액으로부터 노폐물을 효과적으로 제거할 수 있도록 투석액과 투석용수를 적절히 배합하여 알맞은 농도를 맞추어 준다.
- 혈액회로를 따라 혈액을 체외순환시키는 혈액펌프가 있다.
- 투석액의 온도를 조절 한다.
- 혈액투석을 하는 동안 안전관리에 필요한 각종 모니터링 장치가 있다. (예: 동맥압, 정맥압, 기포감지기 등)

나 투석기(Dialyzer)

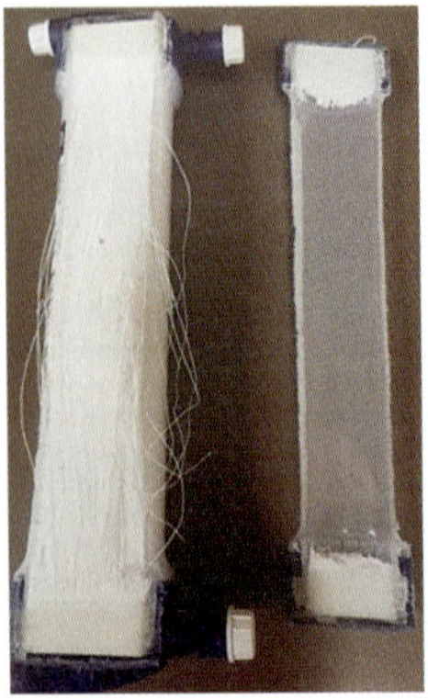

그림 3-5 투석기 단면

출처. ANNA contemporary nephrology nursing 참고

투석기(Dialyzer)는 혈액이 통과하는 부분과 투석액이 통과하는 두 부분으로 구성되어 있다. 원통형의 투석기막 내에는 가느다란 빨대 모양의 관(반투막)이 가득 차 있는데 그 관 각각의 표면에는 아주 작은 구멍이 많이 있다.

그 미세한 구멍을 통해 노폐물과 수분은 혈액으로부터 제거되고, 혈액세포, 단백질과 같이 우리 몸에 필요한 성분들은 통과하지 못하도록 구성하여 몸으로 되돌아간다.

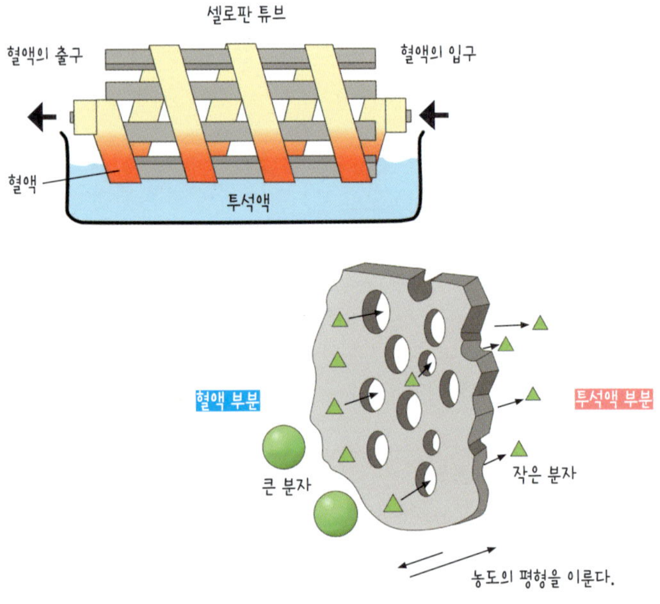

그림 3-6 반투막을 통한 물질교환

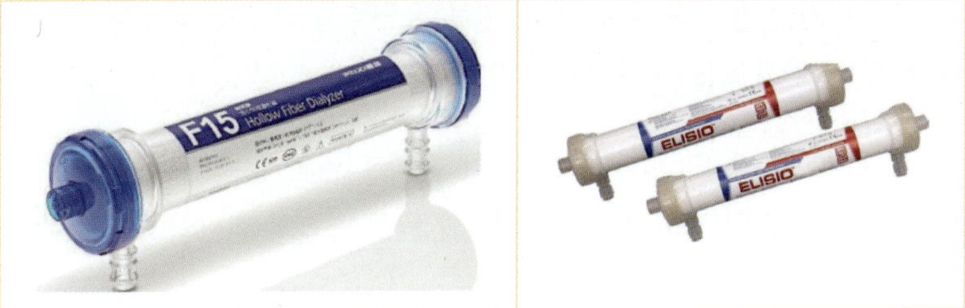

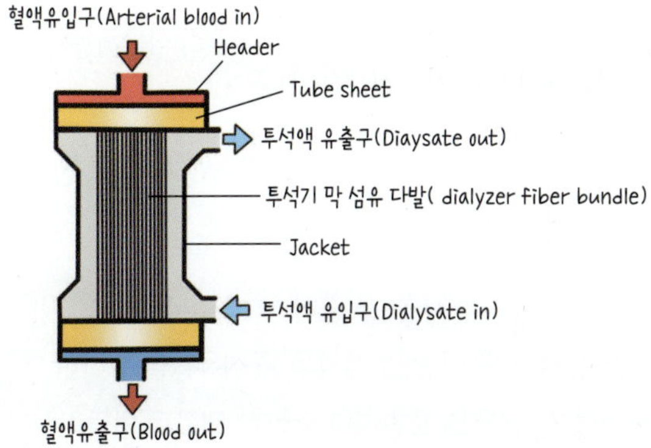

그림 3-7 섬관형 투석기(hollow fiber dialyzer) 구조

일반적인 혈액투석에서 투석 효율에 가장 큰 변화를 줄 수 있는 것이 투석기의 선택이다. 현재 사용되는 투석기는 원통형의 챔버 속에 직경 200~300㎛의 속이 비어 있는 모세관 다발이 10,000~15,000개가 묶여서 이루어져 있어 전체 표면적이 보통 1.3~2.0㎡에 이른다.

모세관을 경계로 안쪽으로 혈액이 바깥쪽으로 투석액이 반대방향으로 빠른속도로 통과하고 투석기에 세팅된 막 사이의 압력으로 투석액 쪽에 음압을 걸어 과다한 수분을 제거하는 초여과가 이루어진다.

이러한 투석막은 과거 셀룰로오스를 기반으로 한 재질에서 현재는 대부분 폴리설폰, 폴리메틸메사크릴레이트, 폴리아크릴로나이트릴과 같은 합성 재질을 이용한 막으로 바뀌어 혈액이 막에 닿았을 때 보체 활성화가 덜 하도록 생체 친화적인 막으로 바뀌었다.

모든 투석기는 혈액과 막 사이의 넓은 표면적을 제공하기 위해 설계된 평행적인 통로의 집합으로 구성되어 있다.

투석기는 흐름통로의 기하하적 배열에 따라 다음과 같은 두 가지 종류가 있다. 직사각형 단면의 평판형 투석기와 원형 단면의 섬관형 투석기이다. 최근 사용하는 투석기는 섬관형이다.

섬관형 투석기(Hollow fiber Dialyzer)

섬관형 투석기는 현재까지 가장 널리 사용되고 있는 투석기이다. 이것은 크기와 막의 다양한 변화를 줄 수 있다.

- 섬관형 투석기의 반투막 역할: 직경이 약 150~250㎛인 아주 작은 중공 섬유들이 사용된다. 혈액이 수만 개의 중공 섬유들을 통하여 흐른다. 섬유는 셀룰로오스와 합성 모두를 포함하여 다양한 재료로 만들어진다. 벽 두께는 7㎛ 정도로 얇으나, 일부 합성 막은 두께가 50㎛ 혹은 그 이상도 있다.

- 장점: 투석기의 구조상 보유 혈액량이 투석기의 표면적에 비해 매우 작다. 혈액 저항성도 적은데 이는 혈액이 통과할 수 있는 섬유의 수가 많기 때문이다. 섬관형 투석기는 신축성이 없으므로 막통과압(TMP)이 증가하더라도 모양이나 보유 혈액량이 증가하지 않는다. 초여과량을 정확히 조절할 수 있다.

- 단점: 투석 준비과정에서 섬유다발 속의 공기 제거가 필요하다. 이 과정이 잘 이루어지지 않는다면 공기가 섬유 속에 갇히게 되어 혈액의 통과를 방해하게 된다. 혈액이 유입되는 투석기 머리 부분의 혈류가 고르지 않는 경우가 생기며 이는 일부 섬유다발의 관류가 저하되기 때문이다. 섬관형 투석기는 일반적으로 에틸렌 옥사이드(ETO)로 소독하였으나 독성 물질인 에틸렌 옥사이드가 투석기 내부 공간에 남아 알러지 반응을 일으킬 수 있다. 최근에는 스팀소독 또는 감마선 소독을 많이

시행하고 있다. 중공 섬유들이 응고하는 것을 예방하기 위하여 더 많은 헤파린 투여량이 필요할 수 있다.

평판형 투석기(Parallel plate Dialyzer)

평판형 투석기는 샌드위치처럼 층 구조로 구성되어 있다. 막을 지지하는 융기(ridge), 홈(groove) 혹은 망상무늬를 갖고 있는 투석막을 따라 투석액이 흘러가도록 해 주는 지지 평판들 사이에 여러 장의 막이 놓여진다. 혈액은 그 여러 장의 막을 통해 흐른다. 혈액의 보유량은 작고, 헤파린 요구량 또한 일반적으로 작다. 평판형 투석기의 결점은 막통과압(TMP)이 증가할수록 평판형 투석기가 담고 있는 혈액량이 증가한다는 것이다.

코일형 투석기

코일형 투석기는 단단한 플라스틱 덮개에 들어있는 플라스틱 혹은 금속 코일 주위를 단단히 감싸고 있는 아세트산 섬유소 막으로 구성되어 있다. 코일형 투석기는 상업적으로 판매되고 대량 생산된 최초의 투석기 유형이며, 1950년대의 투석기로 알려져 있다. 코일형 투석기의 프라이밍 양은 매우 컸으며, 초여과는 예상할 수도 없고, 혈액 유출은 매우 빈번했다.

다 투석막(membrane)의 종류

유기 셀룰로오스 유도막

셀룰로오스는 식물의 구조적 물질을 형성하는 복합 탄수화물의 복합체이다. 상품화된 셀룰로오스는 나무 제품과 면에서 얻어진다. 열과 화학물질 처리로 얇은 액상물질이 만들어지며, 그것이 굳어져 종이모양이 되거나 틀 또는 주형을 통해 압력을 가하여 중공섬유로 만들어진다. 다른 종류의 처리과정으로 다양한 두께, 수분흡수력, 투과력이 결정된다.

전자현미경을 통해서 보면 셀룰로오스 막의 섬유는 젖으면 구불구불한 미로를 만들면서 부풀어 오른다. 세공(pore)은 실제로 꼬여 있어서 수분 혹은 용질 분자가 통과할 때 막 두께보다 몇 배의 거리를 이동해야 하며 불규칙한 터널 형태로 되어 있다.

합성막

합성막은 열가소성(thermoplastics) 물질이다. 스펀지 같은 벽 구조에 의해 지지되는 얇고 매끄러운 발광 표면을 가지고 있다. 혈액투석에 사용되는 합성막의 종류로는 폴리아크릴로나이트릴, 폴리설폰, 폴리아마이드, 폴리메틸-메사크릴레이트 등이 있다. 요독 물질들은 대류(convection)에 의해 이동한다. 이런 막으로 중분자 이상의 분자들이 더 많이 제거되는 것이 관찰된다. 이러한 분자들은 초여과 상수가 20~70㎖/hr/mmHg 혹은 그 이상이다. 합성 막들은 셀룰로오스 막에 비해 생체 비적합성 문제가 적다.

합성막의 단점으로는 셀룰로오스 막에 비해 가격이 비싸고, 아주 높은 수분투과성 때문에 자동화된 초여과 조절장치가 필요하다. 막 표면에 단백질 흡착이 문제가 될 수 있으며, 높은 투과성으로 투석액에서 혈액으로 역여과(backfiltration)의 위험이 있다.

라 투석막 관련용어

막투과성 (Membrane permeability)

투과성이란 원형질막 또는 그 밖의 유기성 · 비유기성 피막이물과 용질을 통과시키는 성질로 투석막의 막투과성은 막두께와 세공(pore size)크기를 조정함으로써 조절 가능하다.

TMP(Trans Membrane Pressure)

혈액측 압력과 투석액측 압력의 차이에 의해 투석막에 발생하는 압력으로 이 압력에 의해 초여과가 발생한다.

- TMP = (filter pressure + Return pressure) / 2 － Effluent pressure

초여과 상수(Kuf = UF coefficiency)

TMP 1mmHg에 대해 시간당 초여과 되는 수분의 양(㎖)을 말한다. 예를 들면, Kuf 20일 때 1,000cc/hr의 수분을 제거하려면 50mmHg의 TMP가 요구되고, Kuf 50 일 때, 1,000/hr 수분을 제거하려면 20mmHg 의 TMP가 요구된다.

KoA urea

Urea 및 이와 비슷한 분자량을 가진 물질 등의 제거량으로, 투석기의 효율성을 나타낸다. KoA가 500ml/min 미만인 투석기는 저효율(low efficiency) 투석이나 체구가 작은 환자에게 적용한다. KoA가 500~700㎖/min인 투석기는 중정도 효율투석, KoA가 700㎖/min 이상인 투석기는 고효율투석에 적용한다.

투석막 표면적(Membrane surface area)

일반적으로 투석막의 표면적은 0.8~2.1㎡이다. 투석기 디자인과 투석막 두께가 중요하며, 일반적으로 표면적이 큰 투석기는 Urea 제거율이 높다.

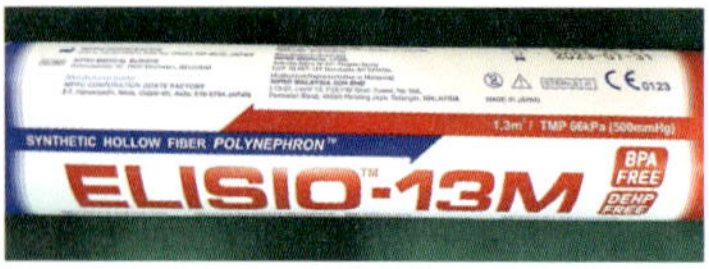

NIPRO ELISIO 13M

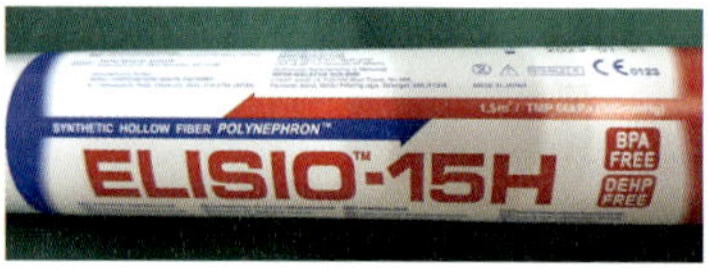

NIPRO ELISIO 15H

그림 3-8 투석기

프라이밍 양(Priming volume)

프라이밍 양은 50~120㎖, 혈액라인 프라이밍 양은100~150㎖ 정도 이다. 따라서 전체 체외순환 혈액량은 160~270㎖이다.

- 투석기의 선택은 투석전문의에 의해서 결정된다. 대강의 개념만 설명한다.

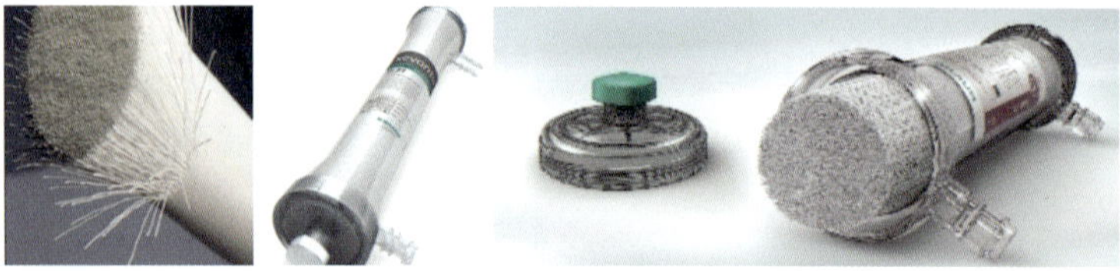

그림 3-9 투석막의 세공(pore size)

투석기를 고르는 포인트

(1) 투석막 표면적 (2) 세공(pore size)의 크기 (3) 막의 종류

- 투석막 표면적

막면적은 투석기에 있는 섬관(hollow fiber)의 총면적(surface area)을 나타낸다. 막면적은 투석효율에 직결된다. 보통 0.8~2.1㎡ 정도의 것을

쓴다. 막면적이 큰 투석기를 쓰면 투석량을 늘릴 수 있다. 환자의 몸집이나 잔여 신기능을 고려하고, 요소제거율(URR)을 봐서 적절한 투석기를 선택한다. 투석을 최근 도입한 환자는 잔여 신기능이 있고, 불균형증후군(disequilibrium syndrome)을 예방하기 위해 막면적이 작은 투석기(0.9㎡ 등)도 괜찮다.

• 세공(pore size)의 크기

세공(pore size)의 크기란 투석막에 나있는 구멍의 크기이다. 세공(pore size)이 클수록 더 큰 분자량의 물질을 제거할 수 있다. 유지 투석환자에서는 아밀로이드시스(amyloidosis)의 원인물질인 β2-microglobulin제거를 목적으로 세공이 큰 막(high-performance membrane)을 쓰는 것이 원칙이다. 다만 세공의 크기가 완전히 균일한 것이 아니므로, 세공이 큰 막에서는 필요한 단백질(albumin 등)도 어느 정도 빠져나가 버린다. 따라서 안정된 외래 환자는 가능한 한 high-performance membrane을 쓰도록 하지만, 영양상태가 나쁜 입원환자 등에서는 보통 크기의 세공이면 된다.

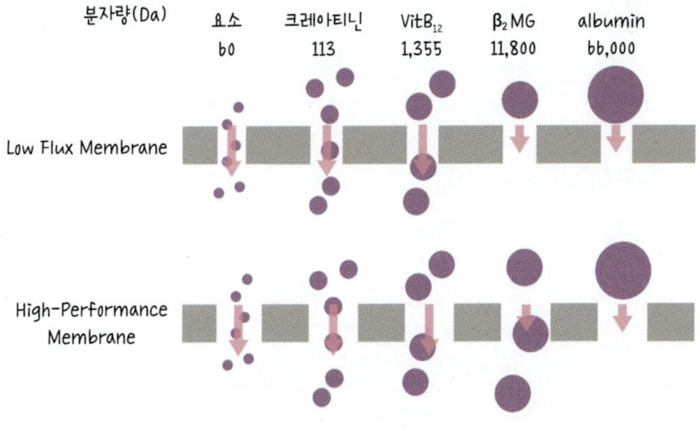

그림 3-10 Low Flux Membrane과 High-Performance Membrane
(Low Flux Membrane에서는 β2-microglobulin은 제거할 수 없지만, High-Performance Membrane 에서는 제거 가능하다.)

마 투석액(Dialysate)

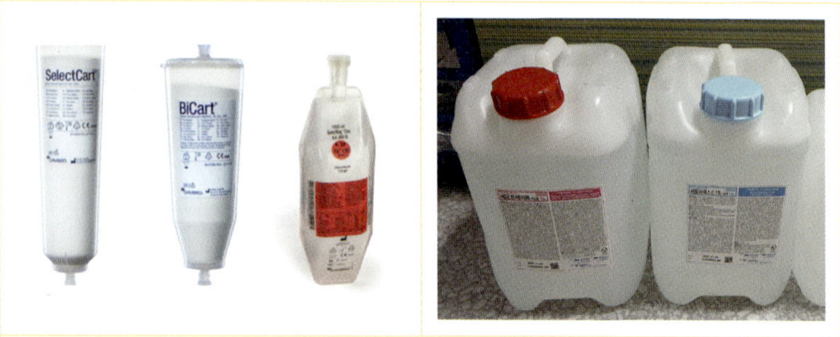

그림 3-11 투석액(Dialysate)의 종류

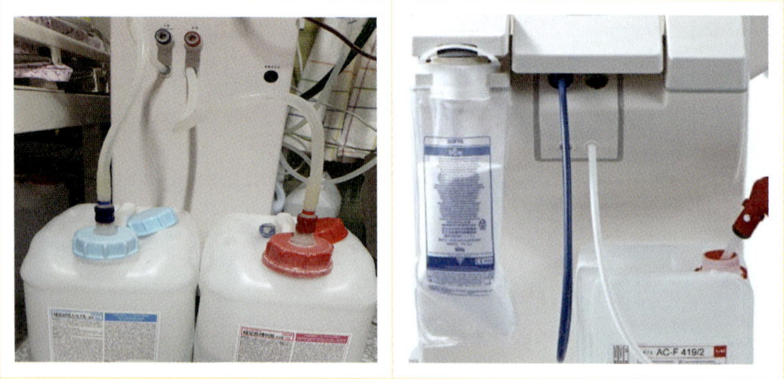

그림 3-12 투석액 A, B 용액을 port에 연결한 모습

투석액은 투석 과정 중 제거되는 노폐물과 수분을 운반하는 역할을 하게 되며, 필수적인 전해질의 제거를 예방하고, 투석 과정 중에 과도한 수분 제거를 예방한다. 또한 투석액은 산염기평형을 교정하는 역할을 한다. 이러한 기능들은 정상 혈장액의 화학적 구성과 유사한 투석액의 화학적 조성에 의해 이루어진다.

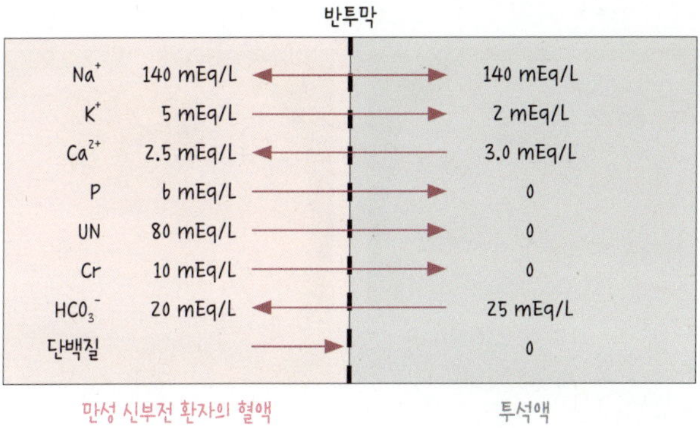

- 확산 현상에 의해, 전해질 농도가 정리되고, 용질이 제거된다.
  투석액과 신부전 환자의 혈액이 접하면 위의 그림과 같이 확산현상이 일어나 Na 농도는 그대로, K 농도는 감소, Ca 농도는 증가, P농도는 감소, 요독물질(Cr이나 Urea Nitrogen 등)의 농도는 감소, 중탄산 농도는 상승한다. 단백질은 반투막을 통과할 수 없다.

그림 3-13 투석 후 혈액 구성 성분의 변화

출처. 레지던트를 위한 혈액투석 첫걸음, 군자출판사(2013) P5

투석액은 체액과 비슷한 농도의 각종 전해질 및 포도당을 포함하고 있으며 상품화된 농축 투석액을 정수된 물과 희석하여 사용한다. 완충제로 과거에는 아세테이트를 사용하였으나 최근에는 대부분 중탄산염을 사용한다. 흔히 사용하는 투석액 중 전해질 농도는 Na 130~145mmol/L, K 2~3mmol, bicarbonate 30~40mmol/L, Ca 1.25 ~1.75 mmol/L 이다. 혈액 투석 동안 투석액이 500㎖/min로 사용되어 4시간 투석을 하게 되면 환자는 1회 투석에 120L의 투석액에 노출되고 투석액과 환자의 혈액 사이에는 얇은 반투막만 존재하므로 투석액의 수질관리는 매우 중요하다.

일반적으로 다섯가지의 성분이 들어 있는데, 염화나트륨(sodium chloride), 중탄산염(sodium bicarbonate) 또는 초산염(sodium acetate), 염화칼슘(calcium chloride), 염화칼륨(potassium chloride), 염화마그네슘(magnesium chroride) 등이 있다. 포도당은 일부 제품에 포함되기도 한다.

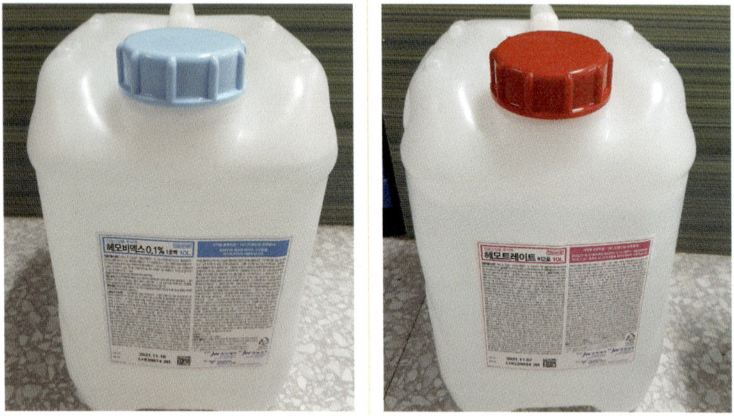

A 농축액 | B 농축액

그림 3-14 투석액의 종류

중탄산염 투석액(bicarbonate)의 준비 과정

칼슘과 마그네슘은 수소 이온 성분이 낮기 때문에 중탄산염과 용액상태로 유지되지 못한다. 이 문제를 해결하기 위하여 두 개의 개별적인 농축액이 사용된다. 비율 전달 시스템은 단지 두 가지가 아닌 세 가지의 액체들을 섞고 관찰해야 하므로 더 복잡하다. 투석액은 정수된 물과 산 농축액과 염기 농축액을 합쳐 준비한다.

A 농축액은 나트륨, 칼슘, 마그네슘, 칼륨, 염화물 그리고 소량의 아세트산을 포함하고 있다. B 농축액은 중탄산나트륨이 포함되어 있다.

일반적으로 비율조정시스템에서 B 농축액은 물과 부분적으로 희석되고 A 농축액은 투석기로 가기 직전에 그 혼합액에 비율에 맞게 섞인다.

중탄산염 투석액의 단점으로는 B 농축액이 안정적이지 않다는 점이다. 일부 제조사에서는 안정성을 높이기 위해 특수한 중합체를 첨가하여 탄산수소나트륨 분말로 제공하고 있다. 혼합과정은 폐쇄시스템을 사용하여 이산화탄소가 기체방울로 형성되는 것을 막고 중탄산나트륨과 초산 사이의 반응이 이루어지지 못하게 되어 수소 이온이 용액 내의 칼슘을 유지시킨다. 그 농축액은 혼합 24시간 이내에 사용해야 한다. 중탄산염 농축액은 세균의 오염과 증식에 민감하므로, 안정된 용액일지라도 제조사가 정한 기한 이내에 사용해야 한다.

따뜻한 물이 기둥 모양의 관을 지나면서 물과 전도성 조절 피드백 시스템에 의해 A 농축액과 비율이 맞게 혼합된 중탄산염 포화용액을 생성한다.

최종 투석액의 나트륨, 칼륨, 칼슘 그리고 마그네슘의 농도를 투석 처방에 맞추는 A 농축액의 제조방식은 다양하다. 각 브랜드의 전달시스템은 비율을 맞추고 혼합하는 고유한 방식이 있다. 선택된 농축액들이 사용되는 전달시스템의 적합성이 보장되는지 주의해야 한다.

투석액의 성분

투석액이란 투석의 관류액을 말한다. 반투막을 경계로 노폐물이 축적된 환자의 혈액과 다른 한편에서는 정상인의 세포외액과 조성이 비슷한 투석액을 서로 반대 방향을 흐르도록 하여 혈액 내의 노폐물을 농도 차에 의해 확산으로 제거하고 정수압의 차이를 만들어 혈장을 초여과 시켜 과다한 수분을 제거한다.

일반적으로 A액(Acid 성분) : B액(중탄산염) : 정제수의 비율은 1 : 1.26 : 32.74의 비율로 희석된다.

〈투석액의 조성〉

희석표(mEq/L) 최종 희석액에서							
	Na^{+}	K^{+}	Ca^{++}	Mg^{++}	Cl-	HCO_3^-	CH_3COO^-
농축액 B	59				20	39	
농축액 A	81	2	3.5	0.7	87.2		4
최종	140	2	3.5	0.7	107.2	35	

〈전해질에 따른 주의사항〉

전해질(mEq/L)	주의사항
Na^{+}	- 저농도: 투석 중 저혈압, 근육경련, 오심, 구토, 두통 - 고농도: 투석 후 갈증, 체중 증가
K^{+}	- 저농도: 투석 후 피로, 근경력 강심제 복용환자, 부정맥환자 주의적용
Ca^{++}	- 고농도: 대사성 골질환, PTH 저하, 심박출량 증가로 혈역동학적 안정성 - 저농도: 인결합제, 비타민 D 처방 관련 고칼슘혈증의 경우 적용
Mg^{++}	고 마그네슘혈증: 골연화증
Cl-	전기적 중성(Electroneutrality)
HCO_3^-	대사성 산증(Metabolic acidosis)의 교정
Glucose	- 투석 중 25~30gm 포도당 손실 (당뇨, 악액질 등의 환자: 저혈당 유발가능) - 단백과 지방의 이화로 인한 대사성 산성물질 생성 감소

출처. 간호사를 위한 혈액투석지침서, 메디컬 사이언스 (2019) P86~87참고

- 나트륨 농도는 환자의 개별 상황에 맞추어 135~145 사이에서 변경해서 사용한다.
- 칼륨 농도와 칼슘 농도는 A액의 종류에 따라서 선택하여 사용할 수 있다.

투석액의 공급(Individualising vs CDS)

투석액 운반 시스템은 투석액을 준비하고 투석기로 전달하는 것을 말한다. 대부분의 시스템은 투석액을 한 환자에게 제공하게 되나 동시에 여러 투석기로 공급하는 장치를 가진 중앙 공급시스템도 있다.

- 개인용 투석장치(Individualising system)

개인용 투석장치는 전원, 물, 원액이 있으면 어디에서도 가동이 가능하다는 점 외에 투석액을 개인에 맞추는 것(Customized)도 가능하기 때문에 환자의 상태에 따른 처방투석을 하는 경우 이상적인 시스템이다. 사용되는 물의 수질은 센트럴 방식과 같은 관리가 필요하다.

- 투석액 중앙공급 시스템(CDS: Central Delivery System)

용액을 운반하는 시스템을 중앙공급시스템으로 공급하는 것이며, 혼합탱크로부터 중탄산염(Bicarbonate)을, 저장탱크로부터 산(Acid)을 Head tank라고 불리는 위쪽에 있는 보유 탱크로 이동시킨다. 투석액은 용액분배시스템(distribution system)을 통하여 환자 치료구역으로 전달되고, 일련의 파이프를 통해서 각 투석기계로 공급된다.

투짱일화

환자가 투석받으러 오기전에 투석실 간호사는 제일 먼저 투석기계의 전원을 켜고 A,B 용액을 port에 연결한다.

그런데 신규간호사 시절에 긴장되고 마음만 급해서 port를 다르게 연결한지도 모르고 있다가, 한참이 지나도록 투석액 농도가 맞춰지지 않고 알람이 울리는 바람에 프리셉터 선생님께 발견되어 야단 맞았던 기억이 난다

또 투석기계와 연결된 concentration port 가 투석액통 연결부위와 느슨하게 맞춰져 있어서 투석액 농도가 맞춰지지 않을 때도 있었다.

투석중 자주 라운딩을 돌면서 투석액 소모량을 체크해주고 미리 투석액 통을 바꿔주어서 air가 port로 빨려 들어가 투석액 농도 알람이 자주 울리지 않도록 해주어야 한다.(최근에는 bicart라고 powder type의 중탄산염 투석액도 있고, CDS(Central Delivery System: 중앙공급 시스템)도 있으니, 각 병원의 매뉴얼과 프로토콜을 참고하여 주세요.

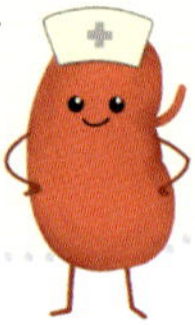

바 혈액투석 용수

혈액투석에는 많은 양의 물이 사용된다. 정상인은 1주일에 약 15L의 물이 소화기관과 배설기관을 통해 흡수되고 배설되지만, 혈액투석을 받는 신부전증 환자의 경우 1주일에 약 360L의 물에 투석막을 사이에 두고 혈액이 직접 노출된다. 약 24배나 많은 양이다. 따라서 안전하게 혈액투석을 하기 위해서는 혈액투석의 수질 기준에 적합한 깨끗한 투석용수를 만드는 것이 필수적이다. 현재 혈액투석에 필요한 불순물이 거의 없는 깨끗한 투석용수를 얻는 가장 좋은 방법은 '역삼투 정수처리시스템(Reverse Osmosis)' 이용하는 것이다.

‘역삼투 현상(Reverse Osmosis)’이란?

불순물이 함유된 물에 삼투막을 향해 압력을 가하면 물속의 불순물은 삼투막에 막혀 이동하지 못하고 순수한 물 분자만 통과하여 걸러지는 현상을 ‘역삼투 현상’이라고 한다. 역삼투 현상을 이용하면 삼투막을 통해 물 분자만 빼낼 수 있기 때문에 불순물이 섞인 물에서 혈액투석의 기준에 맞는 물을 얻을 수 있다.

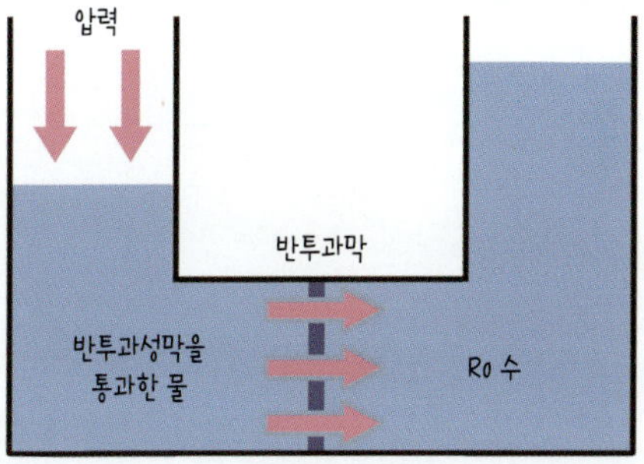

그림 3-15 역삼투현상(Reverse Osmosis)

출처. 기초투석 핸드북 제2판, 고려의학(2019) P40 참고

혈액투석용 역삼투 정수처리시스템

혈액투석용 물을 제조할 때는 다음과 같은 처리 과정을 거친다.

전처리 장치

① 유입수: 국내에서는 음용수로 관리되어 들어오는 수돗물을 주로 사용한다.

② 유입수 필터(5마이크론 이상): 유입수에 부유물이 많거나 해당 건물의 물 저장 탱크가 오래된 경우 선택적으로 설치한다.

③ 부스터 펌프: 전처리 과정에 필요한 수압을 유지해준다.

④ 멀티미디어 필터: 자갈, 모래, AG(안스라사이트와 그라넷 필터) 필터로 이루어진 여러 층을 통과시켜 유입수의 부유물질을 제거하고 혼탁도를 개선한다.

⑤ 연수 장치: 칼슘이나 마그네슘 같은 이온을 제거하여 유입수를 연수로 만든다.(연수장치 옆에 소금통이 위치해 있다. 각 병원의 프로토콜에 따라서 1달에 2번 정도 소금 1푸대를 붓는다.)

⑥ 활성탄 필터 탱크: 활성탄의 흡착기능을 이용하여 유입수에 함유된 냄새, 색깔, 맛, 잔류염소, 유기물 등을 제거한다. 또한 수돗물의 소독제 사용으로 생기며 용혈 현상의 원인이 되는 클로린, 클로라민 같은 염화물을 제거한다.

역삼투 정수기

① 프리필터: 탄소필터에서 떨어져 나온 1마이크론 이하 미세 입자들을 제거하여 역삼투막을 보호해준다.

② 역삼투 정수막: 역삼투 정수막을 통해 전처리된 유입수에서 깨끗한 물만 뽑아내 생성수를 만들어 혈액투석기로 보내고 여과되지 못한 물은 배출시킨다.

후처리 장치와 분배 시스템

① 서브 마이크론 필터: 역삼투 정수막에서 떨어져 나오거나 제거되지 못한 마이크론 이하의 입자를 제거하기 위해 설치하는 0.2 마이크론 크기의 필터이다.

② 자외선 소독장치: 분배 시스템 내에 있는 여과된 물을 소독할 때 사용된다. 이는 간편하고 유지하기가 어렵지 않고 이로 인하여 화학적 소독의 횟수를 감소시킬 수 있다. 대개 자외선은 254mm에서 최대의 살균력을 가지고 있으며 소독의 효과는 방사선의 양에 좌우된다.

그러므로 자외선 램프는 30,000microwatt-sec/cm2 정도의 에너지를 방출할 수 있어야 한다. 그렇지만 이런 장치가 내독소를 제거할 수 있는 것은 아니기 때문에 투석막 재사용과 같은 상황에서는 사용하면 안된다.

③ 탈 이온 장치: 전처리과정을 거친 후 역삼투압 정수장치에서 정화된 물들은 대개 혈액투석용수로 사용되기에 안전하다. 그렇지만 역삼투압 정수기 필터가 용해된 전체이온들 중에서 약 1~10% 정도를 통과시키기 때문에, 유입된 물의 이온농도가 높다면 역삼투압 정수장치를 통과한 생성수도 위험할 정도로 이온농도가 높을 수 있다. 이런 이유에서 역삼투압 정수장치 후단에 이런 탈이온화 장치를 설치할 수 있다. 이런 탈이온화 장치의 장착은 정수된 혈액투석용수를 가장 극대화할 수 있는 것이지만 막(membrane) 교환시 많은 경비가 소요되기 때문에 경제성이 결여된다는 주장도 있다.

④ 저장탱크: 세균증식이나 세균막의 형성이 적은 유리섬유강화플라스틱(FRP)이나 스테인리스로 만든 탱크가 좋다.

⑤ 분배펌프: 저장탱크 속의 생성수를 각 투석기계로 분배해주는 펌프이다. 오염과 부식에 강한 고급 스테인리스강이나 고급 플라스틱 팬이 있는 펌프가 좋다.

⑥ 분배파이프: 부식되지 않고 세균 부착이나 증식이 적은 배관 재료를 사용해야 한다. 설치할 때는 맹관(盲管)이나 사강(死腔)이 형성되지 않게 해야 한다.

3 인공신장실 정수처리시스템 실제

혈액투석 용수를 정수하여 투석에 사용하는 과정은 **전처리장치 → 역삼투(reverse osmosis) 장치 → 후처리 장치 → 분배시스템** 등이다.

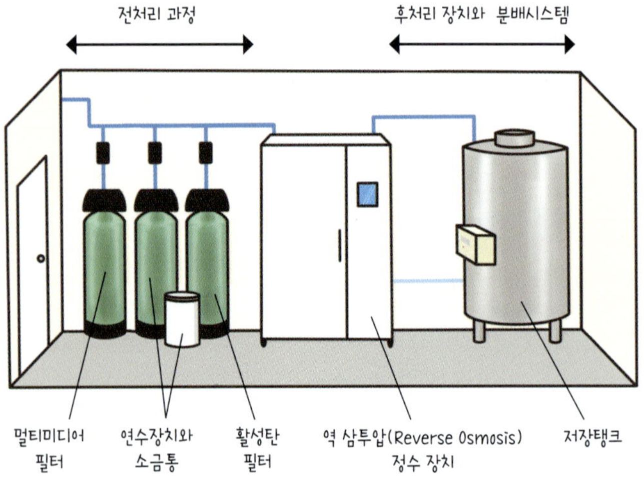

그림 3-16 인공신장실 정수처리시스템의 흐름도

물이 전처리 시설로 유입되면 멀티미디어필터, 연수과정(softner), 활성탄 필터를 경유하여 역삼투압 정수기로 전달된다. 멀티미디어 필터(메카니컬 필터) 는 자갈, 모래, 안스라사이트와 그라넷필터로 구성되어 있다. 연수과정(softner)에서 연화제는 소금을 이용하여 칼슘과 마그네슘을 제거한다. 활성탄 탱크 필터는 염화물을 제거하며 주로 수돗물 소독제로 사용되고 남은 클로린이나 클로라민을 제거한다.

역삼투압 정수시설은 강력한 펌프로 반투막을 이용하여 정수된 물의 순수도를 최대화하는 정수장치이다. 역삼투압 정수막은 용해된 무기물질이나 유기물, 내독소, 바이러스 및 박테리아 같은 미생물과 오염물질들을 제거할 수 있다.

후처리 장치의 미세필터, 자외선 소독, 탈이온화를 거쳐 투석기계로 전달된다.

특히 고유량 투석막을 사용하면서 투석막의 정맥혈 쪽에서는 투석액의 압력이 더 높고 모세관을 지나면서 혈액의 교질 삼투압은 증가되어 투석액이 환자에게 전달되는 역여과(backfiltration)가 일어난다.

역여과 과정에서 발열 인자나 내독소의 전달을 막기 위해 투석액의 박테리아농도를 0.1CFU/㎖ 미만, 내독소의 농도는 0.03 IU/㎖ 미만으로 낮춘 초순수(ultrapure water) 사용이 EDTA-ERA(European Dialysis and Transplant Association/European Renal Association)를 비롯한 여러 가이드라인에서 권고되고 있다.

초순수(ultrapure water) 혈액투석군과 일반 정수액을 사용한 혈액투석군으로 나누어 심혈관계 합병증의 발생을 비교한 최근 연구에서는 두 군 간 차이는 없었지만 3년 이상 오랜 기간 혈액투석을 하는 환자들에서는 초순수(ultrapure water)를 이용한 혈액투석에서 심혈관계 합병증의 발생률이 감소한 것으로 나타났다.

전처리 장치

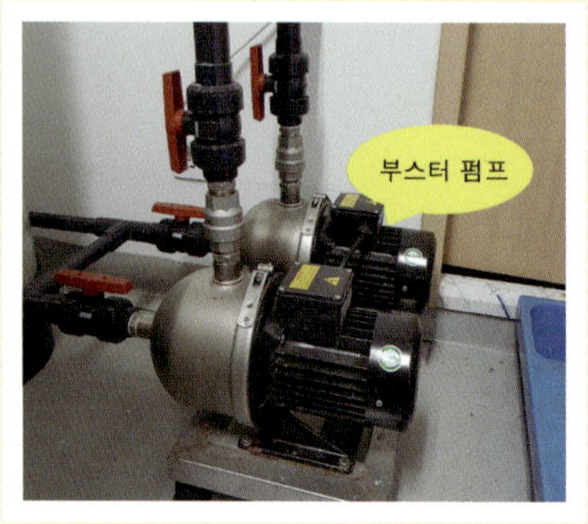

- 부스터 펌프: 전처리 과정에 필요한 수압을 유지해준다.

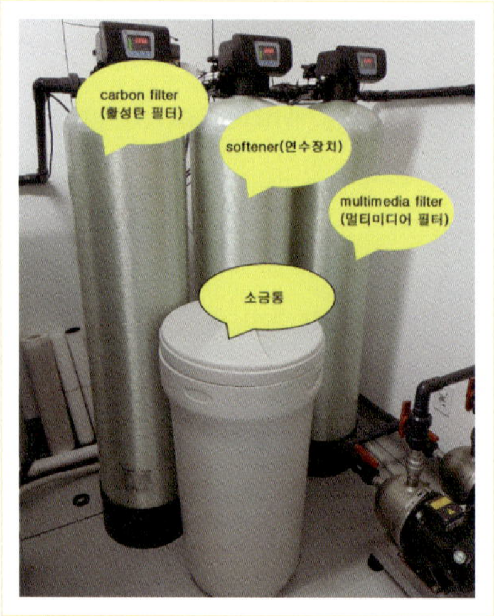

- multimedia filter(멀티미디어 필터) → softener(연수장치) → carbon filter(활성탄 필터)이다.

- multimedia filter(멀티미디어 필터)

  자갈, 모래, AG 필터로 이루어진 여러 층을 통과시켜 유입수의 부유물질을 제거하고 혼탁도를 개선한다.

- softener(연수장치)

  Ca, Mg 이온을 흡착해서 경수를 연수로 바꿔주는 역할을 한다. 이 과정에서 Na 이온이 필요하여 소금푸대가 들어있는 원통과 연결되어 있다. 1달에 2번 정도 소금 1푸대를 부어준다.(※자세한 사항은 각 병원의 프로토콜을 따른다.)

- carbon filter (활성탄 필터)

  활성탄의 흡착기능을 이용하여 유입수에 함유된 냄새, 색깔, 맛, 잔류염소, 유기물 등을 제거한다. 또한 수돗물의 소독제 사용으로 생기며 용혈 현상의 원인이 되는 클로린, 클로라민 같은 염화물을 제거한다.

역삼투압 정수장치 (R/O: Reverse Osmosis 장치)

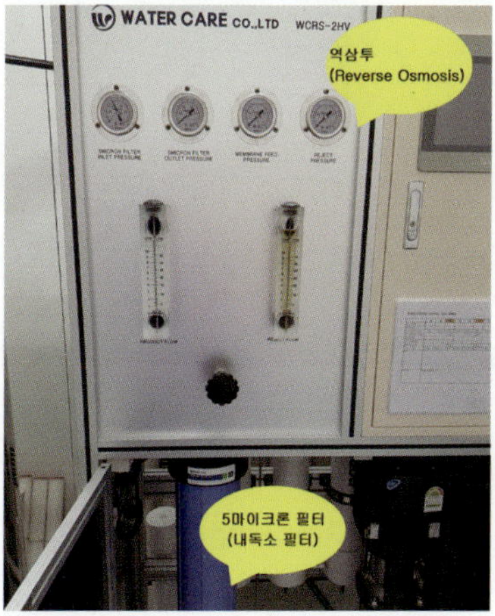

- 역삼투 정수기
  - 프리필터: 탄소필터에서 떨어져 나온 1마이크론 이하 미세 입자들을 제거하여 역삼투막을 보호해준다.
  - 역삼투 정수막: 역삼투 정수막을 통해 전처리된 유입수에서 깨끗한 물만 뽑아내 생성수를 만들어 혈액투석기로 보내고 여과되지 못한 물은 배출시킨다.

- 5마이크론 필터(내독소 필터)는 미립자까지 걸러준다.

후처리 장치와 분배시스템

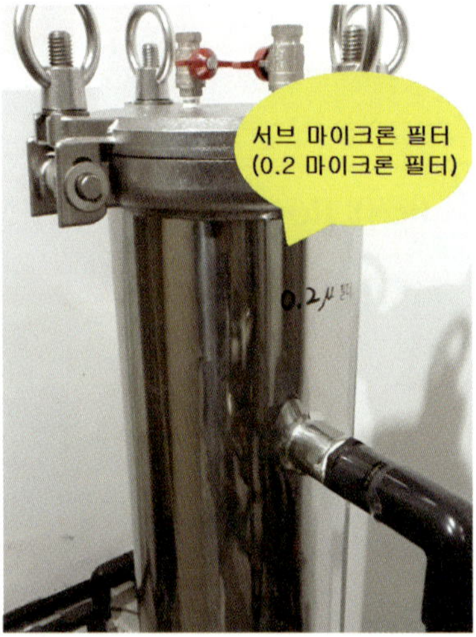

- 서브 마이크론 필터: 역삼투 정수막에서 떨어져 나오거나 제거되지 못한 마이크론 이하의 입자를 제거하기 위해 설치하는 0.2 마이크론 크기의 필터이다.

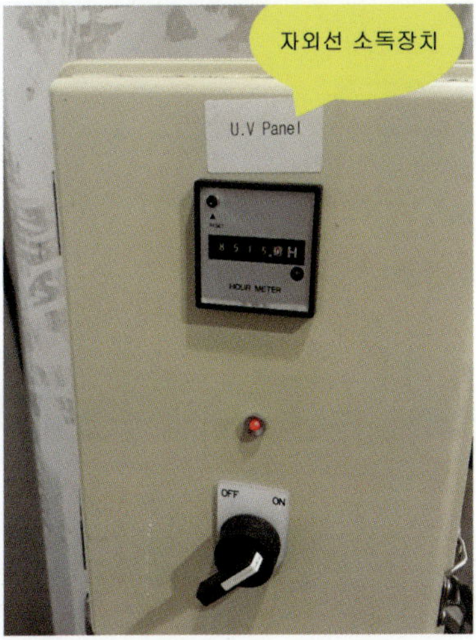

- 자외선 소독장치: 분배 시스템 내에 있는 여과된 물을 소독할 때 사용된다.

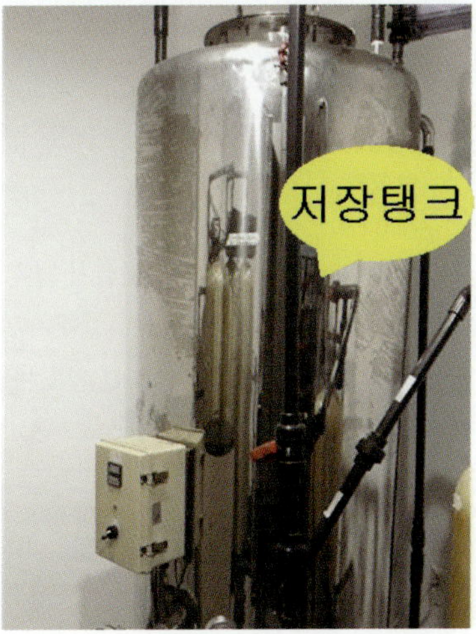

- 저장탱크: 세균증식이나 세균막의 형성이 적은 유리섬유강화플라스틱(FRP)이나 스테인리스로 만든 탱크가 좋다.

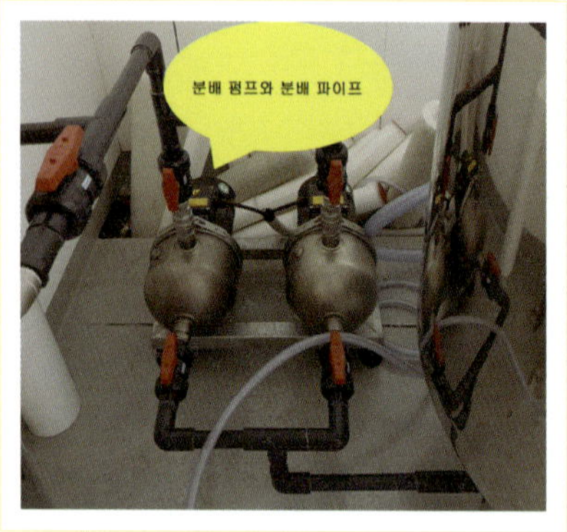

- 분배펌프: 저장탱크 속의 생성수를 각 투석기계로 분배해주는 펌프이다. 오염과 부식에 강한 고급 스테인리스강이나 고급 플라스틱 팬이 있는 펌프가 좋다.
- 분배파이프: 부식되지 않고 세균 부착이나 증식이 적은 배관 재료를 사용해야 한다.
- 설치할 때는 맹관(盲管)이나 사강(死腔)이 형성되지 않게 해야 한다.

투짱일화

투석실 신규간호사때 나는 R/O실에가서 연수장치 앞에 큰통에 소금을 붓고 왔었다. 처음에 수간호사 선생님께서 “R/O실에가서 소금 1푸대 붓고 오세요”라고 말씀하셔서 “대답은 했지만, R/O실이 무슨 약자 일까? 한참 고민을 했다. 겨우 프리셉터 선생님의 도움으로 R/O 실의 full term도 알게 되었고 소금도 왜 붓는지 정확히 알게 되었다.

난 정말 R/O가 rule out 일까?라고 추측했었다. 지금 다시 생각만 해도 얼굴이 화끈거린다.

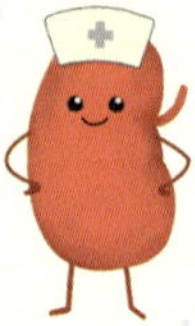

4 혈액투석의 과정

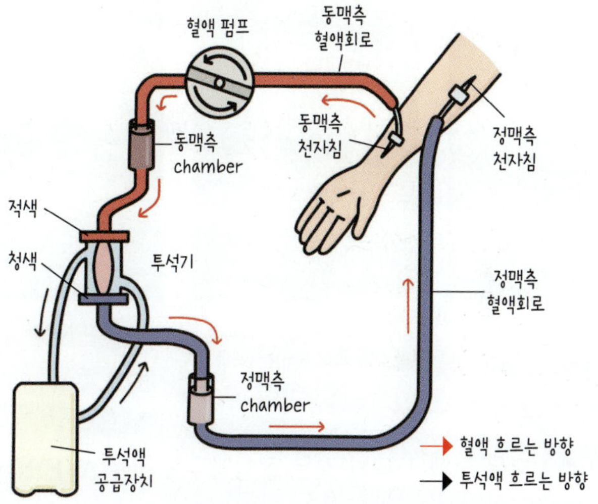

그림 3-17 혈액과 투석액의 흐름

출처. 기초투석 핸드북 제2판, 고려의학(2019) 참고

- 혈액투석은 보통 주 3회, 약 4~5시간 동안 위와 같은 혈액의 흐름이 수없이 반복됨으로써 이루어진다.

- 환자의 몸에서 혈액이 200 ~ 300ml/min 빠른 속도로 빠져나와야 하기에 혈액투석 도관(catheter) 또는 동정맥루나 인조혈관(AVF & AVG)이 필요하다.

- 혈액투석이라는 절차가 반복적이고 간단해보이면서도 한편으로는 무서운 이유중에 하나는 유속(flow)이 빠르기 때문이다. 분당 250ml로 4시간을 투석한다고 가정하면, 250ml × 60분 × 4시간 = (60,000ml) 정말 많은 양의 혈액이 투석기를 통과하게 된다.

- 동정맥루 바늘은 빠른 유속을 감당해 내어야 하기 때문에 일반적인 바늘이 아닌 대바늘(보통 15G, 16G, 17G)이어야 한다.

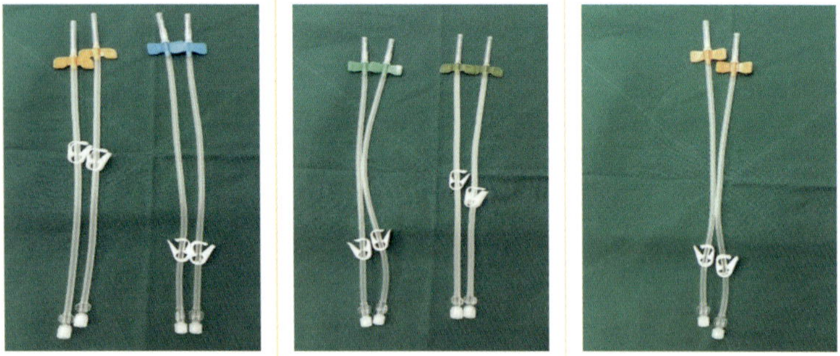

AVF Needle: 15G	AVF Needle: 16G	AVF Needle: 17G

그림 3-18 혈액 투석용 바늘의 굵기

- 몸에서 빠져나온 혈액은 위와 같은 동정맥루용 바늘(AVF Needle)과 연결된 투석연결회로(blood tubing line)로 유입이 되고 투석기계의 이곳 저곳을 통과하게 된다.

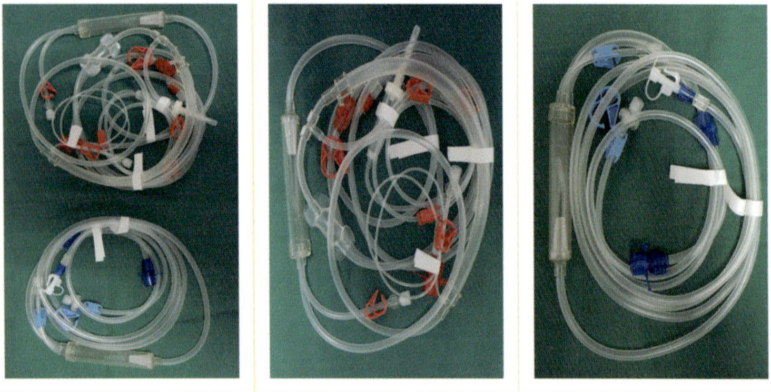

투석연결회로 (blood tubing line)	동맥라인(빨간색)	정맥라인(파란색)

그림 3-19 혈액투석용 투석연결회로 (blood tubing line)

- 환자의 몸에서 혈액을 빨아들이는 압력인 동맥압(Negative Pressure)을 감지하는 센서를 지나게 된다. 동정맥루가 성숙되지 않아 혈류가 충분히 확보되지 못한 경우, 혹은 동정맥루 바늘이 clamp 되어 있어 혈류가 빠져나오지 못한 경우, 동맥압이 지나치게 낮아지면서 알람이 울릴 수 있다.

- 센서를 지난 혈액은 투석기계에 세팅을 해놓은 속도대로 돌아가는 펌프(pump)를 지나게 된다.

- 혈액은 몸 밖으로 나오면 당연히 굳어버릴 수 밖에 없는데, 이렇게 체외순환을 하는 동안 혈액의 응고를 방지하기 위한 헤파린(Heparin)이 주입되고(때로는 Heparin Free 또는 후탄 사용), 혈액은 투석기(Dialyzer)로 들어간다.

- 이 모든 과정들이 중요하지만 투석기(Dialyzer)를 통과하는 과정이 가장 중요한 핵심이다. 혈액은 투석기(Dialyzer)를 통과하면서 초여과(ultrafiltration), 확산(Diffusion) 과정을 통해서 요독과 기타물질들이 제거된다.

- 깨끗해진 혈액은 환자의 체내로 유입되는 압력인 정맥압(Positive Pressure)을 감지하는 센서를 통과하게 되는데, 정맥압이 설정을 해놓은 범위를 벗어나게 되면 알람이 울리게 된다.

- 센서를 지난 혈액은 체내로 공기가 들어가는 공기 색전증을 방지하기 위하여 chamber및 Air detector(기포 감지기)를 통과하게 되는데, 만약 Air가 감지되면 그 밑에 있는 Clamp가 즉시 작동하여 혈액의 흐름이 차단됨으로써 환자의 체내에 공기가 들어가지 못하게 한다.

- Air detector를 통과하여 공기가 없다고 확인된 혈액은 투석연결회로(blood tubing line)을 지나 다시 동정맥루 바늘(AVF Needle)을 통해서 환자의 체내로 돌려보내진다.

- 혈액투석은 이러한 과정을 4~5시간 동안 반복함으로써 혈액 내에 쌓여있던 요독과 과도한 전해질들을 배출시키는 보존적인 치료 방법이다.

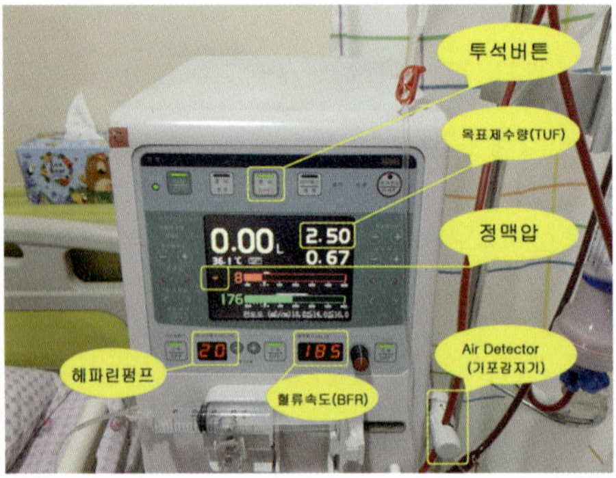

그림 3-20 NIPRO 투석기계 설명 1

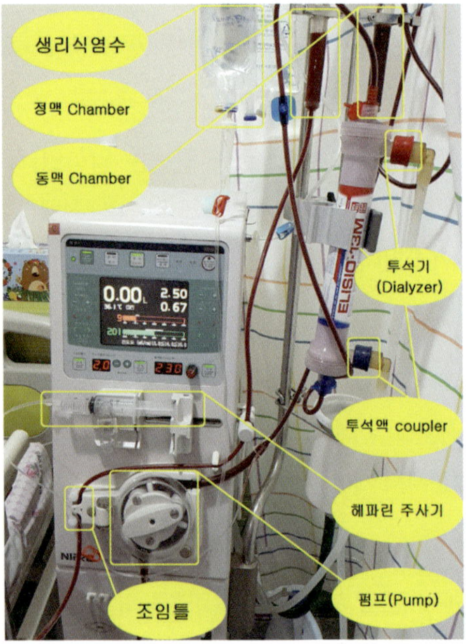

그림 3-21 NIPRO 투석기계 설명 2

5 혈액투석 시 혈관 통로(Vascular Access)

Talk 혈관을 만져보니 '찌릿찌릿', 청진기로 들어보니 '부르르'

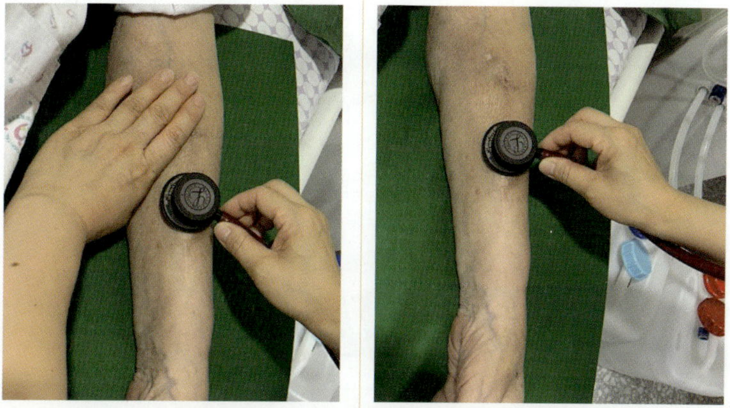

혈관을 만져보니 '찌릿찌릿'(thrill) | 청진기로 들어보니 '부르르'(bruit)

그림 3-22 투석 전 동정맥루 신체사정(thrill@bruit)

혈액투석을 하기 위해서는 일정한 혈류 속도와 압력으로 혈액을 빼내고 넣어주어야 하는데, 투석기를 통하여 혈액이 흐르는 속도와 압력을 충분히 견뎌내는 혈관이 필요하다. 따라서 일반적인 말초 혈관으로는 시행할 수 없고, 인공적인 혈관 처치를 통해 일정한 혈류 속도와 압력을 견딜 수 있는 큰 혈관을 만든 후 투석을 시행하게 된다. 혈관통로에는 동정맥루(arteriovenous fistula: AVF), 인조혈관(graft: AVG), 도관(catheter) 세 가지 종류가 있다.

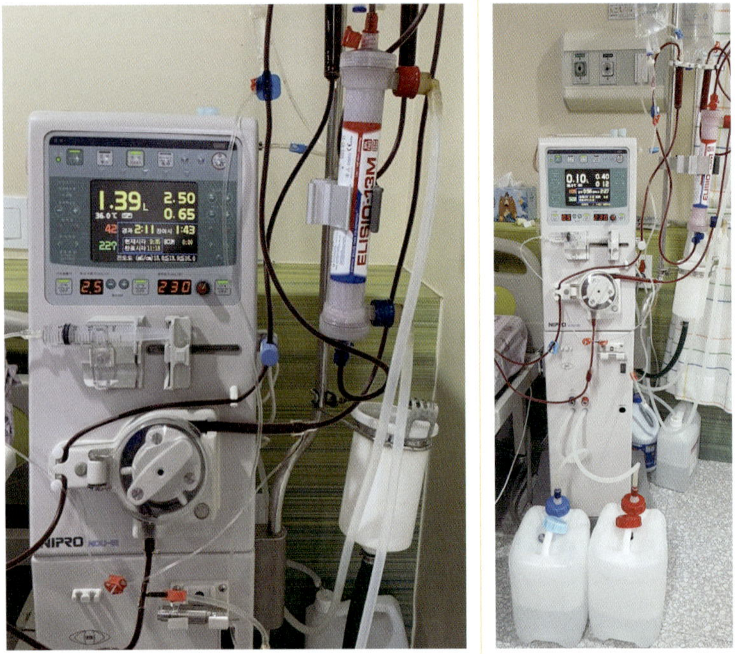

그림 3-23 NIPRO 투석기계 사진

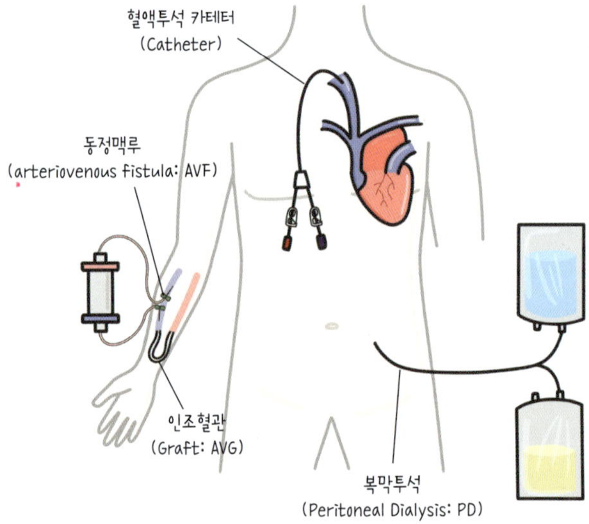

그림 3-24 투석을 위한 접근 형태(Types of Dialysis Access)

가 동정맥루(ArterioVenous Fistula; AVF)

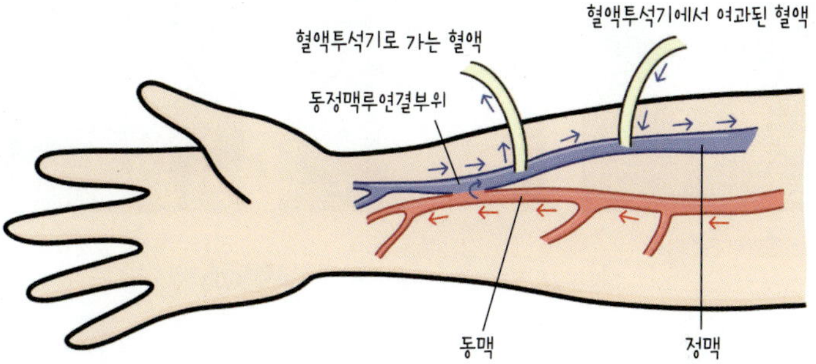

그림 3-25 동정맥루(ArterioVenous Fistula; AVF) 모식도

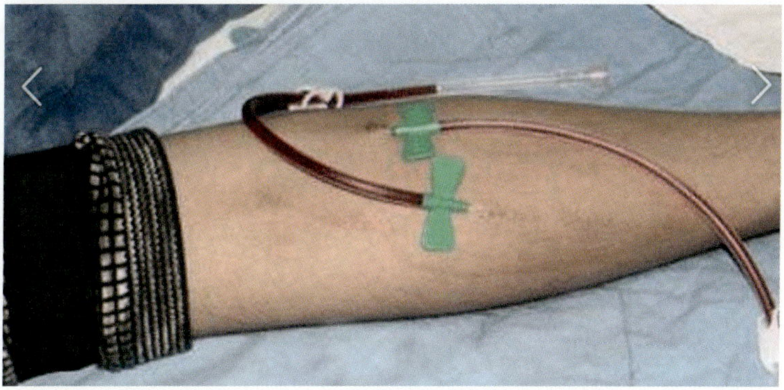

그림 3-26 동정맥루에 천자한 모습

우리 몸의 정맥은 투석을 할 수 있을 정도로 속도와 압력을 충분히 견뎌내지 못하므로, 동맥과 정맥을 미리 연결하는 수술을 하면 정맥에 동맥압이 전해져서 2~3개월 후 정맥이 확장되고 벽이 두껍게 되어서 투석 시 반복적인 천자에도 견딜 수 있게 된다.

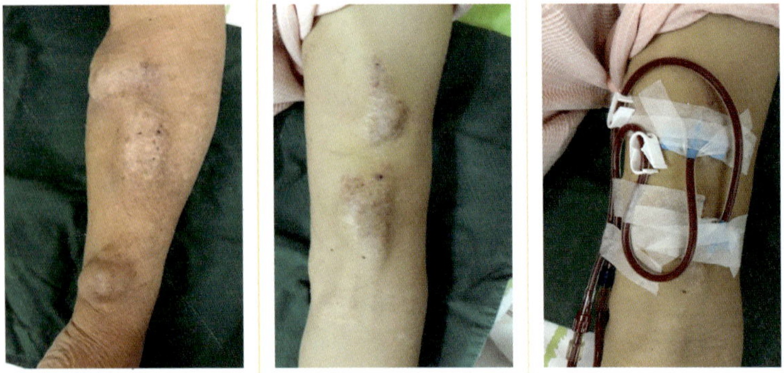

전완부 동정맥루	상완부 동정맥루	상완부 동정맥루 천자 후 고정

그림 3-27 동정맥루(ArterioVenous Fistula: AVF)

현재까지 가장 좋은 혈관 통로는 동정맥루이다. 동정맥루는 수술 후 최소 2달이 지나야 사용 가능하므로, 혈액투석으로 결정되면 최소한 투석 시작 2~3개월 전에 외과적 수술을 통해 혈관에 투석 치료를 위한 통로를 만들게 된다. 따라서 이상적으로 혈청 크레아티닌이 4mg/dL 보다 올라가거나 계산된 크레아티닌 청소율이 25mL/min/1.73㎡보다 떨어질 때부터 만들 것을 권고하고 있다. 동정맥루 수술은 간단한 국소 마취가 가능한 수술이다.

나 인조혈관(ArterioVenous Graft ; AVG)

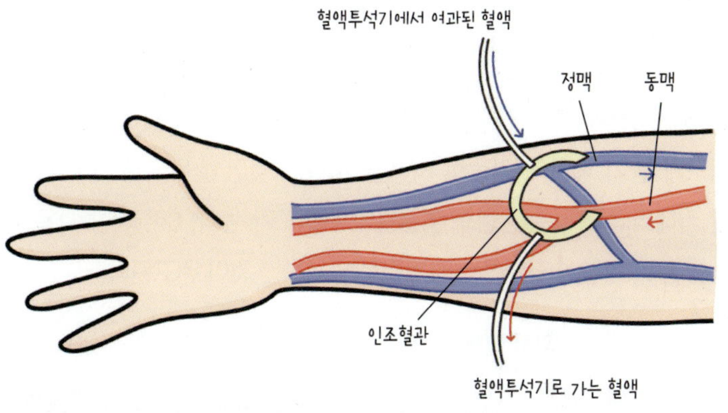

그림 3-28 인조혈관(ArterioVenous Graft ; AVG) 모식도

동정맥루가 가장 좋은 혈관 통로이지만 모든 환자에서 가능한 것은 아니다. 특히 당뇨병 등으로 인하여 환자의 혈관이 좋지 않은 경우나 혈관이 발달하지 않은 환자들은 동정맥루를 수술하기가 어렵고, 수술하더라고 성공률이 낮으므로 인조혈관을 이용하여 동맥과 정맥을 연결하게 된다. 인조혈관은 수술 후 2~3주면 사용할 수 있다.

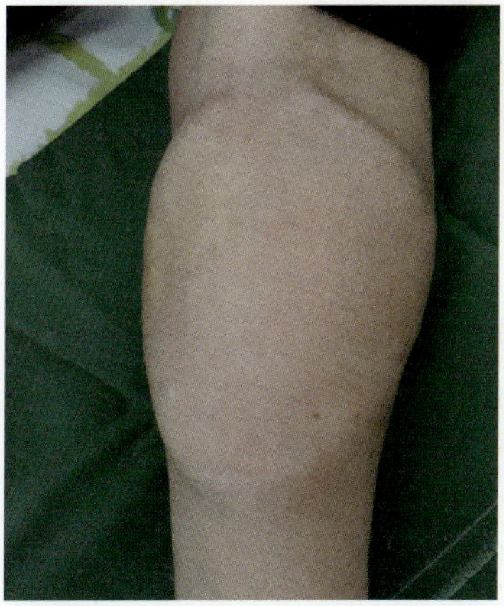

인조혈관이 이식된 팔

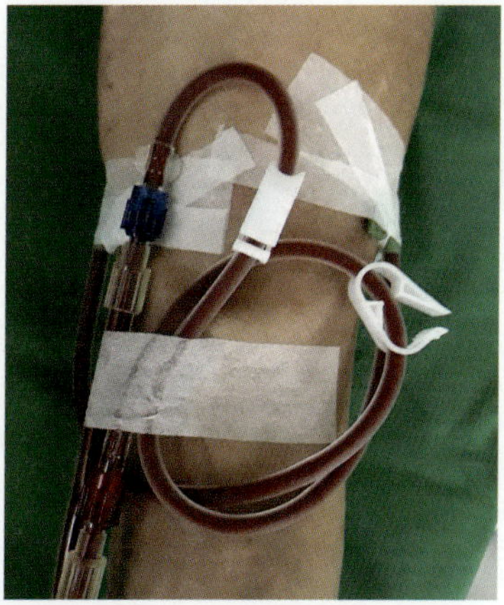

인조혈관 천자 후 고정

그림 3-29 인조혈관(ArterioVenous Graft: AVG)

다 혈액투석 카테터(Catheter)

혈액투석 카테터의 종류에는 2가지가 있다. 비터널식 혈액투석 카테터와 터널식 혈액투석 카테터 이다.

비터널식 혈액투석 카테터는 터널식 혈액투석 카테터에 비해 감염의 위험도가 높기 때문에 가능한 사용을 피하는 것이 좋다. 특히 대퇴정맥을 통한 카테터의 삽입은 감염과 혈전증의 위험도가 높다. 3주 이상 사용금지로 가능한 빨리 터널식 혈액투석 카테터로 교체하는 것이 권고된다.

터널식 혈액투석 카테터의 커프는 삽입 후 터널 피하조직과의 유착을 형성하게 된다. 이는 카테터의 고정 기능과 감염에 대한 방어 역할을 하게 되어 비터널식 카테터에 비해 큰 장점을 가지게 된다.

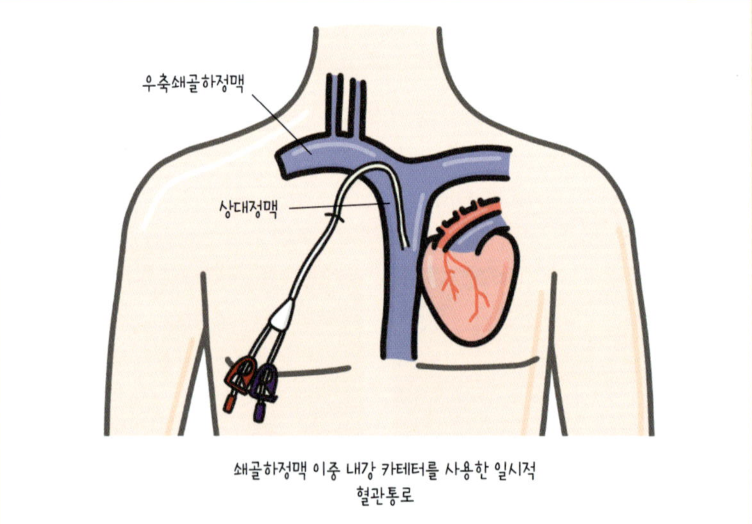

그림3-30 비터널식 투석용 카테터(Dual-Lumen catheter라 칭함)

급성 신부전 환자나 만성 신부전 환자에서 응급투석이 필요한 경우나 영구적인 혈관이 준비되어 있지 않거나, 동정맥루 수술을 하였더라도 혈관이 충분히 성숙되지 않아 투석에 이용할 수 없는 경우가 있다. 이러한 경우 몇

시간에서 몇 주 동안 일시적으로 사용할 수 있는 통로를 만들어 투석을 하게 된다. 방법은 주로 내경 정맥, 대퇴 정맥, 쇄골하 정맥 등 큰 정맥 중 한 곳에 경피적으로 카테터를 삽입하는 것이다.

이러한 경피적 카테터 삽입법은 비용도 비싸고 합병증도 발생할 수 있으므로, 투석을 준비해야 되는 환자들은 담당의사의 혈액투석 지시에 따라 미리 동정맥루 수술을 해 둔다면 불필요하게 임시통로를 만들지 않고 편안히 투석에 적응할 수 있다.

단기사용카테터(비터널식 카테터, Temporary Catheter)

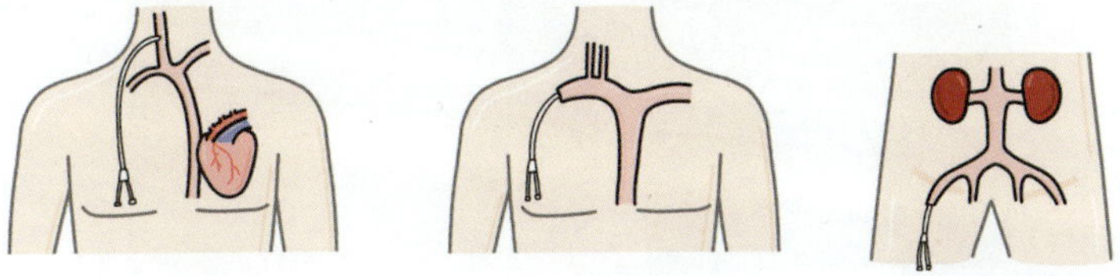

그림 3-31 단기 혈액투석 시 주로 사용되는 혈관

- Jugular, Subclavian, Femoral Vein 중에 삽입하여 1개월 이내 단기간 사용할 목적으로 시행
- 카테터 삽입에 가장 좋은 혈관은 우측 내경정맥(RT Jugular vein)이다.
- Double Lumen 디자인으로 만들어져 있다.
- 응급, 급성 혈액투석 치료에 사용한다.
- 다른 삽입관 유형보다 감염률이 높으므로 장시간 사용하지 않는다.(3주이상 사용금지로 가능한 빨리 터널식 혈액투석카테터로 교체하는 것이 권고된다.)

- 비터널식 혈액투석 카테터는 터널식 혈액투석 카테터를 만들기 어렵거나 급성기 투석치료로 일주일 미만의 투석이 예측되는 환자에게 유용하다.
- 비터널식 혈액투석 카테터는 터널을 만들지 않기 때문에 카테터의 길이가 비교적 짧고 시술이 간편하여 불안정한 패혈증, 심한 폐부종이 있는 경우에 사용된다.

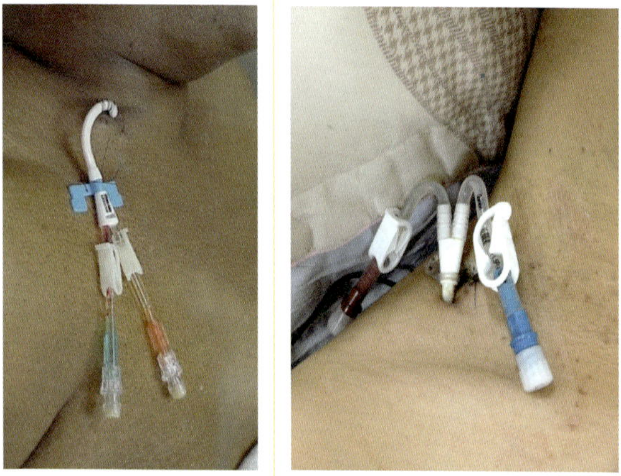

그림 3-32 비터널식 카테터(내경정맥 카테터)

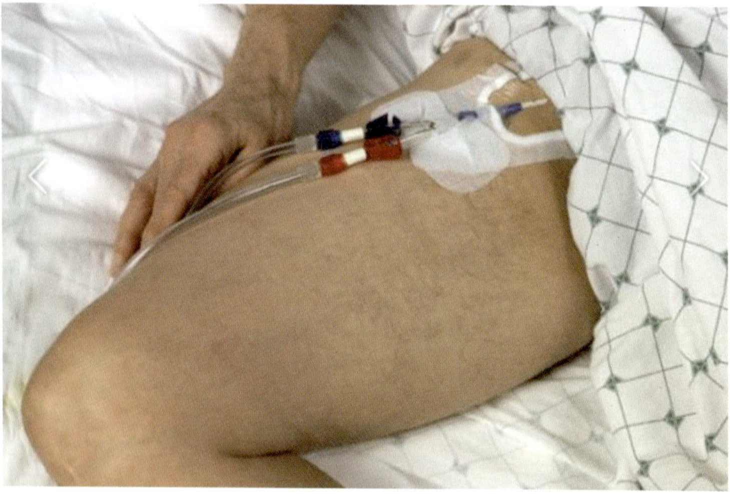

그림 3-33 대퇴정맥 카테터(FVC)

영구적인 카테터(터널식 카테터, Permanent Catheter)

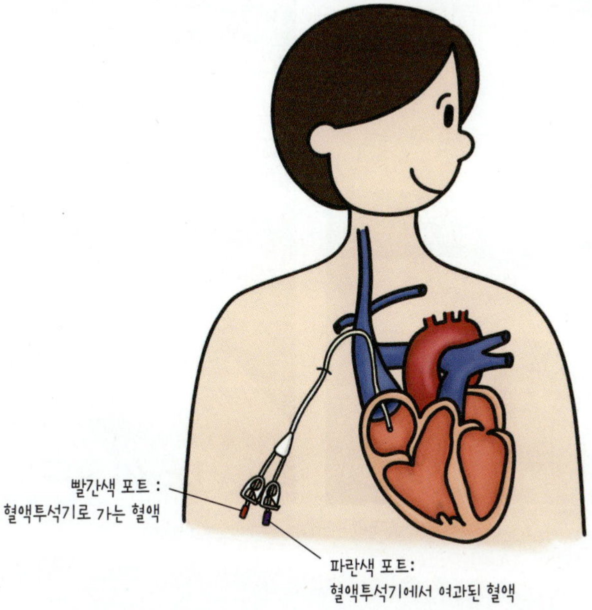

그림 3-34 영구적인 카테터: 터널식 카테터(Permanent Catheter)

- 2~6개월 일시적인 투석을 위한 도관을 쇄골하 정맥에서 삽입되어 흉부에서 가장 큰 혈관인 상대정맥을 지나 우심방에 위치한다.
- 빨간색과 파란색으로 된 두 개의 port가 있어 혈액투석시 빨간색은 임시 동맥관, 파란색은 임시 정맥관으로 사용한다.
- 터널식 혈액 투석 카테터의 커프는 삽입 후 터널 피하조직과의 유착을 형성하게 된다. 이는 카테터의 고정 기능과 감염에 대한 방어 역할을 하게 된다.
- 매투석시 카테터 커프(cuff) 위치와 카테터 wing이 피부와 잘 고정되어 있는지 여부를 확인한다.(카테터 wing이 떨어지게 되면 카테터가 밀려 내려와 이탈될 수도 있다.)

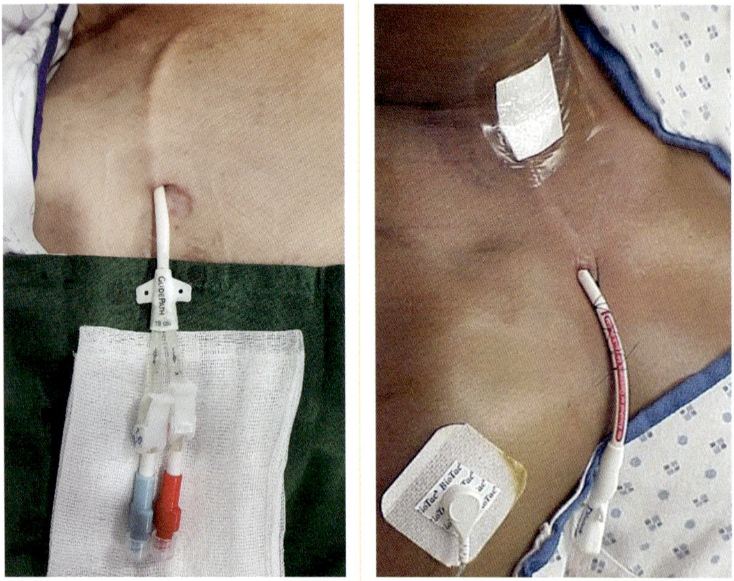

그림 3-35 터널식 카테터(쇄골하정맥 카테터)

6 혈액투석을 위한 항응고요법

항응고제 헤파린이 투여됨과 동시에 체외순환을 하며 혈액투석 스타트!

혈액은 혈관을 제외하고 다른 표면에 닿게 되면 응고한다. 이는 인간 생명을 유지하는 필수적인 기전이다. 그러므로 혈액은 혈액투석 체외순환에 들어가면 곧 응고되며, 이러한 응고를 막지 않으면 투석 자체는 불가능하다. 체외 순환의 응고를 막기 위해서 여러 가지 방법이 있다. 혈액투석실 간호사가 여러 가지 방법을 숙지하는 것은 혈액투석환자들에게 더 효과적이고 안전한 방법을 적용하는데 있어 매우 중요하다.

혈액투석에 있어 체외순환 회로에 혈액응고가 생기지 않고 투석중이나 후에 환자의 출혈 위험이 없도록 적절한 항응고제를 사용하는 것은 매우 중요하다.

체외순환회로에서 응고를 유발하는 요인들은 다양하다.

느린 혈류(low BFR; blood flow rate), 높은 적혈구용적율(Hct), 높은 초미세여과율(High TUF: total ultrafiltration), 투석 통로 재순환(Vascular access recirculation), 투석 중 혈액과 혈액제제 수혈, 투석 중 지질액 주입, 점적 장치의 사용(공기노출, 거품형성, 와류) 등은 체외순환회로의 응고를 유발 할 수 있다.

가 항응고 요법

항응고요법이란 혈액의 응고를 차단하고, 억제하고, 지연시키는 것을 말한다. 혈액 응고는 혈액이 이물질의 표면을 만났을 때 일어나는데, 예를 들어 투석기나 혈액라인 등과 접할 때 일어난다. 정상적으로 혈액은 혈관 내에서 응고되지 않는다. 그러나 상처가 난 후 손상된 혈관을 막고, 더 이상의 출혈을 막기 위해 응고 반응이 진행된다.

헤파린과 상호작용 하는 약물

- 아스피린, NSAID, 덱스트란 같은 몇몇 약물들은 헤파린의 효과를 강화시키고 출혈을 유발한다.
- Cardiac Glycosides, nicotine, Quinine, Tetracycline 등은 헤파린 효과를 감소시키거나 방해한다.

헤파린을 측정하는 단위

- USP에서 공식적으로 정한 단위는 특정 상황에서 1mL의 혈장의 응고를 1시간 동안 막는 헤파린의 양으로 정하고 있다.
- 농축된 헤파린은 투석 시에 1ml당 1000단위 정도를 사용한다. 같은 단위의 폐와 장점막 헤파린도 동일한 수준의 항응고요법의 효과를 나타낸다.

헤파린 용량 정하는 기준

- 의사의 처방
- 환자의 건체중(Dry weight)을 기초

- 체중 변화가 있거나, 투석시간의 변경되었거나, 투석막의 변경 시 용량의 조정이 필요
- 조혈제(erythropoietin)는 헤파린 요구량을 증가시키므로 처방 용량을 증가시켜야 한다.
- 투석기 시스템(Blood line, dialyzer)의 응고, 치료 후 낮은 청소율, 부적절한 요소 청소율은 헤파린 용량을 증가해야 하는 적응증이 된다.
- 과도한 출혈, 투석 후 멍이 들 때는 헤파린 용량을 감소시켜야 한다.

나 헤파린 주입

헤파린의 장·단점

- 장점
  - 분자량이 커서 투석기를 통과하지 않는다.
  - 저렴, 쉽게 투여하고 감시(monitor)가 간편하다.
  - 주사 후, 5-10분 내 작용이 나타난다.
  - 투석 시 투여하는 헤파린 용량의 반감기는 약 90분으로 짧고, 주입을 멈추면 2-4시간 내에 작용이 사라진다.
  - 효과를 없앨 수 있는 약물은 protamine sulfate이다.
- 단점
  - 투석막에 혈소판이 달라붙는 것을 막지는 못한다.
  - 투석막에 thrombus가 형성될 수 있다 → 혈중 혈소판 수가 감소된다.
  - 출혈의 위험 → 출혈 경향이 있는 요독증 환자에게는 주의해서 사용한다.

〈고위험 약물 - 헤파린(Heparin)의 종류〉

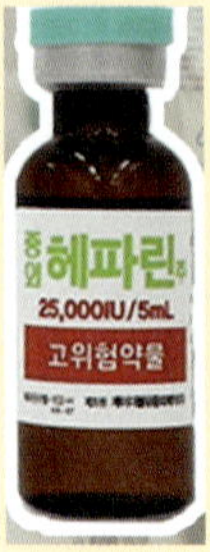

약품명	성분명	총함량	Volume	처방단위
HEPARIN 20,000IU 20ML	Heparin Sodium	20,000IU	20mL	Vial, IU
HEPARIN 25,000IU 5ML	Heparin Sodium	25,000IU	5mL	Vial, IU

헤파린의 희석 방법

① 표준희석액

- 헤파린 25,000U/5mL을 생리식염액 250mL에 희석한 용액 (100U/mL)
- 헤파린 25,000U/5mL을 생리식염액 500mL에 희석한 용액 (50U/mL)

② 그 외 사용목적에 따라 진료과에서 정하는 희석방법에 따라 희석하여 사용

헤파린의 희석액 표기방법

① 수액에 혼합하는 경우: 수액의 총량과 혼합되는 헤파린의 용량을 IU(unit) 단위로 표기

② 수액 이외의 경우: 희석에 사용한 용매와 희석액 mL당 헤파린의 용량을 IU(unit) 단위로 표기

헤파린 사용 시 주의사항

- 주입 시 처방에 따라 aPTT 모니터링
- 응고시간이 치료범위 이상 길어지거나 출혈이 있으면 처방에 따라 투여 중단
- IU(unit) 단위로 처방되는 약물(예: 인슐린)과 분리 보관
- 과량 투여 시 해독제로 황산 프로타민 투여

헤파린 과량투여 시 처치방법

- 헤파린 1,000U 당 황산 프로타민 주 1~1.5ml(10~15mg) 투여

혈액투석 시 항응고제의 필요성

- 혈액은 정상혈관 내피세포가 감싸고 있지 않는 표면에 노출되면 응고하게 된다.
- 투석연결회로 및 투석기(Blood tubing line & Dialyzer)로 구성된 체외순환라인에 혈액이 흘러가면 곧 응고하므로 투석치료는 불가능하게 된다.
- 이러한 혈액의 응고를 막기 위해 몇 가지 방법이 사용되는데, 그 방법의 선택은 각 방법을 잘 이해하고 투석 환자 개개인의 특성에 맞추어 선택되어야 한다.

헤파린 주입방법

전신적인 헤파린 요법

- 전신적인 헤파린 요법은 투석전에 초기 부하용량의 헤파린을 주입하는 것이다.
- 의사의 처방에 의해 이루어지며 환자의 체중에 기초하여 결정된다.
- 초기 헤파린 투여는 투석용 바늘을 삽입한 후 정맥 주입하게 되며, 더 이상의 헤파린 투여는 하지 않는다.
- 투석 동안 응고 작용이 나타난다면 처방에 따라 추가적으로 헤파린을 투여할 수 있게 된다.

간헐적 정맥 주입 헤파린 요법

- ACT(Activated clotting time) 검사는 처음에 이루어지게 된다. 정상은 60~90초이다. 헤파린의 초기 정맥 투여는 투석 시작할 때에 하고, 투석 동안 간헐적으로 조금씩 헤파린 투여를 반복한다. 이는 ACT는 3회 정도 검사할 결과를 기본선으로 잡고, 이를 유지하는 것이 목적이다.
- 응급 투석인 경우에 환자에게 출혈 문제가 일어날 수 있을 때에는 응고 시간(Clotting Time)을 150~180초 정도 유지하도록 한다. 응고시간을 정하는데는 투석회로를 30~60분 간격으로 100ml의 생리식염수로 세척해야 하고, 투석기와 양쪽 챔버의 공기와 혈액의 접촉면이 응고되려고 하면, 헤파린 용량을 필요에 따라 조정하여야 한다. 당연히 초여과량에 이러한 추가적인 수액 주입량은 포함되어야 한다.
- 초기 용량은 체중의 25~50unit/Kg 정도를 카테터의 경우에는 정맥측을 통과하게 하고 환자가 인조혈관 또는 자가혈관을 가지고 있는 환자라면, 마지막 바늘이 위치한 곳을 통과하도록 한다.

▪ 지속적인 정맥 주입 헤파린 요법

- 헤파린은 체외 순환에서 일정한 속도로 주입펌프에 의해서 천천히 주입된다.
- 이는 투석내내 지속되며, 보통 시간당 초기용량과 유지용량을 더하여 1000~2000 unit 정도를 주입한다.
- 응고는 시간 간격을 두고 체크하며 대개 식염수 세척이나, 투석기의 챔버를 자세히 관찰함으로써 알 수 있고, 헤파린 주입은 여기에 따라 조정된다.
- 주입은 정상적으로 투석 끝나기 30분~1시간 전에 중지시켜서, 응고시간이 정상으로 환원되기 시작하도록 하며, 특히 투석이 끝난 후 바늘을 제거해야 하는 환자들의 경우에는 더욱 그렇다.

▪ 헤파린을 사용하는 동안에는 항상 출혈의 위험성이 있다.

▪ 요독증 환자의 경우 쉽게 출혈되는 경향이 있다.

▪ 24~48시간 이내에 수술을 받았거나, 투석 후 바로 수술이 예정되어 있는 환자의 경우, 최근에 상처를 입었거나, 심낭염 또는 위장이나 자궁의 출혈부위가 있거나 하는 경우, 치과 발치예정이나 치과치료예정인 경우에는 특별히 주의해서 살펴봐야 한다.

Dry Wt.(kg)		43.0 kg		
Body Wt.(kg)		Pre. 44.9 kg	Post. 43.4 kg	
Wt gain	TUF	+1.9	1.9/1.7/1.4	
Duration		4 hr's		min
B.F.R			200 ml	
Heparin		1500 ŭ	300 ŭ/h	
V.P			35 mmHg	

그림 3-36 지속적인 정맥 주입 헤파린 기록 예시 1 - 헤파린 용량(초기용량: 1500/유지용량300)

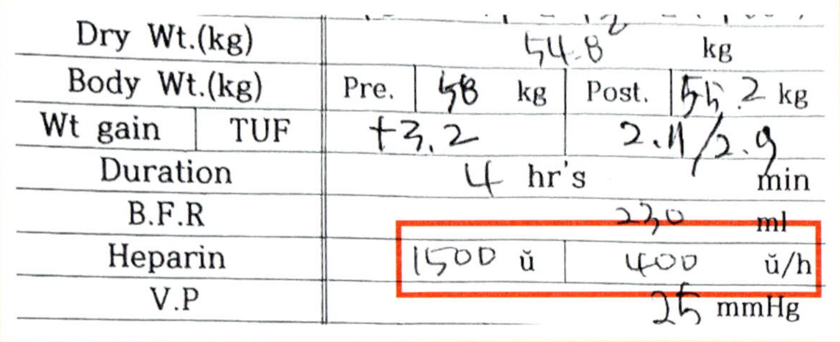

Dry Wt.(kg)		54.8 kg			
Body Wt.(kg)		Pre.	58 kg	Post.	55.2 kg
Wt gain	TUF	+3.2		2.1/2.9	
Duration		4 hr's		min	
B.F.R		220 ml			
Heparin		1500 ŭ		400 ŭ/h	
V.P		25 mmHg			

그림 3-37 지속적인 정맥 주입 헤파린 기록 예시 2 - 헤파린 용량(초기용량: 1500/유지용량:400)

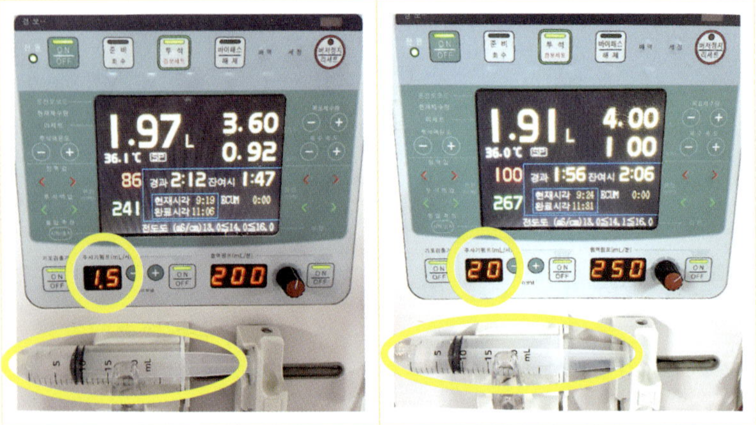

그림 3-38 NIPRO 투석기계 지속적인 정맥 주입 헤파린 모습

출혈의 위험이 있을때 적용되는 헤파린 사용법

- 저용량,최소량(tight) 헤파린 요법

  - 저용량, 최소량 헤파린 요법을 시행할 경우 자주 응고시간을 관찰 하여야 하며, 헤파린만으로 응고시간을 90~120초로 유지 하여야 한다.
  - 저용량, 최소량 헤파린 요법은 출혈의 위험이 많은 환자를 다루는 숙련된 기술을 요구한다.
  - 최근에 수술을 받았거나, 생리중이거나, 중심정맥관을 가지고 있는 경우 등이 이에 해당된다.
  - 응고시간은 첫 번째 투석바늘이 삽입되었을 때를 기준으로 하여 정해지며 초기 용량을 정하고, 헤파린 유지 용량을 결정하게 된다.
  - 몇몇 기관에서는 환자가 첫 번째 투석을 할 때 저용량 또는 최소량 헤파린 요법을 사용한다. 그리고 여러가지 치료 후에 일정한 양으로 헤파린 양이 고정된다.
  - 최소한의 초기 용량을 주입한 후에 보통 10units, 헤파린 용량은 ACT 110±10초가 되도록 조절한다.

- 무헤파린 요법(Heparin free, Heparin coating)

적응증: 심한 출혈 환자, 출혈 위험이 많은 환자, 심낭염, 혈소판 감소증 환자, 응고장애, 수술환자, 약물(Wafarin, Aspirin)복용 중인 대상자에게 적용한다..

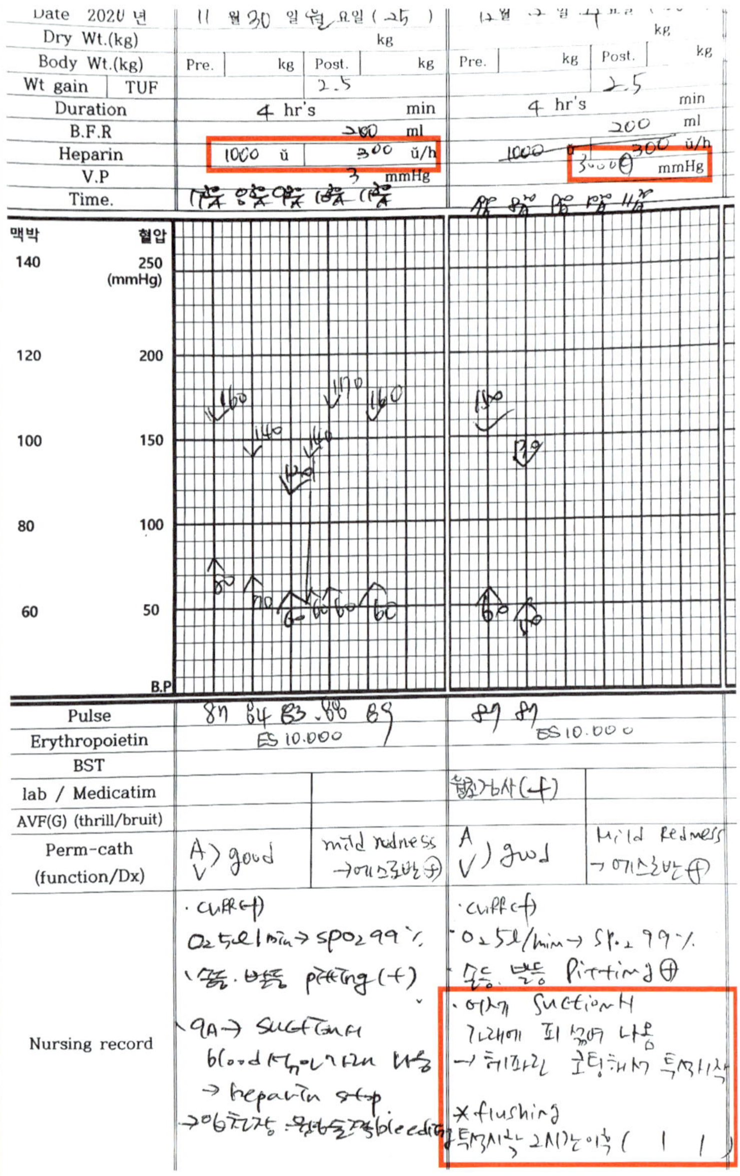

Date 2020 년	11 월 30 일 (월) 요일 (25)		12 월 2 일 수 요일	
Dry Wt.(kg)	kg		kg	
Body Wt.(kg)	Pre. kg	Post. kg	Pre. kg	Post. kg
Wt gain / TUF	2.5		2.5	
Duration	4 hr's min		4 hr's min	
B.F.R	200 ml		200 ml	
Heparin	1000 ŭ	300 ŭ/h	~~1000~~	300 ŭ/h 3000 ⊕
V.P	3 mmHg		mmHg	
Time.				
맥박 / 혈압				
Pulse	87 64 83 88 89		89 89	
Erythropoietin	ES 10.000		ES 10.000	
BST				
lab / Medicatim			혈액검사(+)	
AVF(G) (thrill/bruit)				
Perm-cath (function/Dx)	A) good V)	mild redness → 에스로반 ⊕	A) good V)	Mild Redness → 에스로반 ⊕
Nursing record	· cuff(+) O₂ 5L/min → SpO₂ 99% · 손등·발등 pitting (+) · 9A → suction 시 blood 섞인 가래 나옴 → heparin stop → 이후 치료 중 bleeding		· cuff(+) · O₂ 5L/min → SpO₂ 99% · 손등, 발등 pitting ⊕ · 아침 suction 시 가래에 피 섞여 나옴 → 헤파린 코팅해서 투석 시작 * flushing 투석 시작 2시간 이후 (/ /)	

그림 3-39 헤파린 3000U coating 적용 임상간호기록

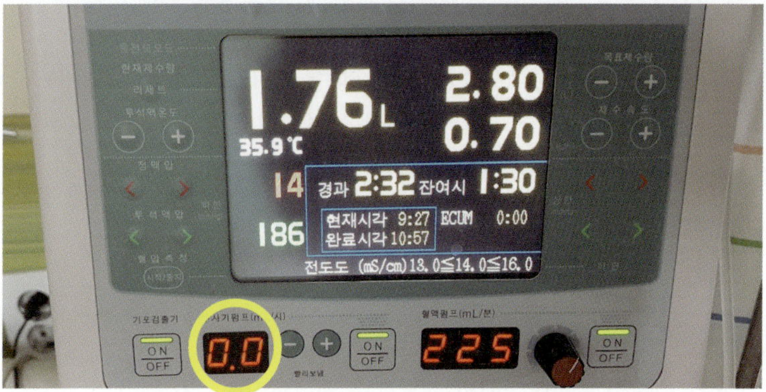

그림 3-40 NIPRO 투석기계 헤파린 3000U 코팅 이므로 헤파린양 0.0 셋팅된 모습

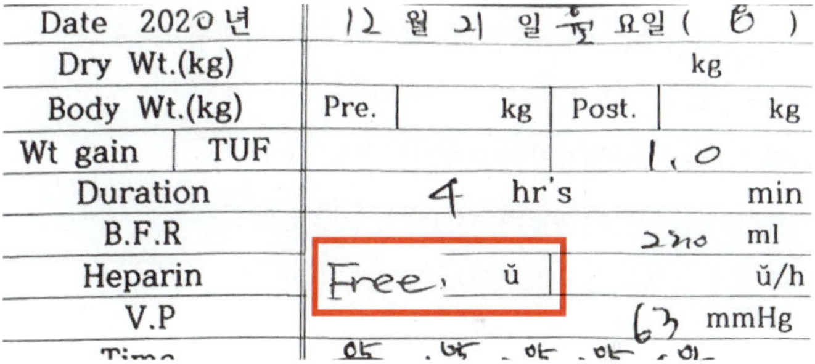

Date 2020 년	12 월 21 일 월 요일 (B)			
Dry Wt.(kg)	kg			
Body Wt.(kg)	Pre.	kg	Post.	kg
Wt gain / TUF			1.0	
Duration	4 hr's			min
B.F.R			220	ml
Heparin	Free. ŭ			ŭ/h
V.P			63	mmHg

그림 3-41 헤파린 free 혈액투석 간호기록 사례

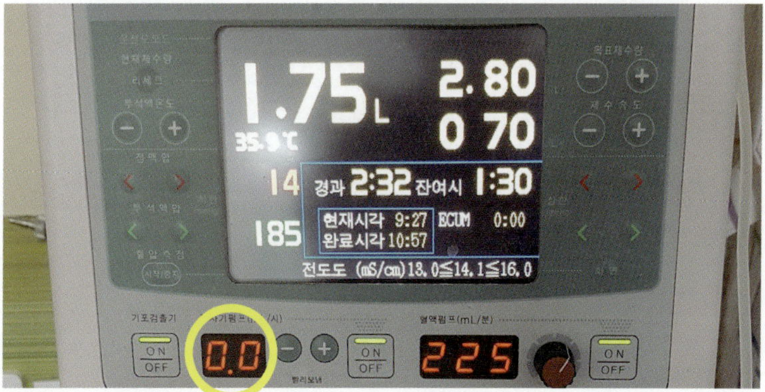

그림 3-42 NIPRO 투석기계 헤파린 Free이므로 헤파린양 0.0로 셋팅된 모습

- 몇 가지 기술이 사용되는데, 대부분은 아래와 같은 방법들이다.

  - 혈액 라인과 투석기를 3000unit/L의 헤파린을 섞은 생리식염수로 씻어낸다.(Heparin coating) 헤파린을 섞은 초기식염수는 버린다. 출혈 위험성이 높은 환자의 경우에는 처음 투석기에 사용되는 식염수에 헤파린을 섞지 않는다.(Heparin free)
  - 혈류속도는 가능한 높게 유지하는데, 환자가 견딜 수 있으면 350~450ml/min 으로 유지하도록 한다.
  - 투석기는 100~200 ml의 식염수로 매 15분마다 자주 씻어내야 하며 적어도 1시간 마다 시행하여야 한다.(★ Saline-flushing,) 이것은 동맥라인을 막고, 식염수를 빠르게 주입하면서 시행한다. 세척을 하는 동안 응고가 있는지 투석기를 육안적으로 관찰될 수 있다. 세척하는 식염수량은 초여과(TUF)에 포함한다.
  - 몇몇 기관에서는 헤파린을 사용하지 않는 환자의 경우 초기부터 헤파린을 사용하지 않고 오직 30분 또는 1시간 마다 식염수로 세척하면서 투석기나 정맥 챔버의 응고를 관찰하면서 투석을 시행한다.

Saline-flushing

① 혈청 단백, 혈소판, 백혈구 등이 투석막 표면에 축적되는 것을 방지하여 투석기 내부표면에 혈전이 형성되는 것을 감소시킨다.

② 30분~1시간마다 100~200ml의 식염수로 씻어준다.

③ 투석기 내경을 4등분하여 응고상태를 시진으로 확인한다.(★clot 양상 차팅방법: 동맥챔버/정맥챔버/투석기(R: F-clot(+/-/+))

④ 심하게 응고가 되는 경우 후탄이나 저분자량 헤파린 사용을 고려한다.

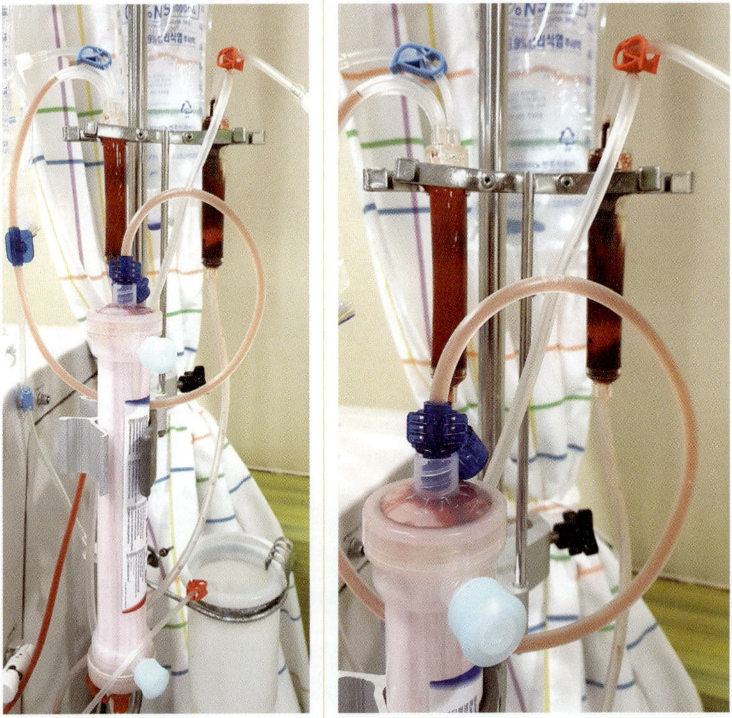

그림 3-43 clot 양상 관찰

투짱일화

신규간호사때 프리셉터 선생님께 아주 호되게 혼났던 일이 생각이 난다.

Saline-flushing을 할때, 남아있는 식염수 용량을 잘 확인하고 동맥라인쪽을 kelly로 clamp하고 빠른속도로로 주입하여야 하는데, 남아 있는 식염수 용량을 확인을 안하고 Saline-flushing을 하다가 air가 몽땅 들어가는 바람에 응급상황이 발생되었고 신속히 프리셉터 선생님 도움으로 해결은 되었지만, 나는 너무 놀란 나머지 그자리에서 얼어버렸고, 눈물만 글썽 글썽 거렸다. 그 이후로 Saline-flushing 할때 초집중을 하는 습관이 생겨버렸다.

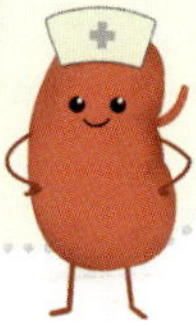

혈액투석 카테터(Temporary & Permanent catheter)의 개방성 유지

항응고요법은 카테터를 사용한다고 해서 바뀔 필요는 없지만, 헤파린 락이 카테터의 개방성을 유지할 수 있는 방법으로 임상적으로 유용하다. 응고를 막기 위해 충분한 헤파린을 카테터 내강에 충분히 유지시키는 것이 반드시 필요하다. 그러나 환자가 위험에 처할 수 있다면 헤파린 사용은 금지되어야 한다.

다음과 같은 방법이 사용된다.

① 투석 후에 카테터 각 내강을 10ml의 생리식염수로 씻어내어 혈구들이 없도록 하고, 그 다음에 천천히 25,000U/5ml의 헤파린을 충분히 주입하여 카테터 내에 식염수를 없애도록 하고 즉시 clamp 한다.
(★ 중요한 것은 헤파린이 카테터 내에 있도록 하고 여분의 양이 환자에게 주입되지 않도록 25,000U/5ml의 헤파린 용액을 주입하고, 식염수와 섞여 희석되지 않도록 천천히 주입하여야 하는 것이다.)

② 이러한 용량은 각각의 카테터에 적혀 있는 용량에 따라 결정되며, 주입시에는 정확한 용량으로 하여야 한다.

③ 25,000U/5ml 헤파린을 사용하지 않고 대신 20,000U/20ml 헤파린을 사용하는 기관도 있다.

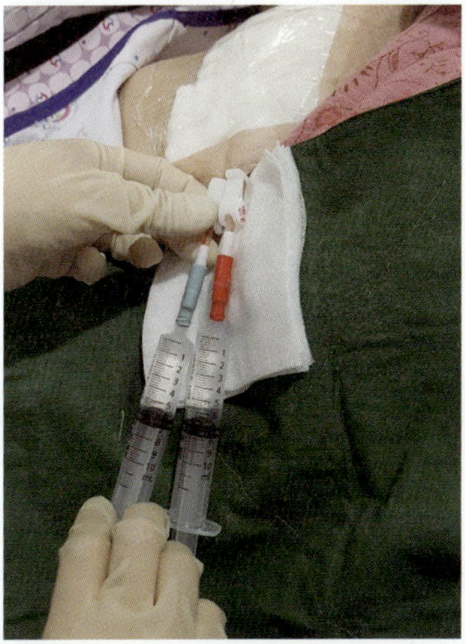

생리식염수 주입

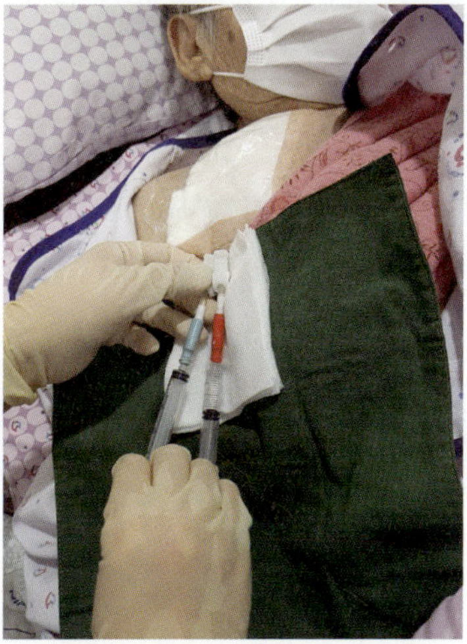

헤파린 주입

그림 3-44 혈액투석 카테터 개방성 유지

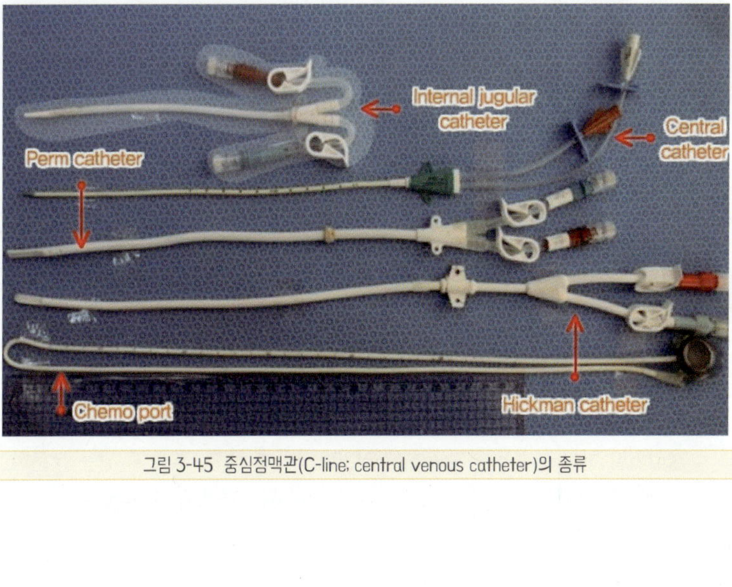

그림 3-45 중심정맥관(C-line; central venous catheter)의 종류

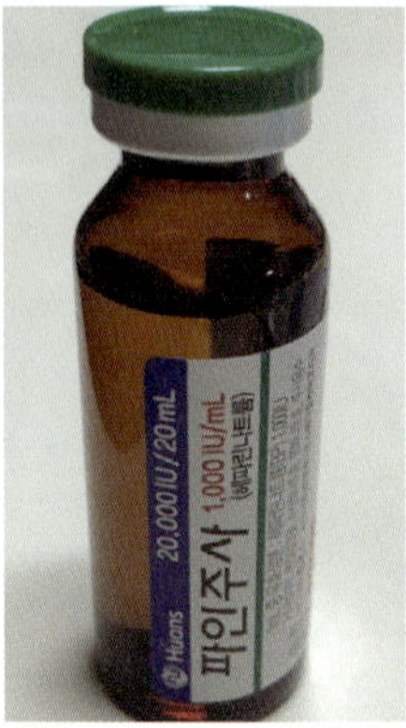	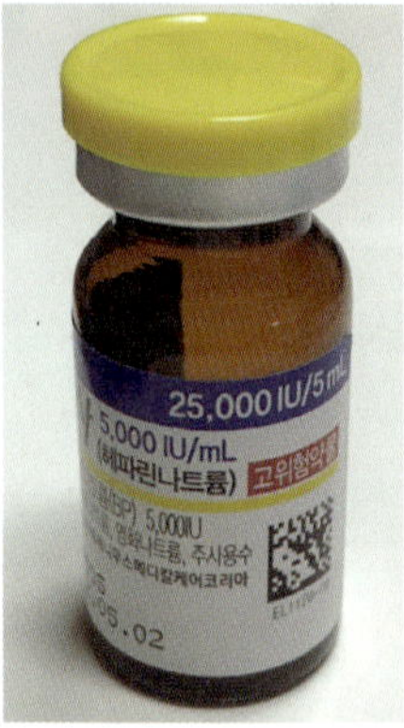
20,000U/20ml(1:1,000U/ml)	25,000U/5ml(1:5,000U/ml)

그림 3-46 헤파린의 종류

헤파린 계산법

① 헤파린은 비율을 통해 농도를 측정할 수 있는 투석 시 사용약물이다.

② 헤파린은 보통 투석 단위당 1:1,000U 혹은 1:5,000U의 농도로 사용된다.

③ 1:1,000U의미는 밀리리터당 1,000단위(U)의 헤파린이 포함되어 있다는 것이다.

투짱일화

헤파린 용량 계산을 잘못하여 신규간호사 시절 프리셉터 선생님께 정말 혼났던 적이 많습니다. 헤파린 용량 세팅을 잘못 세팅해 두거나, 헤파린 주사기 주입부를 clamp 해두어서 투석기계에서 헤파린 주입이 안 되서 알람이 울리거나 하는 실수를 하기도 하였습니다. 과도한 출혈, 투석 후 멍든 부분이 관찰될 때 헤파린 용량을 감소해서 헤파린이 들어가야 해서 Heparin coating을 해야 하는데, 헤파린을 주입해 버리는 실수를 하기도 하였습니다. 헤파린 용량을 감소하거나 헤파린 coating, 헤파린 free인 경우는 투석 중 N/S flushing을 해주고 투석 line의 챔버와 투석기에 clot 양상을 잘 관찰해주어야 합니다.

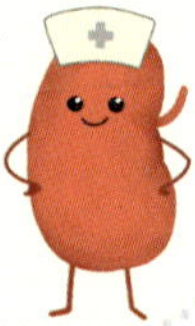

헤파린 만들어서 주입해보기

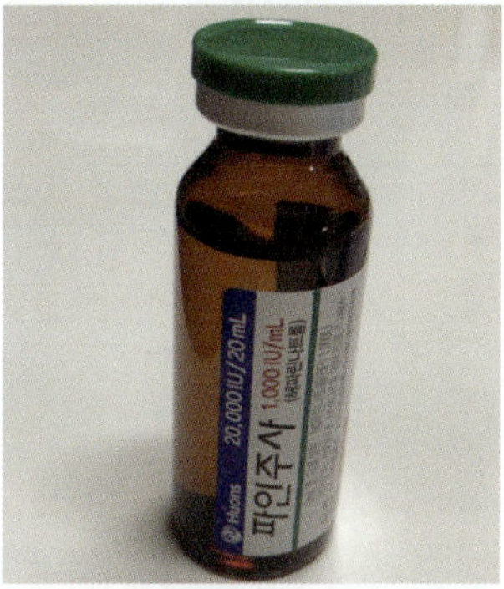

그림 3-47 헤파린 20,000U/20ml(1:1,000U/ml)

(★자세한 내용은 각 병원의 프로토콜을 참고한다.)

★ 헤파린 (20,000U 20ml, 1,000U/mL)로 (1: 200U) 만들기

① 방법

- 헤파린 4ml+N/S 16ml = 20ml 만든다.
- 헤파린 용량이 1,500/500U 이면 초기용량으로 1,500U bolus로 주입하고, 투석기계로 시간당 500U이 셋팅되어서 지속적으로 들어감을 의미한다.

- 이때 1ml=200U 이므로 1,500 ÷ 200 = 7.5ml를 기억하여 투석을 시작하며 초기용량 7.5 ml를 bolus로 주입하고, 500 ÷ 200 = 2.5ml를 유지용량 이므로 투석기계에 2.5ml/hour setting 한다.
- 헤파린 stop 시간은 각 병원의 프로토콜에 따른다.
- 헤파린 stop시간은 투석종료 30~60분 전에 중단한다. 헤파린 stop 시간을 투석기계에 setting 해두면 자동으로 off 된다.

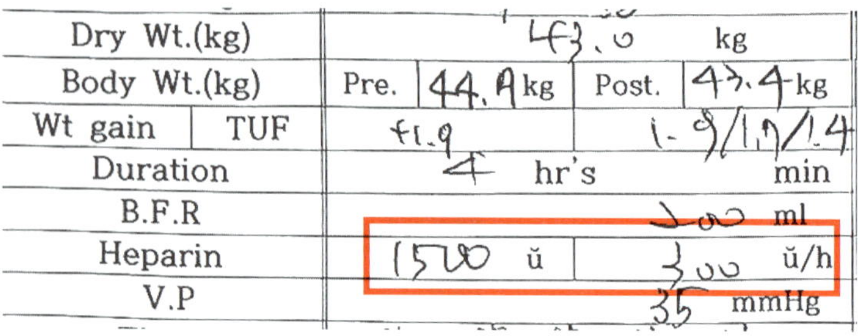

Dry Wt.(kg)		43.0 kg		
Body Wt.(kg)		Pre. 44.9 kg	Post. 43.4 kg	
Wt gain	TUF	+1.9	1.9/1.9/1.4	
Duration		4 hr's	min	
B.F.R			200 ml	
Heparin		1500 ŭ	300 ŭ/h	
V.P			35 mmHg	

그림 3-48 헤파린 용량 1500/300 간호기록 사례

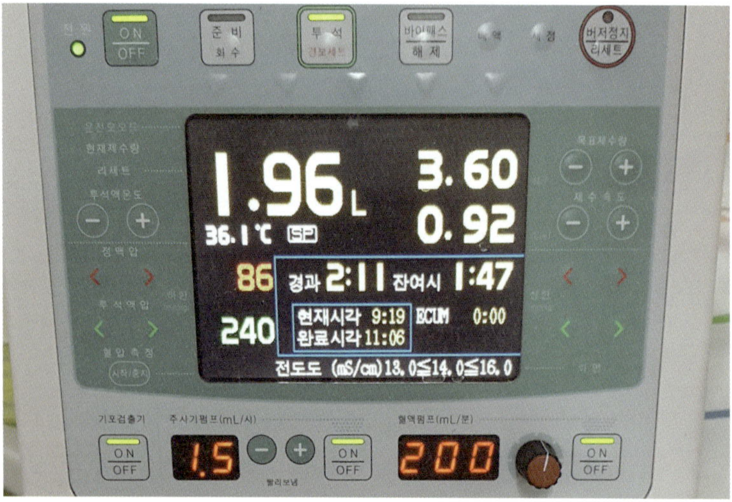

그림 3-49 헤파린 용량 1500/300 7.5ml를 bolus로 주입하고 1.5mL/hr 셋팅된 모습

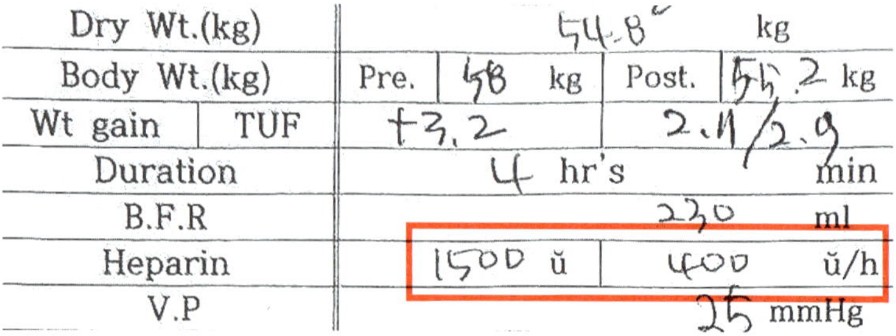

Dry Wt.(kg)		54.8 kg	
Body Wt.(kg)		Pre. 58 kg	Post. 55.2 kg
Wt gain	TUF	+3.2	2.1/2.9
Duration		4 hr's	min
B.F.R			230 ml
Heparin		1500 ŭ	400 ŭ/h
V.P			25 mmHg

그림 3-50 헤파린 용량 1500/400 간호기록 사례

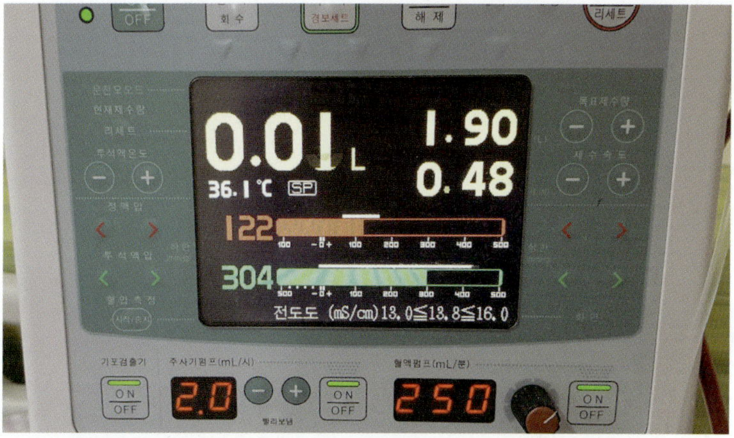

그림 3-51 헤파린 용량 1500/400 7.5ml를 bolus로 주입하고 2.0mL/hr 셋팅된 모습

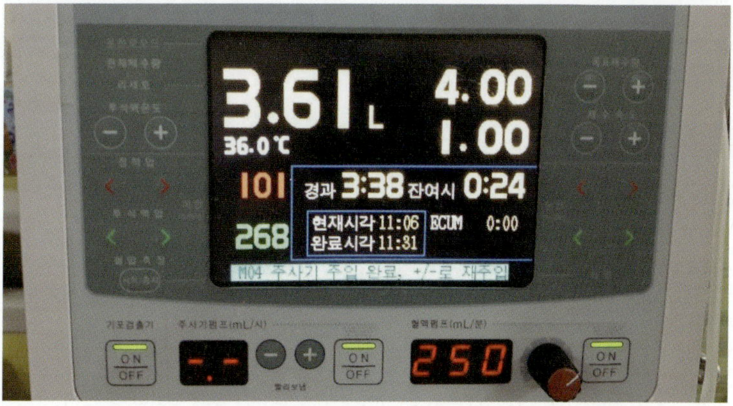

그림 3-52 헤파린 stop 시간을 투석기계에 setting 해두면 자동으로 off 된다.

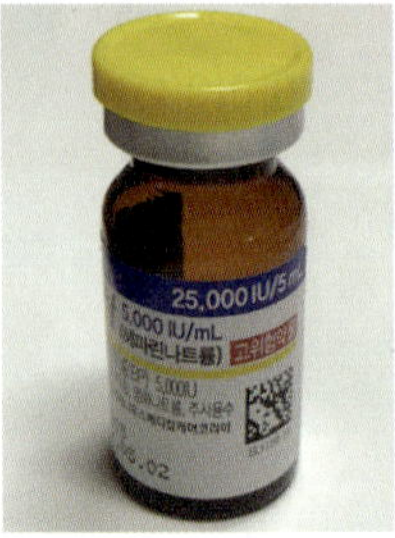

그림 3-53 헤파린 25,000U/5ml(1:5000U/ml)

★ 헤파린 (25,000U 5ml, 5000U/mL)로 (1 : 500U) 만들기

① 방법 1 : N/S 250ml에서 - 25ml 빼고 헤파린 5ml ×5개(25ml)를 믹스한다.

② 방법 2 : N/S 100ml에서 - 10ml 빼고 헤파린 5ml ×2개(10ml)를 믹스한다.

- 헤파린 용량이 1500/500U 이면 초기용량으로 1500U bolus로 주입하고, 투석기계로 시간당 500U이 셋팅되어서 지속적으로 들어감을 의미한다.
- 이때 1ml = 500U 이므로 1500 ÷ 500 = 3.0ml를 기억하여 투석을 시작하며 초기용량 3.0 ml를 bolus로 주입하고, 500 ÷ 500 = 1.0ml를 유지용량 이므로 투석기계에 1.0ml/hour setting 한다.

★ 헤파린 coating 은 priming후 3000U(3ml) 투석라인으로 주입후 recircuation 해 주면서 투석기와 투석라인에 헤파린을 코팅시켜주는 것을 말한다.(주로 와파린을 투여중인 환자, 혈소판(PLT) 수치 낮은 환자, bleeding, ecchymosis 소견이 보일 때, 생리 중, 발치 예정, 수술예정 일 때 주치의의 지시에 의해서 행하여 진다.) 투석 중 N/S flushing을 해주고 투석 line의 챔버와 투석기에 clot 양상을 잘 관찰해주어야 한다.

★ 헤파린 free는 헤파린을 사용하지 않고 투석을 진행하는 경우를 말한다. 주로 심한출혈환자, 출혈위험이 많은 경우, 심낭염, 응고장애, 혈소판감소증 환자의 경우 선택되는 방법이다. 이러한 경우 30분 또는 1시간 마다 식염수로 세척하면서 투석기나 동,정맥 챔버의 응고를 관찰하면서 투석을 시행한다.

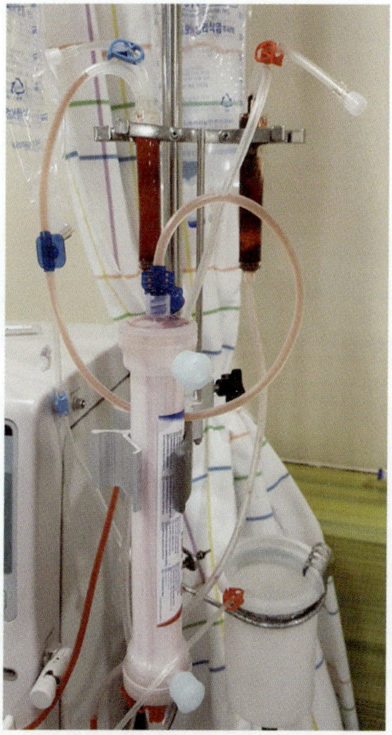

그림 3-54 투석 line의 챔버와 투석기에 clot 양상

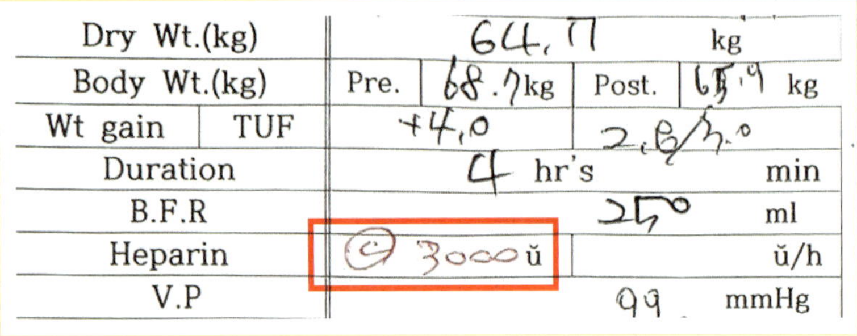

Dry Wt.(kg)		64.77 kg		
Body Wt.(kg)		Pre. 68.7kg	Post. 65.9 kg	
Wt gain	TUF	+4.0	2.8/3.0	
Duration		4 hr's	min	
B.F.R			250 ml	
Heparin		ⓒ 3000 ŭ	ŭ/h	
V.P			99 mmHg	

그림 3-55 헤파린 3000U 코팅 간호기록 사례

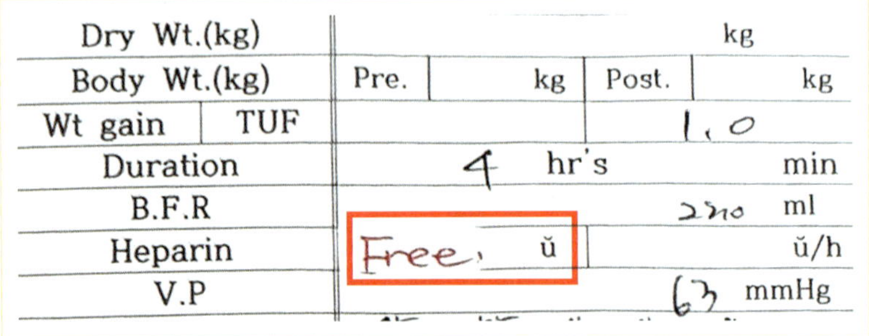

Dry Wt.(kg)		kg	
Body Wt.(kg)		Pre. kg	Post. kg
Wt gain	TUF		1.0
Duration		4 hr's	min
B.F.R			220 ml
Heparin		Free. ŭ	ŭ/h
V.P			63 mmHg

그림 3-56 헤파린 free 간호기록 사례

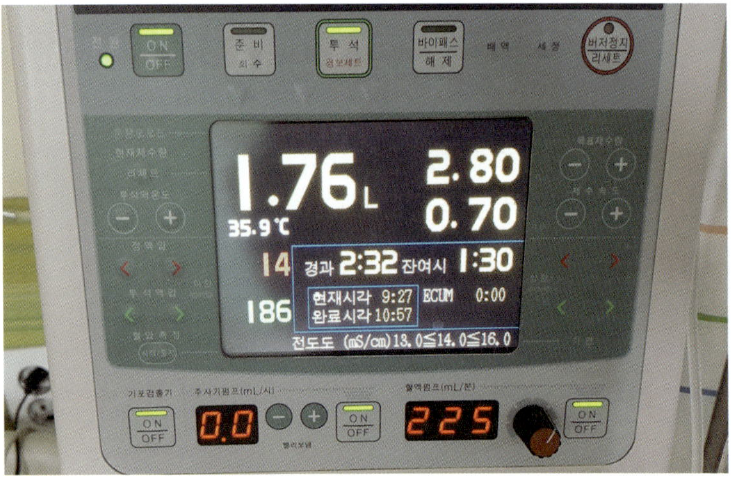

그림 3-57 헤파린 3000U coating과 헤파린 free 투석기계에 0.0ml/hr 셋팅된 모습

항응고요법 시 주의 할 약제

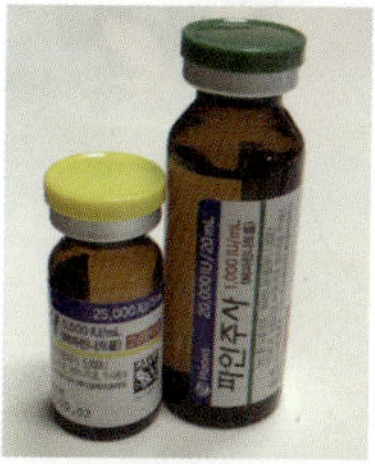

Heparin(헤파린)

작용기전	트롬빈불활성, 피브리노겐이 피브린이 되는 것 방지, I, IV, VI, VII와 결합하여 혈액응고 억제
적응증	출혈 위험이 없는 대부분 혈액투석환자
반감기	90분(투석종료 30~60분 전에 중단)
사용방법	- 초기 주입량: 500~2,000unit (20~~30U/Kg/hr) - 유지 용량: 0~400unit/kg/hr (10~20U/kg/hr)

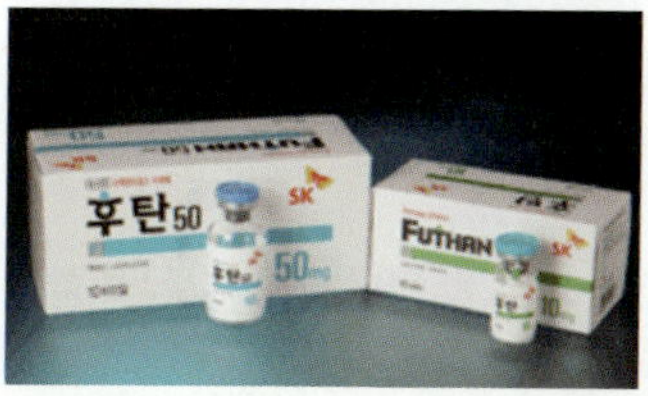

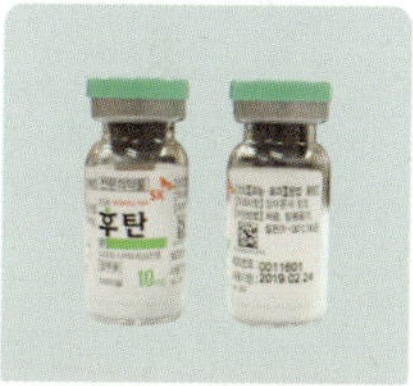

Nafamostat mesylate(후탄)

작용기전	트롬빈, VIIa, Xa, XIIa, 칼리크레인, 플라스민, complement system
적응증	출혈 경향이 있는 환자중 투석회로가 응고되는 환자
반감기	5~8분(체외 순환로에서만 작용함)
사용방법	5%DW 희석(10mg/1ml 이상)하여 적절량을 시간당 투여. 초기 주입량 없이 지속 30mg/hr.(N/S 희석시 크리스탈 결정 우려)

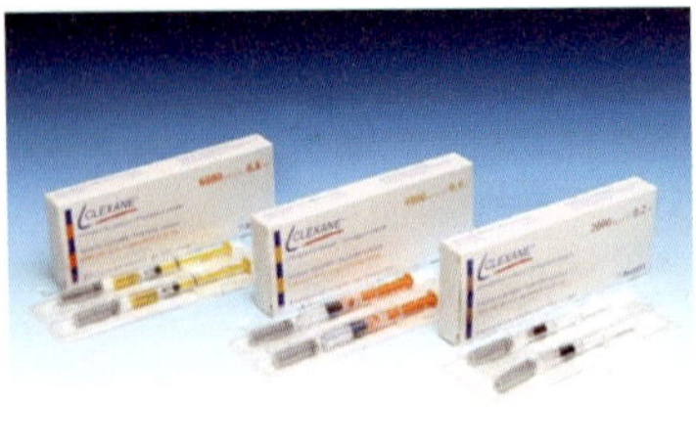	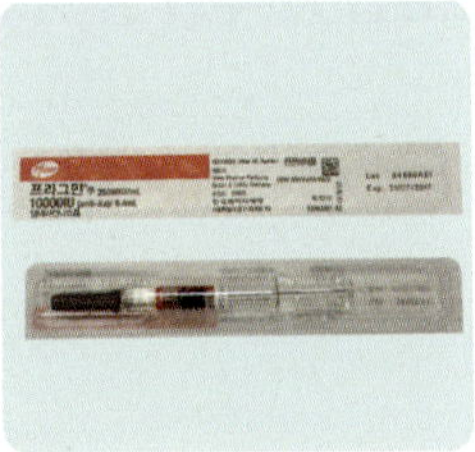
Enoxaparin sodium / 저분자헤파린 / Clexan(크렉산)	Fragmin(프라그민)

작용기전	Xa, XIIa, 칼리크레인 억제. IX, XI에는 거의 작용하지 않아 출혈의 위험 감소
적응증	출혈의 위험이 있는 환자 중 투석회로가 응고되는 환자
반감기	180분(시작시 한 번만 투여)
사용방법	투석 시작 시 1mg/1kg, 피브린 고리가 형성되면 끝날 때 까지 소요시간에 따라 0.5~1mg을 추가하나 표준화된 지침은 없어 임상마다 다양하게 수정하여 사용. - 저분자 Heparin (LMWH): 기존의 heparin에 비해서 생체 이용률이 크고, 반감기가 길며, 용량-작용관계가 더 명확하고, heparin과 연관된 혈소판 감소증, 골다공증 등의 빈도가 상대적으로 적고 사용이 간편하다. - Enoxaparin(크렉산 주): 예방적 치료뿐만 아니라 심부정맥 혈전증이 있는 폐색전증에서 치료 목적으로 사용한다. 투여방법은 매일 1.5mg/kg 또는 하루 2회 1mg/kg를 피하주사 한다.

항응고요법 시 주의 약물

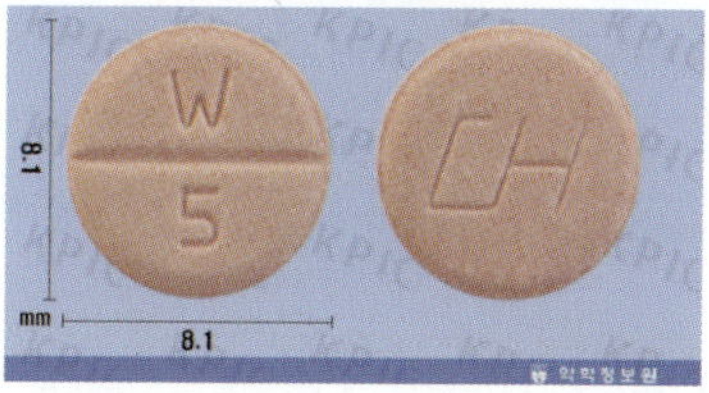

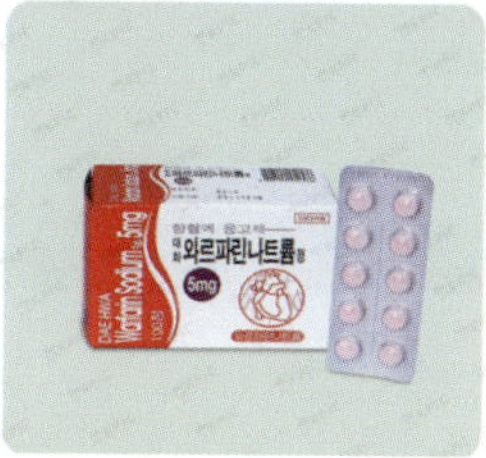

Warfarin(와파린)

작용기전	에폭시드(epoxide)가 환원돼 다시 비타민 K(vit. K)가 되는 것을 막음. 비타민 K 의존성 응고인자들을 차단한다.
적응증	심부정맥혈전증(DVT) 치료, 폐색전증 치료, 관상동맥 폐색의 치료, 판막치환술 (Valve repalcement)후 혈전예방, 심근경색, 뇌경색의 치료
부작용	출혈, 오심&구토, 두드러기, 탈모, 설사, 응고장애 등
금기	출혈성 질환이 있는 환자, 결핵 환자, 조절이 안 되는 고혈압 환자, 위궤양, 동맥류 환자, 임신, 수유부, 쿠마딘(Coumadin) 알러지 환자
사용방법	투여 초기에는 오히려 혈전을 형성하는 경향이 강해지며 warfarin이 최대 효과를 나타내는 시기는 5일 이후이므로 최초 5~6일간의 헤파린 치료 후 5~6일간 warfarin을 병용 투여하며 PT-INR 2.5~3.0에 도달하면 warfarin 만을 단독 투여한다. - 투여용량: 보통 5mg에서 시작(저체중, 고령에서는 소량부터 시작)하며 영양상태가 불량하거나 장기간 항생제 투여중인 환자는 Vitamin K가 부족할 수 있으므로 2.5mg의 소량부터 시작한다. - 부작용: 출혈, warfarin induced skin necrosis 등이 있으며 임신중 (6~12주)에는 투여를 금하며, 출산 후 또는 수유기에는 안전하게 사용가능하다.

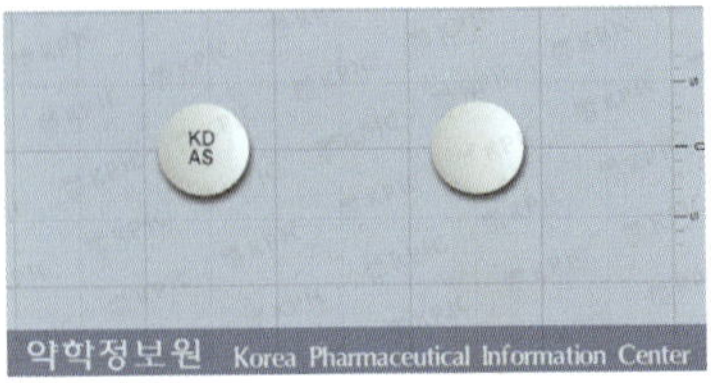

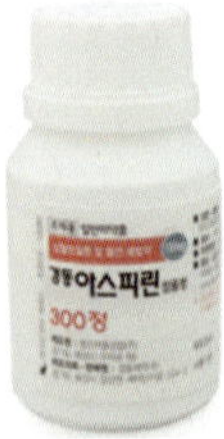

Aspirin(아스피린)

작용기전	혈소판의 응집 경로(prostaglandin Thromboxane A2)에 관여하여 혈전 형성을 억제
적응증	심근경색, 뇌경색, 불안정형 협심증, 관상동맥 수술 후 혈전 생성 억제, 고위험군환자(허혈성 심장질환의 가족력, 고혈압, 고콜레스테롤혈증, 비만, 당뇨 등 복합적 위험인자를 가진 환자)에서 심혈관계 위험성 감소
부작용	위장장애, 신기능장애
금기	출혈성 질환이 있는 환자, 소화성 궤양 환자, 심한 간, 신장 장애 환자, 살리실산제제에 과민증의 병력이 있는 환자.

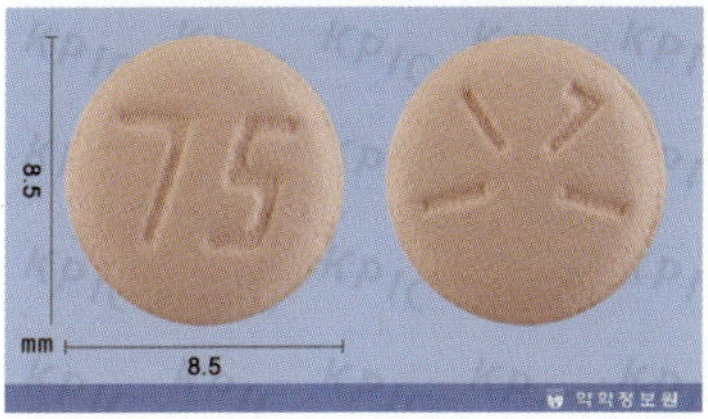

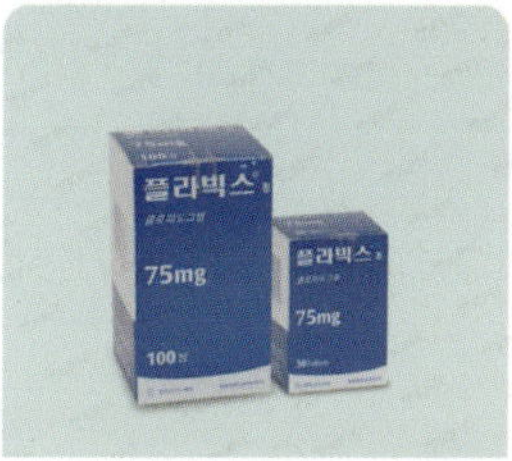

Plavix(플라빅스)

작용기전	혈소판의 아데노신2인산(ADP) 경로를 적게 하여 응집을 막아 혈전 생성 억제
적응증	허혈뇌졸중, 심근경색 또는 말초동맥성질환이 있는 성인 환자에서 죽상동맥경화성 증상의 개선, 비타민 K 길항제 투여가 적합하지 않으며, 출혈 위험이 낮은 심방세동 성인 환자에서 뇌졸중을 포함한 죽상혈전증 및 혈전색전증의 위험성 감소
부작용	출혈, 고콜레스테롤 혈증, 관절통, 부종, 고혈압 등
금기	유당을 함유하고 있으므로, 갈락토오스 불내성(glactose intolerance), Lapp 유당분해효소 결핍증(Lapp lactase deficiency) 또는 포도당-갈락토오스 흡수장애(glucose-galactose malabsorption) 등의 유전적인 문제가 있는 환자, 중증의 간 손상 환자, 출혈이 있는 환자

넌 나에게 백Pro를 줬어!

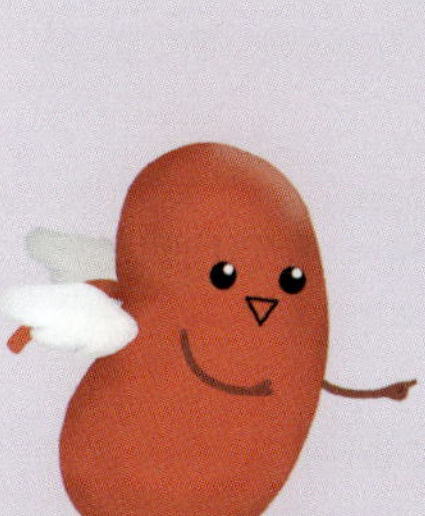

04

혈액투석과정의 실제

Ⅰ 혈액투석과정의 실제

혈액투석기계는 투석기계와 투석에 관련된 소모품을 만드는 회사인 FMC, Baxter, Gambro, 보령, B.Braun, NIPRO, NIKKISIO, TORAY 등에서 제공되는 다양한 버젼의 혈액투석기계를 국내의 인공신장실에서 접할 수 있다.

여기에서 다루는 투석기계는 NIPRO이다.

(자세한 내용은 각 병원의 투석기계와 매뉴얼을 참고한다.)

1 혈액투석 전 준비

가 NIPRO 투석기계 투석연결회로(Blood tubing line) 세팅과정

1	프라이밍(Priming)이 가능한지 기계 상태를 확인한다. (투석기계 소독완료 유무를 확인한다.)

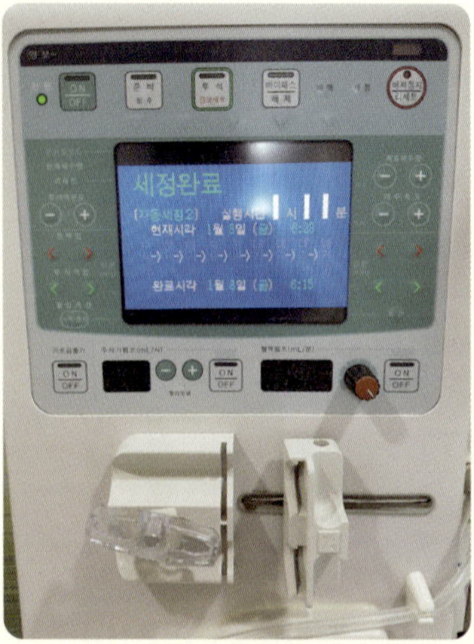

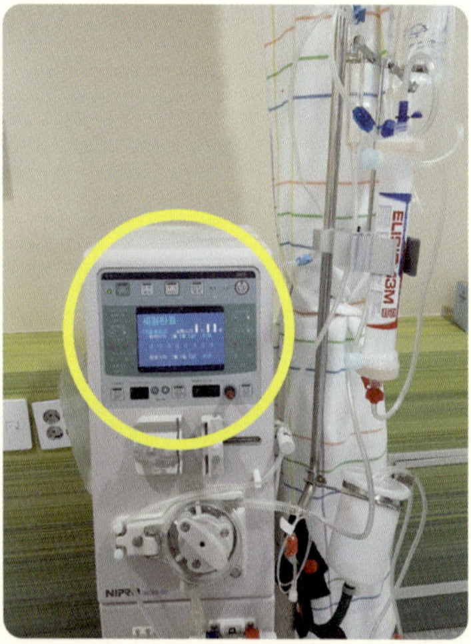

2	A, B 용액을 port에 연결한다. (투석액의 농도 및 온도가 안정되면 프라이밍(priming)이 완료된 후, 투석기(dialyzer)에 투석액 커플러(coupler)를 연결 후 투석액을 공급할 수 있게 된다.)

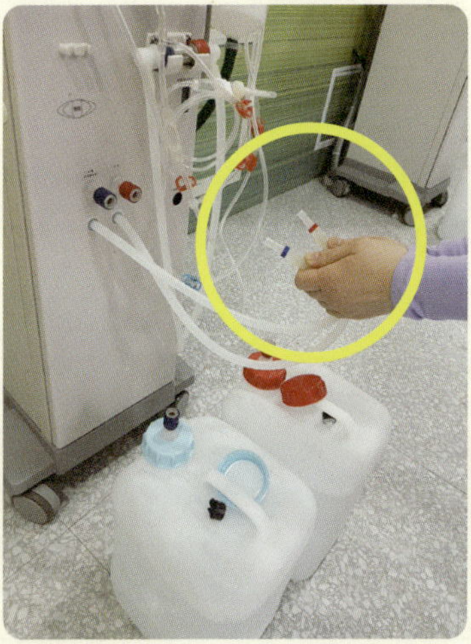

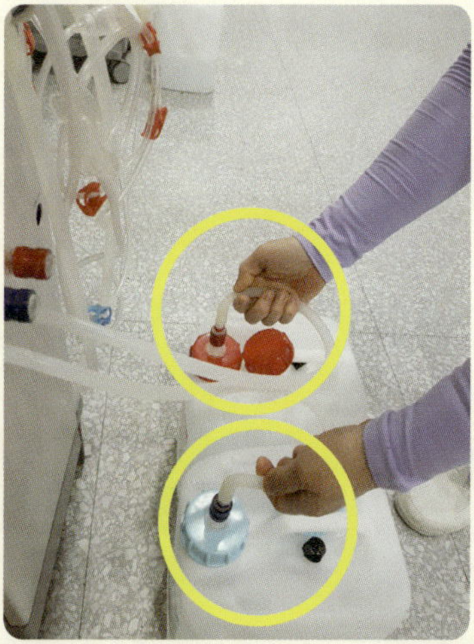

3	투석기계를 켜면 FCH(function check hour)를 거치게 된다.

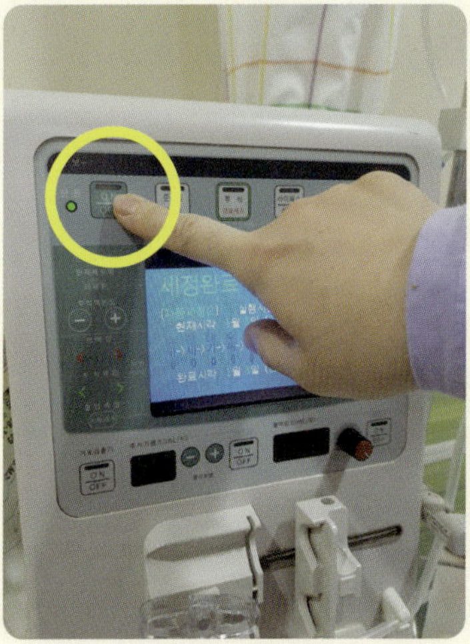

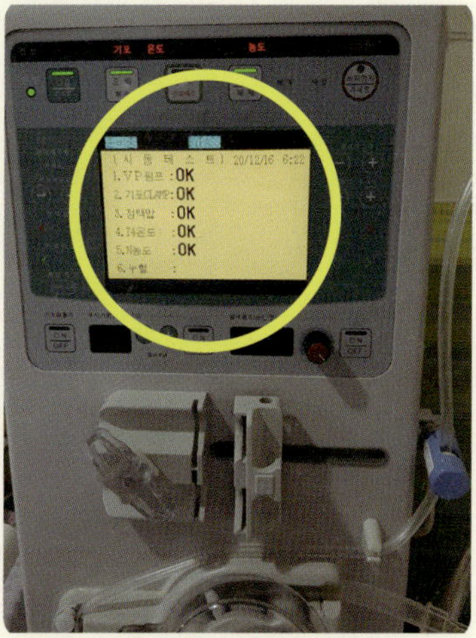

4 생리 식염수 1L를 폴대에 걸고, 투석기(dialyzer)의 정맥쪽(파란색)이 위로 향하게 하여 투석기 홀더에 끼워 고정한다.

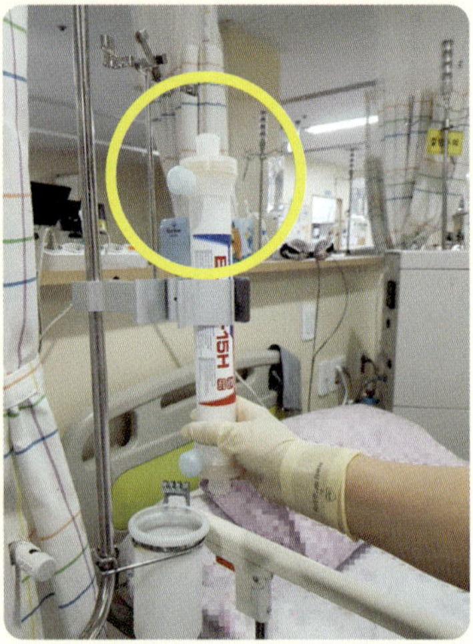

5 투석연결회로 중 동맥라인(빨간색)을 건다.

① 동맥라인 chamber를 홀더에 끼운다.

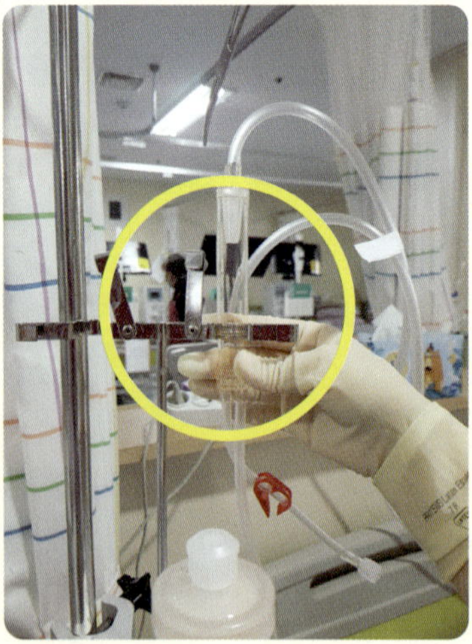

② 동맥라인을 투석기에 연결한다.

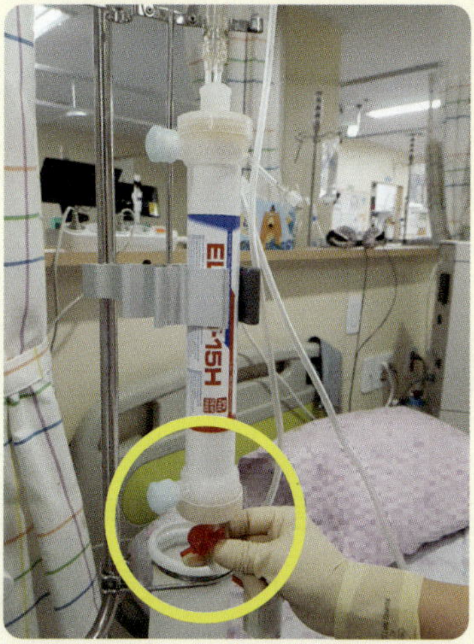

③ 펌프덮개를 열어 동맥라인을 살짝 끼운 후 roller를 돌려 끼운다.

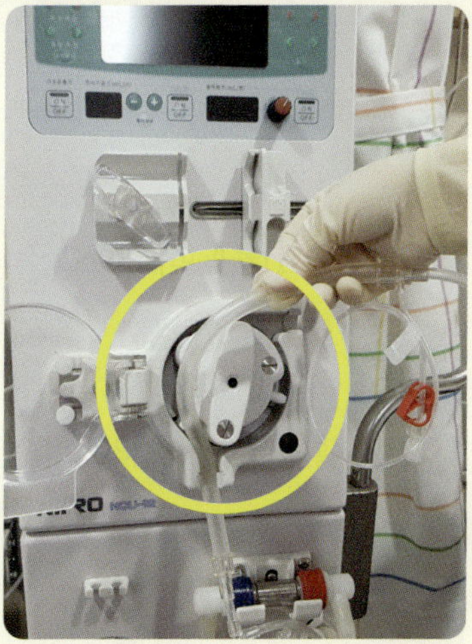

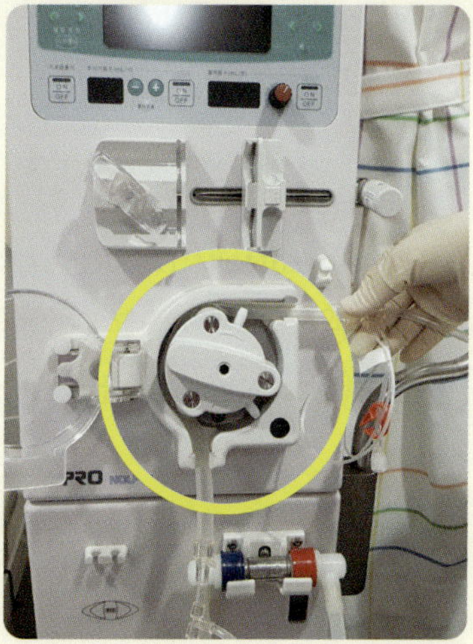

④ 동맥라인을 배액통에 고정한다.

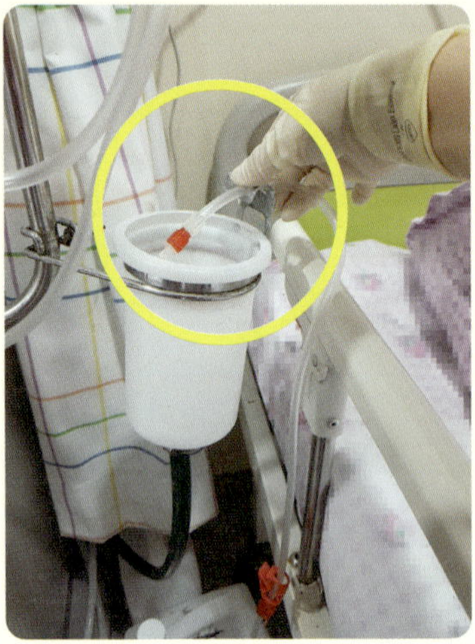

6 투석연결회로 중 정맥라인(파란색)을 건다.

① 정맥 chamber를 holder에 끼운 후, 정맥압 측정부위 라인을 기계에 장착한다.

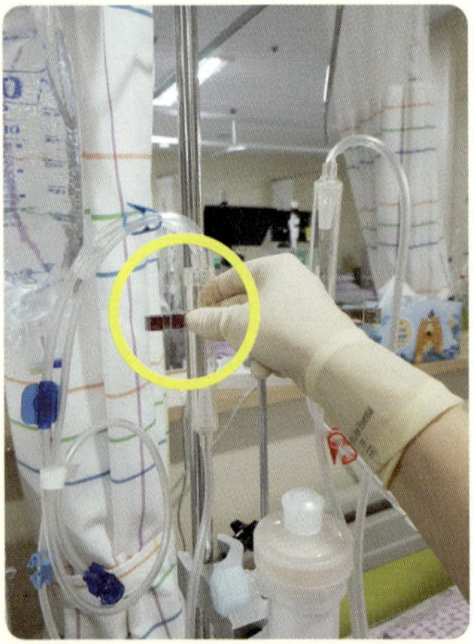

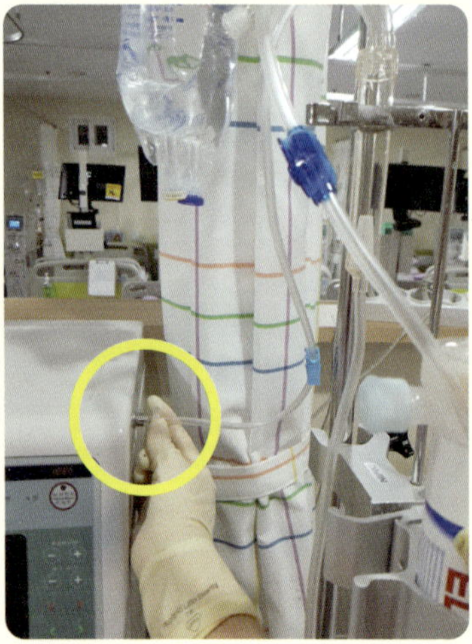

② 정맥라인을 투석기에 연결한다.

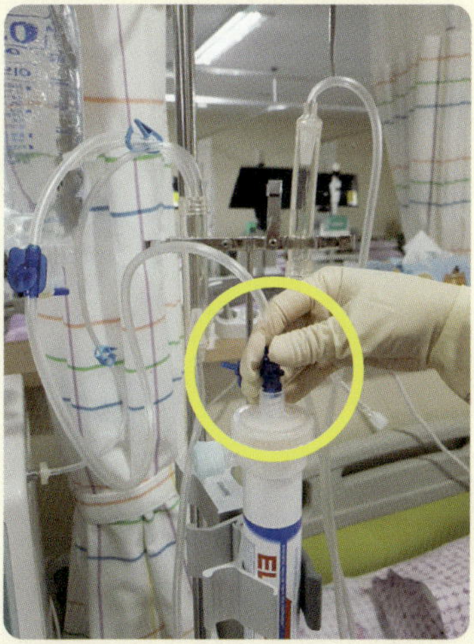

③ 정맥라인을 기포감지기(air detector)에 끼운 후 조임틀 부위에 장착한다.

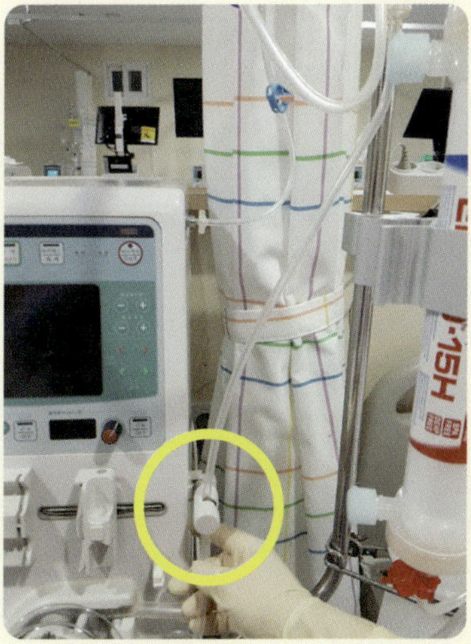

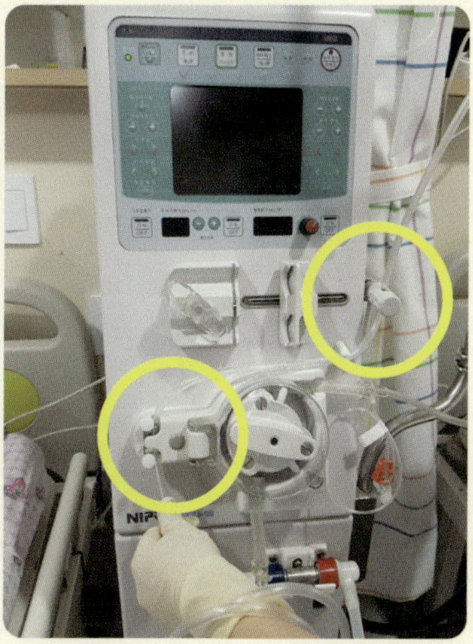

④ 정맥라인을 배액통에 고정한다.

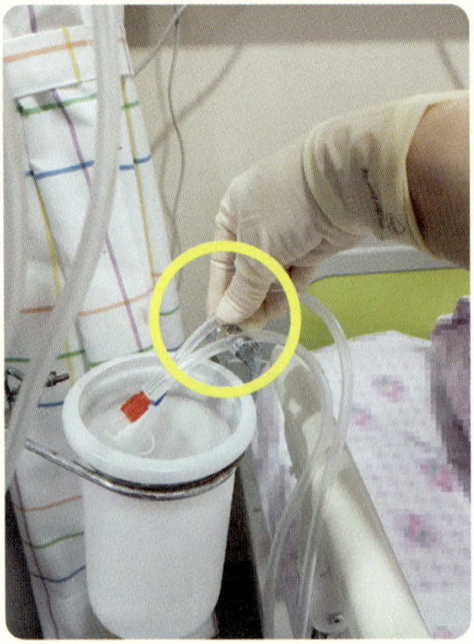

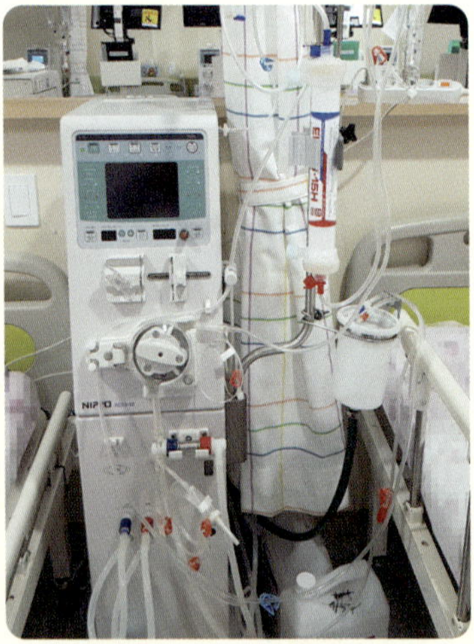

〈NIPRO 투석기계 투석연결회로 세팅 완료 모습〉

나 NIPRO 투석기계 프라이밍(Priming)과정

프라이밍(Priming): 투석기 혈액회로의 세척과 충전

프라이밍(Priming)이란 투석기(dialyzer) 투석연결회로(Blood tubing line) 내를 세척하여, 기포 제거, 투석기(dialyzer)와 투석연결회로(Blood tubing line)를 생리식염수나 보액으로 채우는 것이다. 청결조작을 준수하여 실시하며 프라이밍 중 투석기와 투석연결회로의 불량이나 이물질을 유무를 확인할 수 있다. 프라이밍 후 투석액 커플러 (coupler)를 투석기에 연결하여 투석액을 채워 공기를 반드시 빼낸다; 일명 gas purge라고 말한다.

목적

- 투석기(dialyzer)와 투석연결회로(Blood tubing line)을 깨끗하게 세척하기 위함이다.
- 투석기와 투석연결회로(Blood tubing line) 내의 기포를 제거하여 공기색전증을 예방하기 위함이다.
- 투석기과 투석연결회로(Blood tubing line) 내의 혈액누출을 확인하기 위함이다.

준비물품

- 투석연결회로(Blood tubing line), 혈액투석기(dialyzer), 생리식염수 1L(bag)나 보액, 겸자(kelly)

1 동맥라인에 부착된 수액세트를 생리식염수에 꽂아 동맥라인을 식염수로 채운 후 클램프 한다.

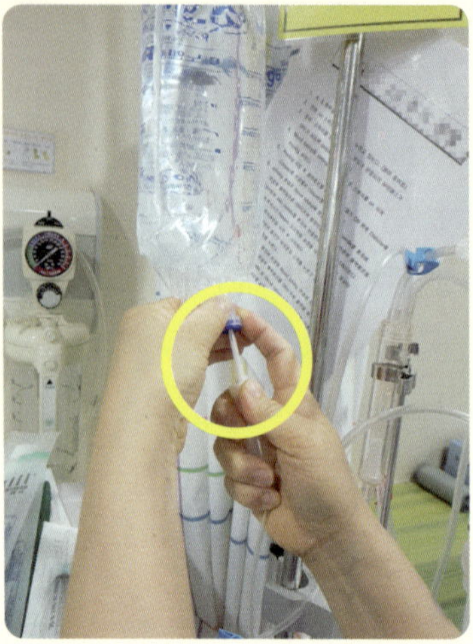

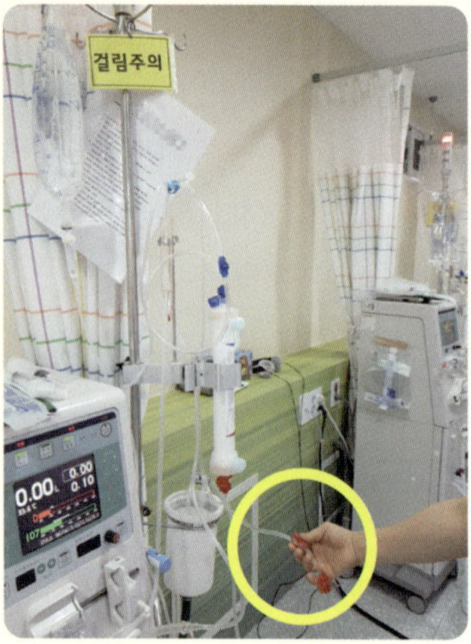

2 Priming 버튼을 눌러 priming을 시작한다.
(프라이밍 volume 기본설정 : ≒ 500ml)

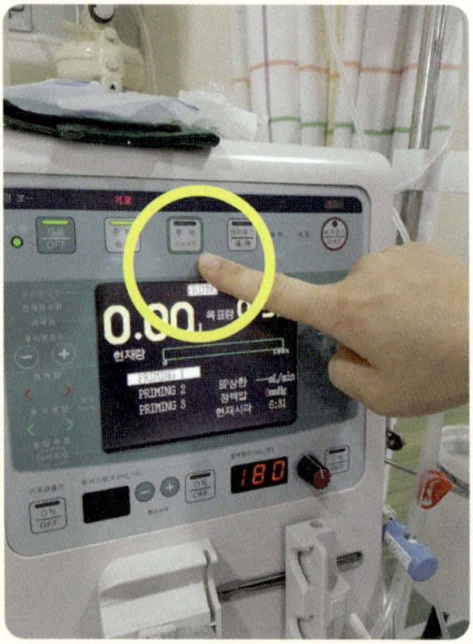

3 혈류속도(BFR: Blood Flow Rate)를 180~200ml/min 이하의 속도로 유지한다.

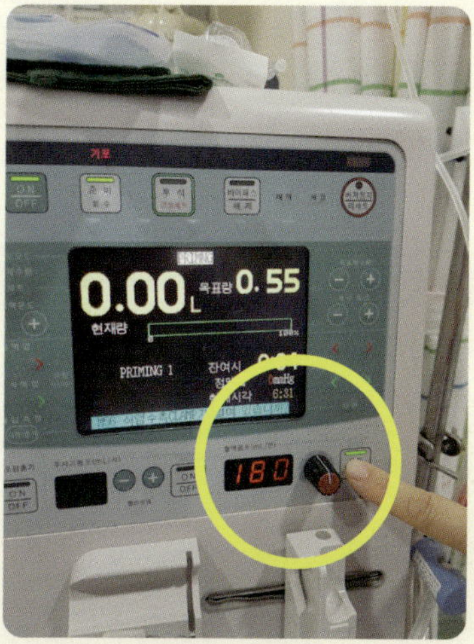

4 동맥 chamber(빨간색)를 식염수로 채운 후 air를 털어준다.

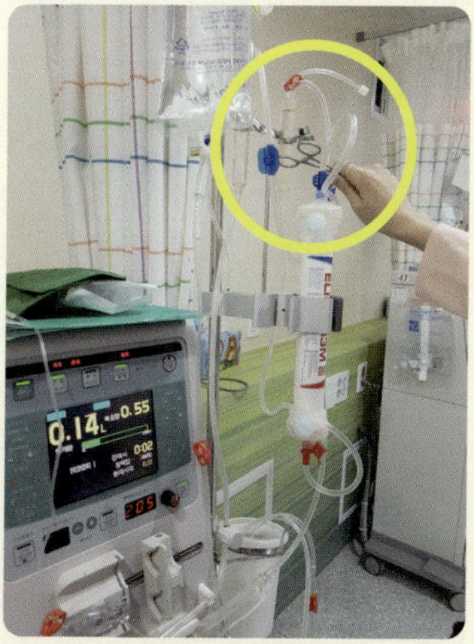

5 헤파린 (20,000U 20ml, 1,000U/ml)로 1:200U 만들어서 (★방법: 헤파린 4ml +식염수 16ml = 20ml) 헤파린 주사기를 기계에 장착한다.

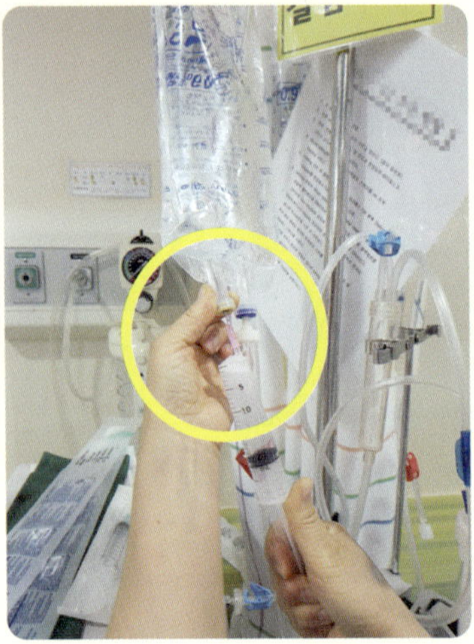

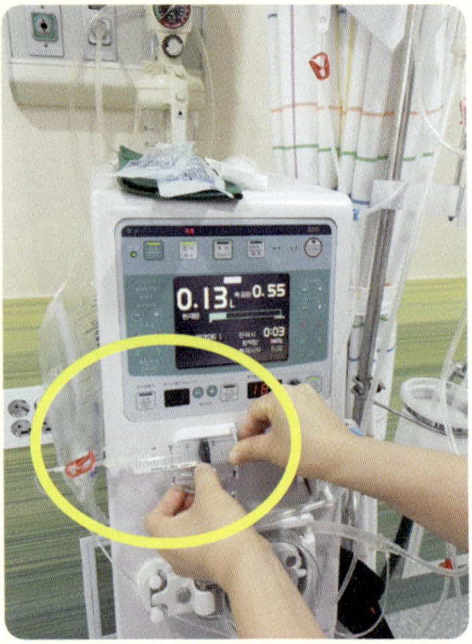

6 Priming volume에 도달하면 pump는 자동으로 멈춘다.

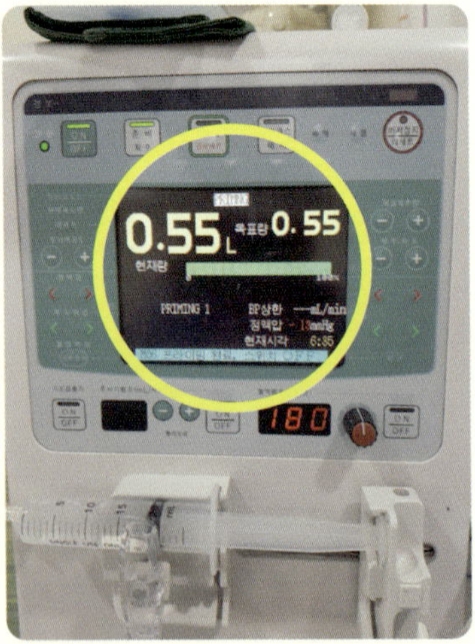

7	투석연결회로의 동맥, 정맥 라인의 끝부분을 recirculation tip으로 연결한 후 동맥, 정맥 라인 클램프를 열고 recirculation 할 준비를 해둔다.

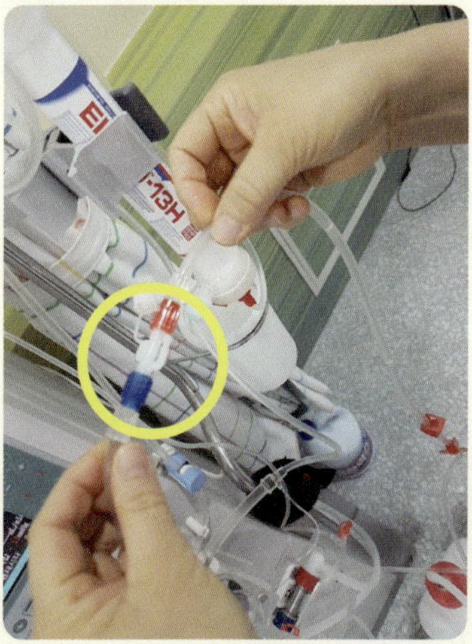

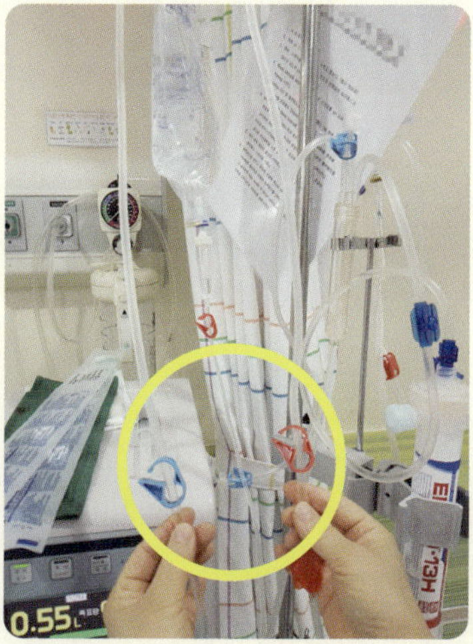

8	Priming 버튼을 다시 눌러 Priming을 해제한 후, 혈류속도(BFR :Blood Flow Rate)를 180~200ml/min 이하의 속도로 유지하며 recirculation 한다.

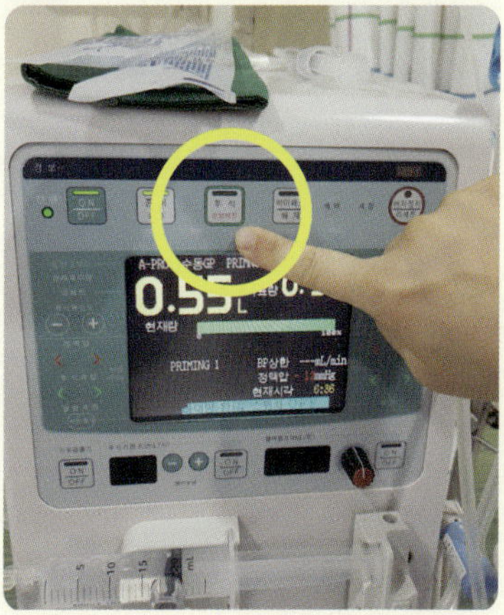

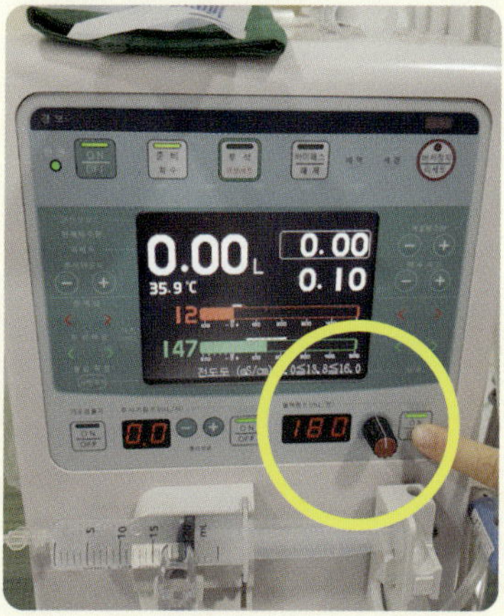

9	정맥 chamber(파란색) 수위를 확인 한 후, 정맥 chamber 상단의 클램프와 캡을 열어 정맥 chamber를 채운다.

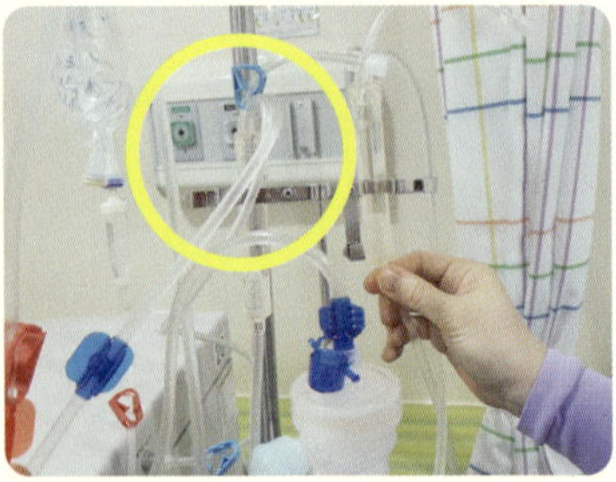
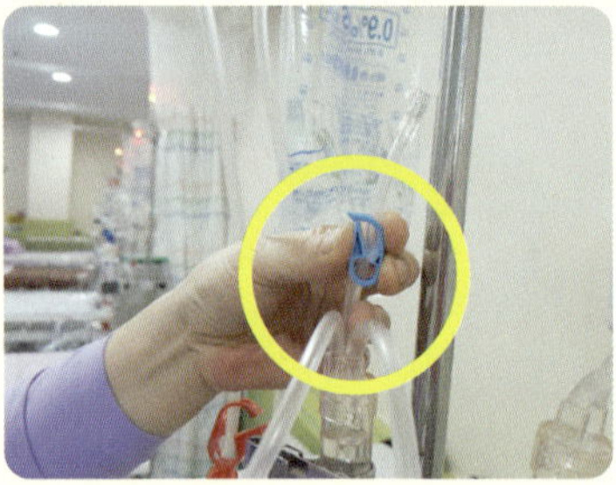

10	혈류속도(BFR :Blood Flow Rate)를 180~200ml/min 이하의 속도를 유지하며 투석기(Dialyzer)를 털어주며 air를 제거한다.

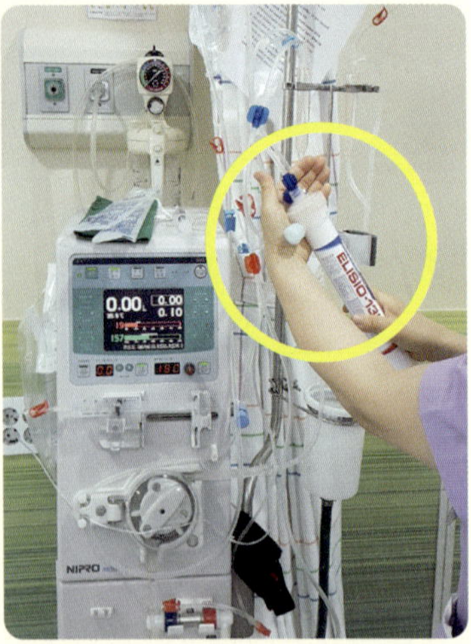
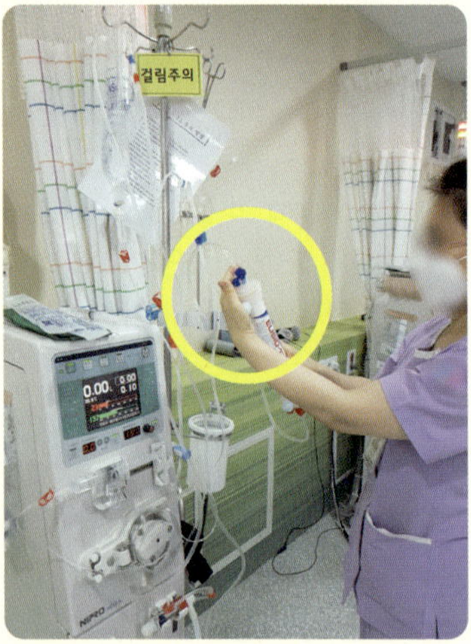

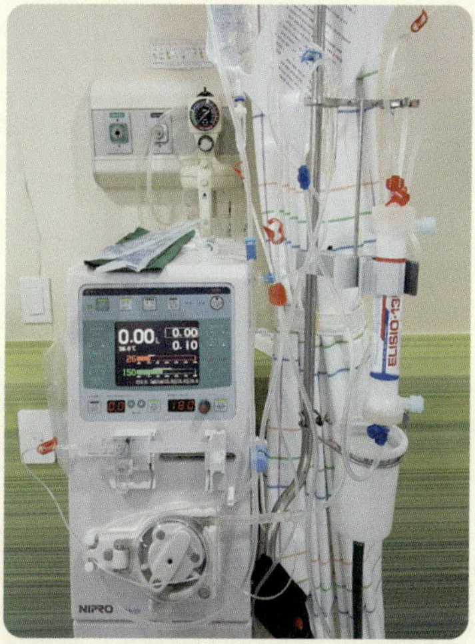

〈NIPRO 투석기계 프라이밍(Priming)과정 완료 모습〉

다 투석액(Dialysate)준비

1	투석액 A액, B액이 포트에 정확히 연결된 것을 재확인 후, 투석액의 농도와 온도가 안정된 것을 체크한다.

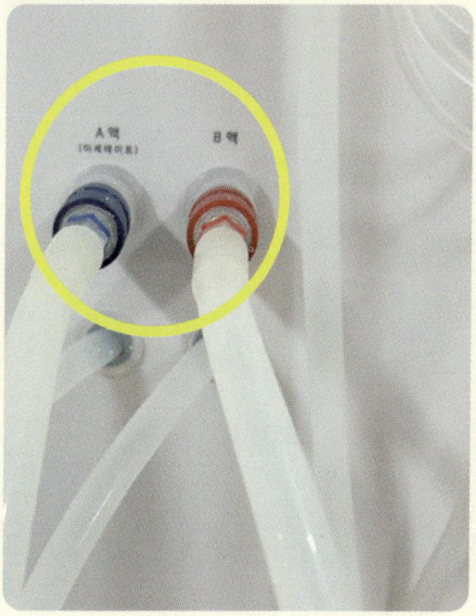

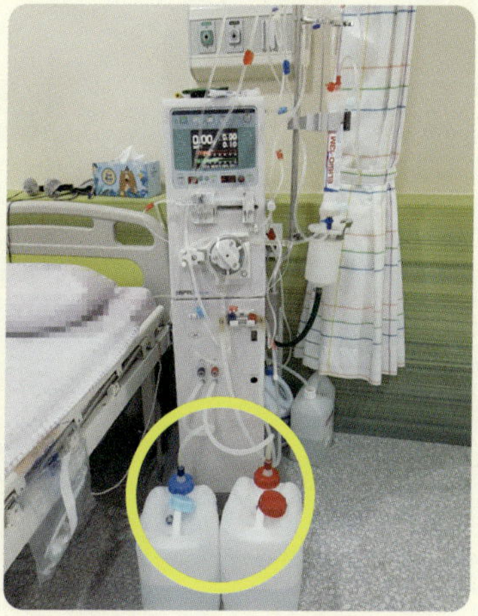

2 바이패스를 눌러 활성화시킨다.

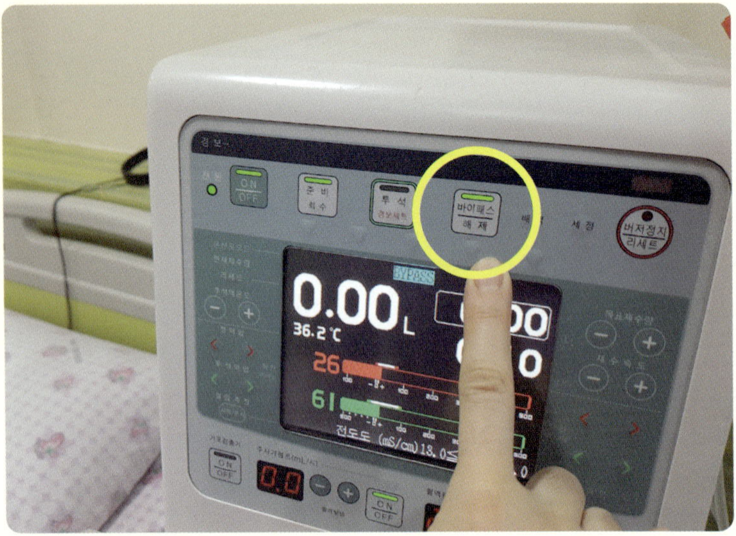

3 투석액 커플러(coupler)를 든다.

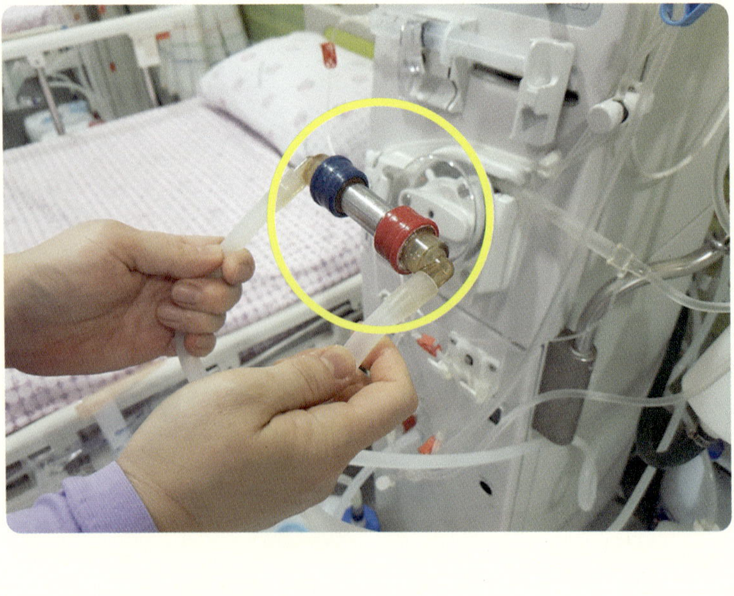

4 투석액 커플러(coupler)와 연결될 투석기(dialyzer) 동맥, 정맥부분의 cap을 제거한다.

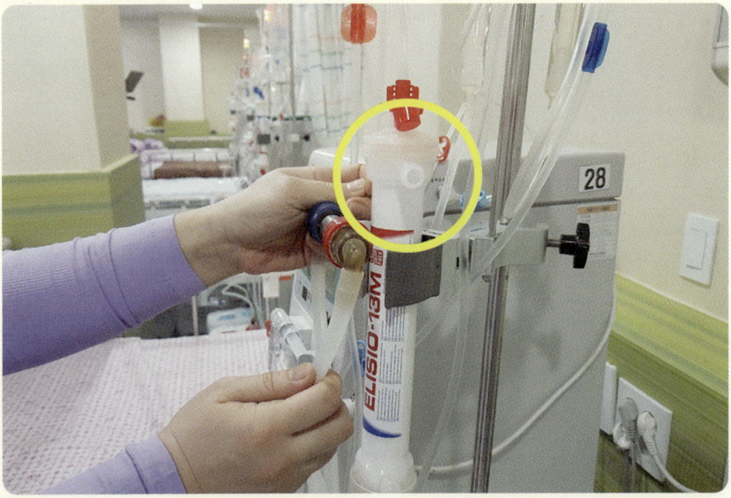

5 투석액 커플러(coupler) 빨간색 포트를 투석기(dialyzer) 동맥쪽에 연결한다.

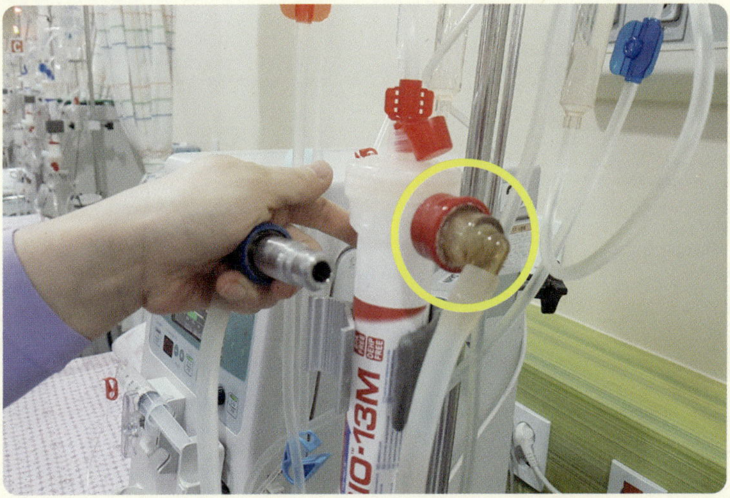

6	투석액 커플러(coupler) 파란색 포트를 투석기(dialyzer) 정맥쪽에 연결 후 바이패스 버튼을 다시 눌러 활성화를 해제한다.

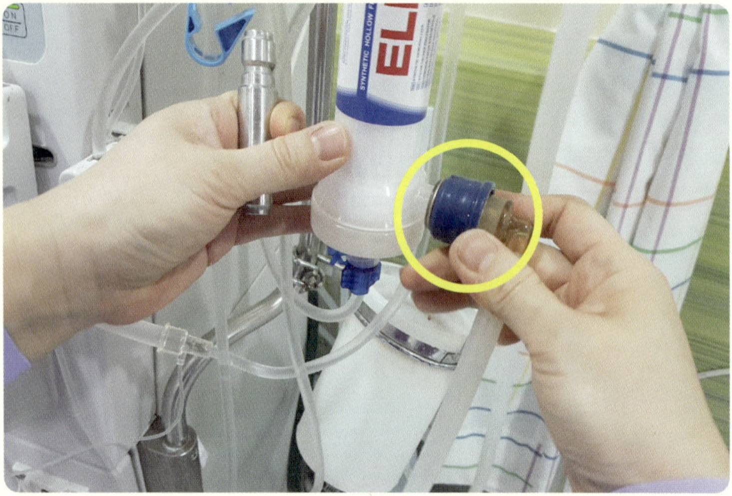

7	투석액 커플러(coupler)를 투석기에 연결하면 투석액을 채워 공기를 반드시 빼내는, 일명 gas purge 단계를 지나게 될 것이다.

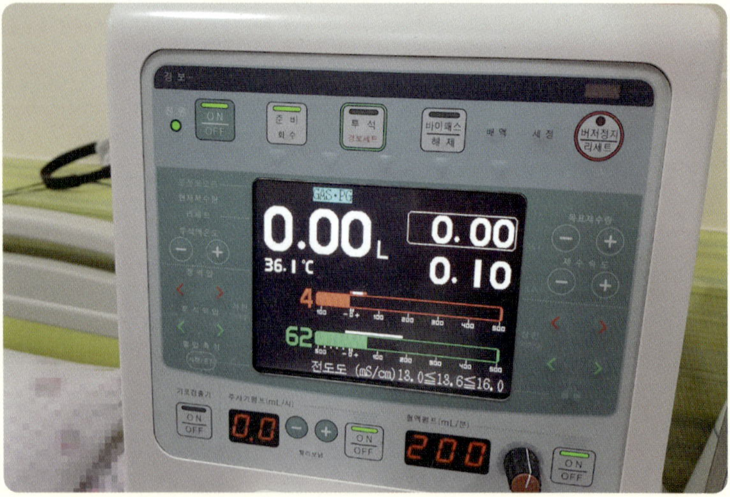

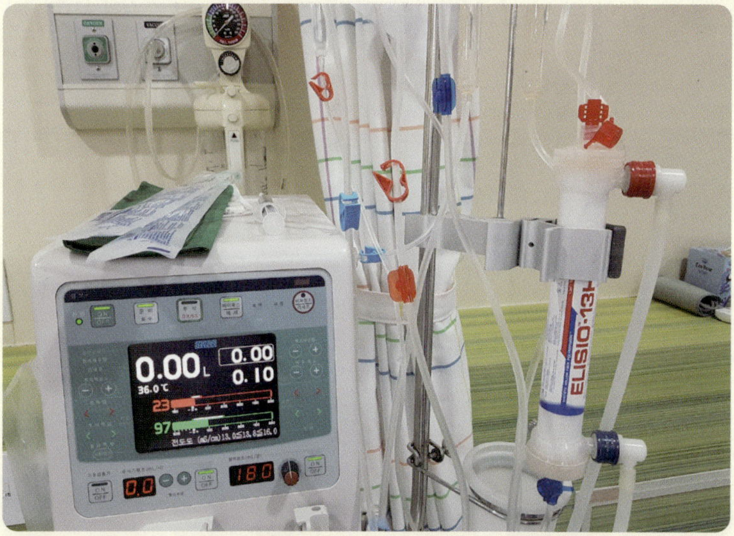

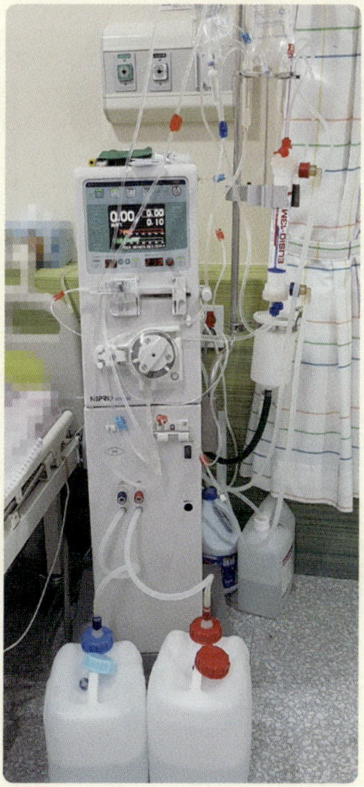

〈혈액투석전 기계준비와 프라이밍(Priming) 완료된 모습〉

2 혈액투석의 시작: 동정맥루(AVF), AVG(인조혈관)

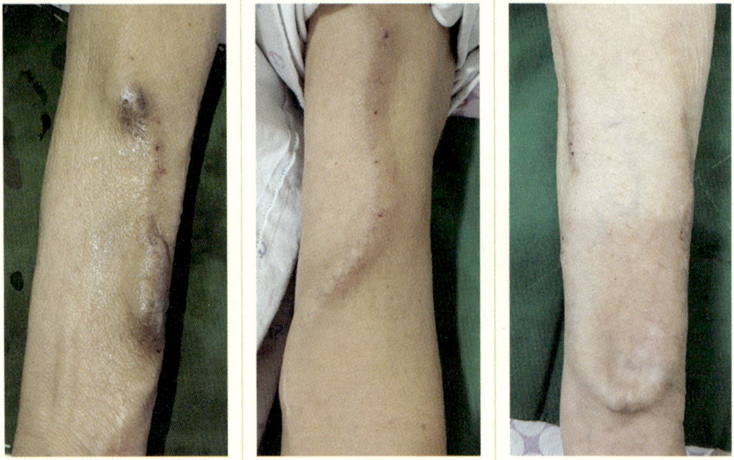

동정맥루(AVF)	상완인조혈관(AVG) (Straight Graft)	전완인조혈관(AVG) (Loop Graft)

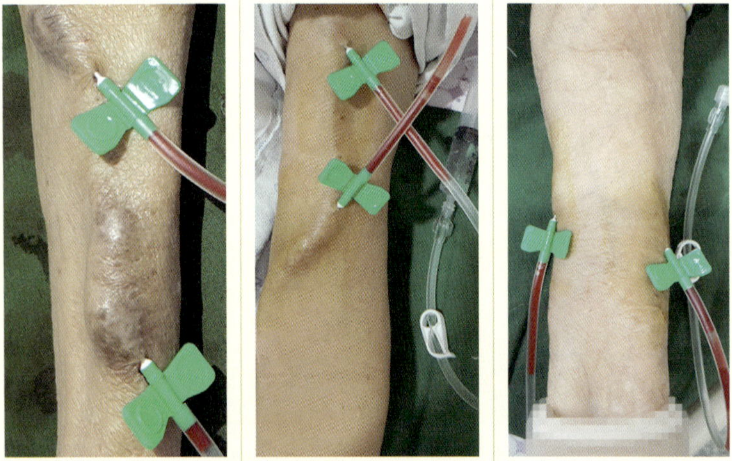

동정맥루(AVF)천자	상완인조혈관(AVG)천자 (Straight Graft)	전완인조혈관(AVG)천자 (Loop Graft)

그림 4-1

목적

- 과도한 수분과 노폐물을 제거하기 위함이다.
- 고칼륨혈증을 교정하기 위함이다.
- 대사성 산증을 교정하기 위함이다.

준비물품

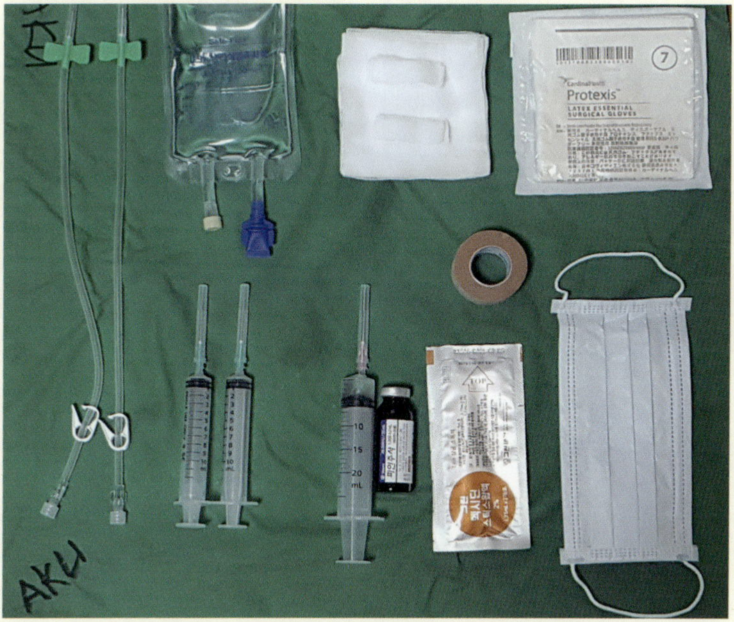

그림 4-2 혈액투석 시작(동정맥루(AVF),인조혈관(AVG)) 준비물품

- 소독포, 멸균장갑, 생리식염수, 10ml 주사기 2개, 4×4 거즈
- 헤파린(1: 1,000U/mL) 20,000U/20mL, 20ml 주사기 1개
- AVF needle 2개, 종이 테이프,
- 2% 클로르헥시딘 스틱스왑 또는 포비딘 스틱스왑

가 혈액투석 시작과정

1 환자의 이름을 확인하고, 활력징후 및 투석전 체중을 확인한다.

① 환자의 전반적인 상태를 확인하고 출혈의 유무를 확인한다.

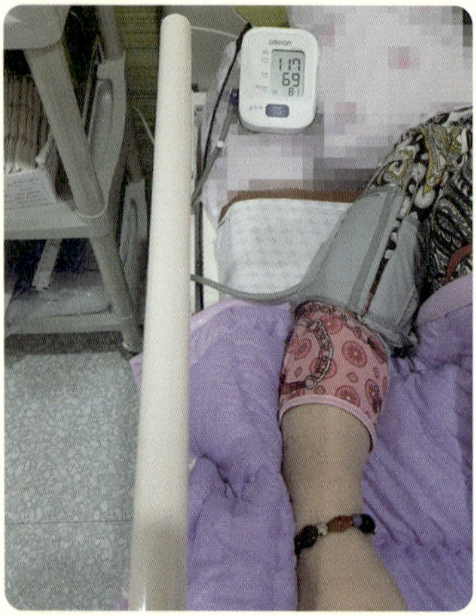

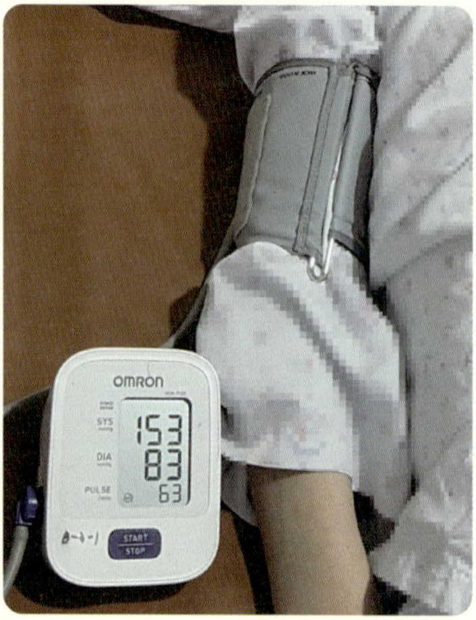

② 투석기계 모니터 화면에 투석 전

'체중 - 건체중(Dry wt) = 초여과(TUF)량'과 헤파린량을 셋팅한다.

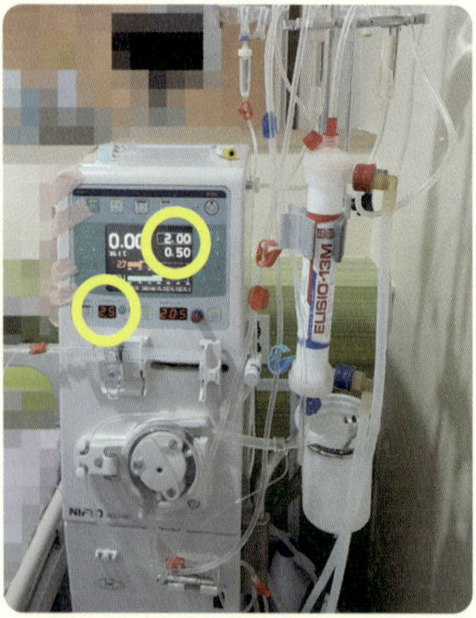

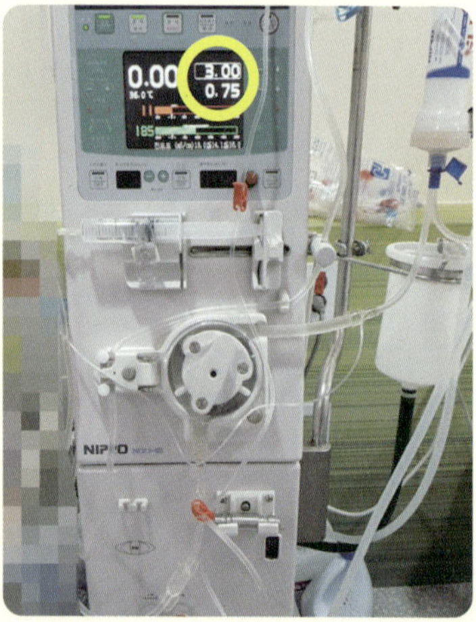

2 소독포를 환자의 동정맥루(AVF), AVG(인조혈관)이 있는 쪽 팔 아래에 깐다.

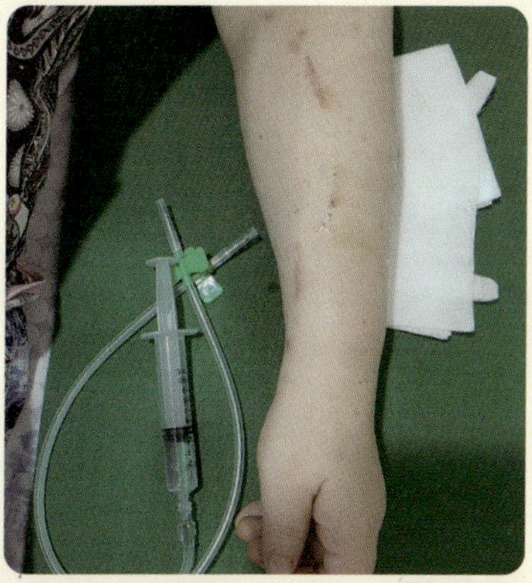
동정맥루(AVF)

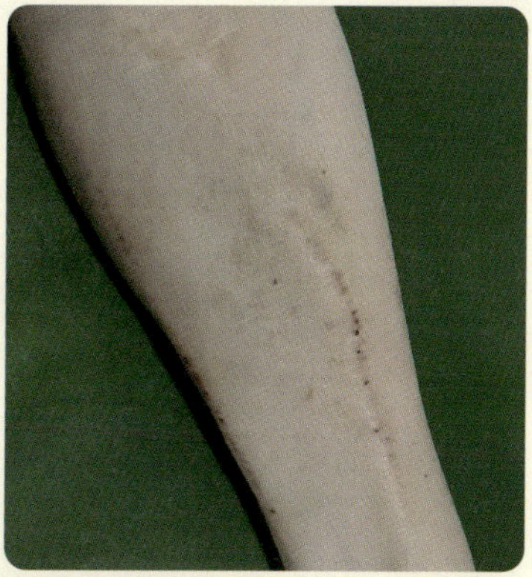
AVG(인조혈관)

3 손을 씻고 동정맥루(AVF), AVG(인조혈관)부위를 시진, 촉진, 청진 등을 이용하여 사정한 후 이상이 없는지 확인한다.

① 감염의 징후, 발적, 열감, 냉감이 있는지 사정한다.

② 멍이 들거나 변색 및 부종 여부를 확인하다.

③ 혈류의 흐름을 촉진, 청진하여 thrill & bruit를 확인한다.

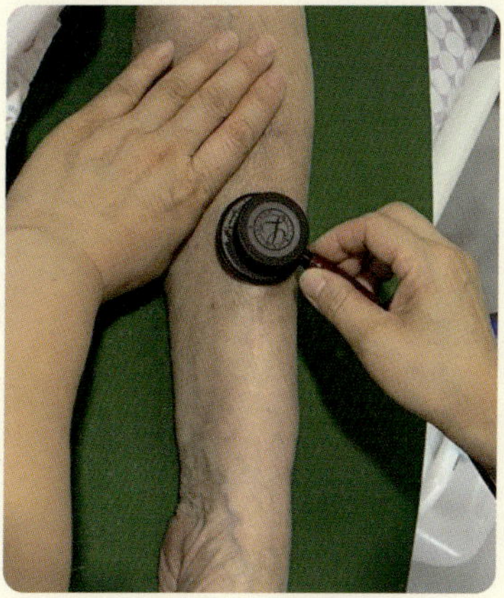
동정맥루(AVF)

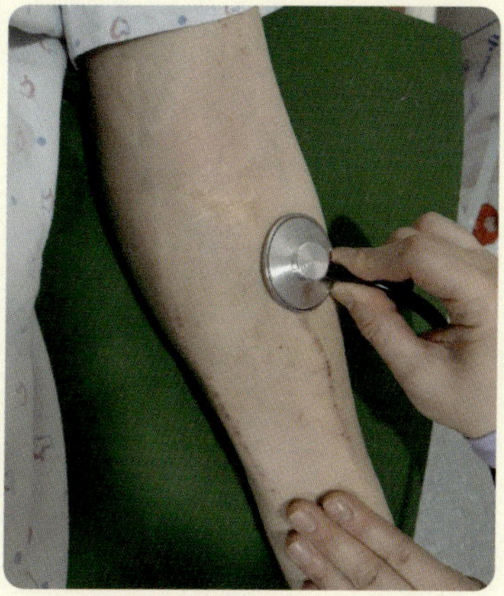
AVG(인조혈관)

4	동정맥루(AVF), AVG(인조혈관) site를 2% 클로르헥시딘 스틱스왑이나 포비딘 스틱스왑으로 소독 후 1분정도 기다린다.

① 동정맥루나 인조혈관의 천자부위 중심으로 4~5㎝ 까지 원을 그리면서 소독한다.

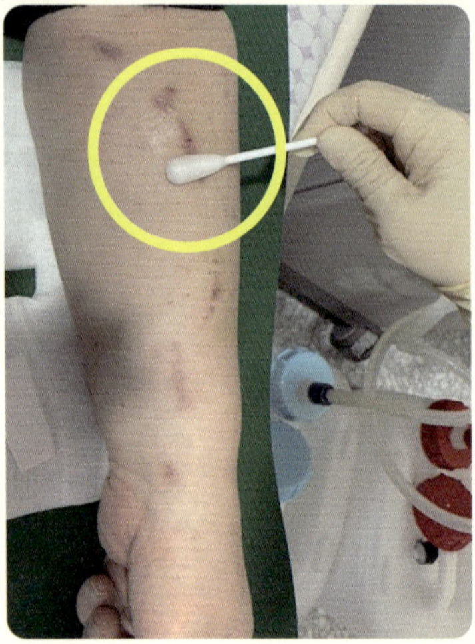

동정맥루(AVF)

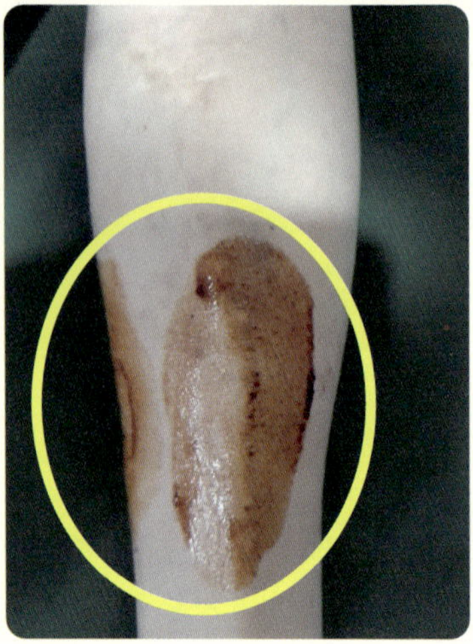

AVG(인조혈관)

5	사용할 종이 테이프를 준비해 둔다.

6	토니켓으로 팔을 묶는다. (AVF(동정맥루)만 토니켓으로 팔을 묶는다. AVG는 토니켓을 사용하지 않는다.) ☞ 각 병원의 매뉴얼과 프로토콜에 따라서 수행한다.

7	멸균 장갑을 착용한다.

8	정맥 부위를 천자할 바늘에 생리식염수를 채운 10ml 주사기로 식염수를 주입하여 공기를 제거한 후 클램프 해둔다.

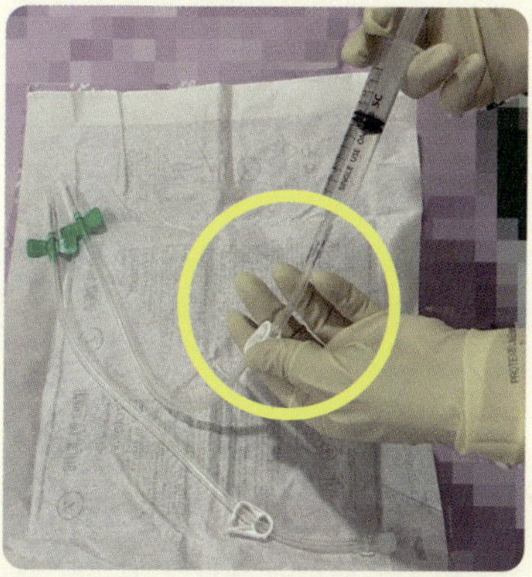

9	AVF(동정맥루)는 먼저 정맥부위를 천자 후 종이 테이프로 고정한다. 그리고 식염수가 채워진 10ml 주사기로 regurgitation 해 본다.

① 정맥부위는 혈류의 방향(정방향:심장쪽)으로 천자한다.

② 동맥부위는 문합부위에서 최소 5㎝ 떨어져 있어야 한다. 천자각도는 AVF는 25°로 역방향(손쪽)이나 정방향(심장쪽)으로 천자한다.

③ 동, 정맥간 간격은 최소 6㎝ 이상일 때 혈액의 재순환이 최소화 된다.

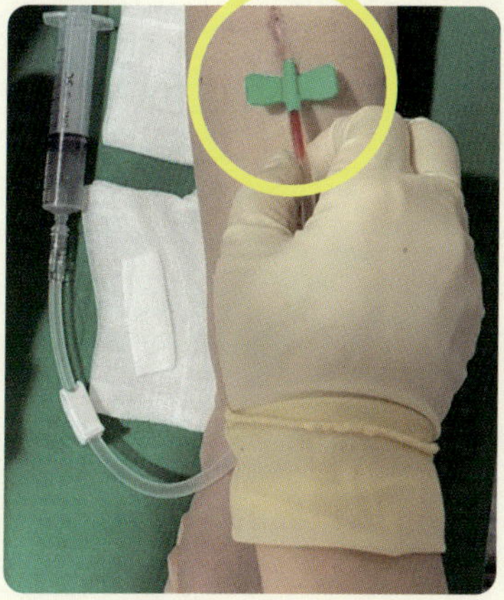

AVF(동정맥루) 정맥부위 천자

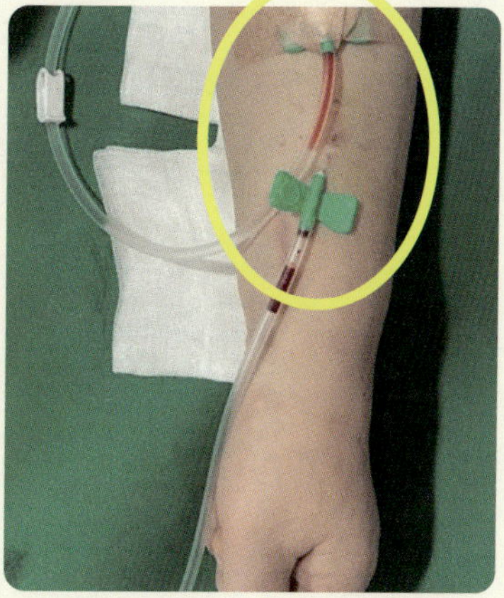

AVF(동정맥루) 동맥부위 천자

투짱일화

AVF바늘에는 클램프가 있다.

신규간호사 시절에 동정맥루 천자후 멸균장갑이 AVF바늘 클램프에 찝혀서 AVF바늘이 빠지는 일이 있었다. 멸균장갑은 꼭 본인 손에 맞는 것을 착용하자. 그리고 천자후 AVF바늘의 클램프가 정확히 클램프 되었는지를 꼭 확인하자. 어긋나게 클램프 되어 있는 경우, Bleed를 시작하기 위해 동맥라인을 연결시 AVF바늘에서 혈액이 줄줄 흐르는 일이 발생될 수도 있다. 지금도 생각하면 아찔한 경험들이다.

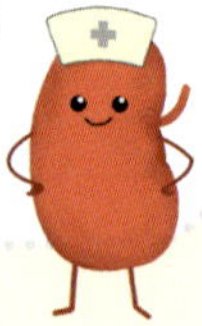

10 AVG(인조혈관)은 Loop형의 graft인 경우 혈류의 방향에 따라 동맥과 정맥의 위치가 결정됨으로 혈액이 흐르는 방향을 확인해야 한다.

① 시술 외과의의 기록: 보통 graft를 시술한 외과의사의 기록을 통해 알 수 있다.

② 환자 문진: 환자가 잊어버리거나 혼동할 수 있어 항상 믿을 수 있는 것은 아니다.

③ 직접조사: 인조혈관의 중간 부분을 손가락으로 누른다

- 누른 부분의 양쪽 편 Pulse /Thrill을 비교한다.
- 보다 강한 Pulse/Thrill이 느껴지는 쪽이 동맥쪽이다.

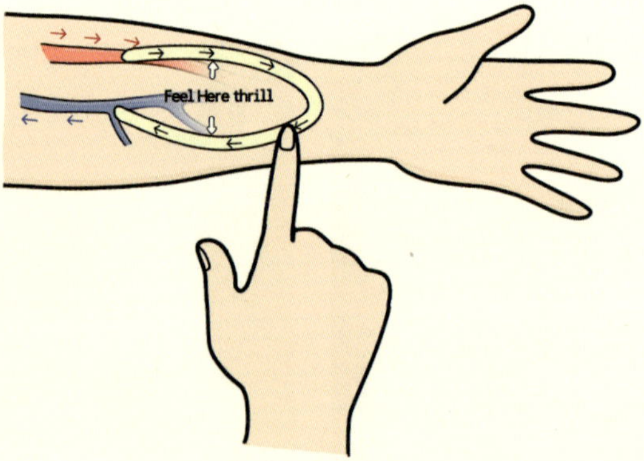

혈류의 방향 확인

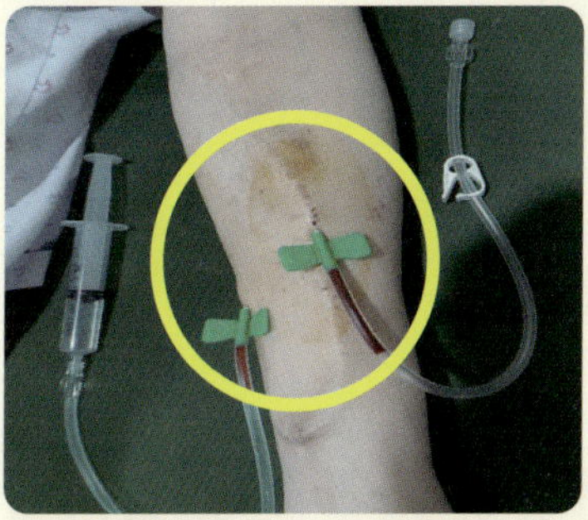

AVG(인조혈관) 정맥, 동맥 부위 천자

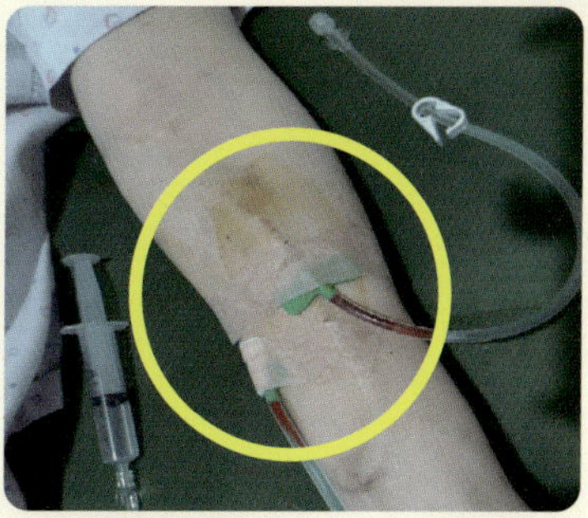

AVG(인조혈관) 천자 후 테이프 고정

④ 혈관문합 부분은 천자하지 않으며, 천자부위는 이전에 찔렀던 곳에서 적어도 0.6cm~1.2cm 떨어진 곳이어야 한다.

⑤ 천자각도는 AVG는 45°이며, Loop형의 graft인 경우 중간부위에서 양쪽을 나누어 한쪽은 정맥쪽 다른 쪽은 동맥쪽으로 사용한다.

⑥ 바늘이 들어가는 방향과 반대되는 방향으로 피부를 잡아당기면 Access가 좀 더 움직이지 않고 고정될 수 있다.

11	bleed를 시작하기 전에 한 번 더 투석연결회로(blood tubing line)의 생리식염수 쪽과 수액세트의 클램프를 재확인한다. (★ 생리식염수 쪽과 수액세트의 클램프가 열려 있는 채로 펌프를 눌러서 bleed를 했다면, 생리식염수가 모두 주입이 된 후, air까지 라인으로 들어가게 되어 응급상황이 초래될 수 있다.)

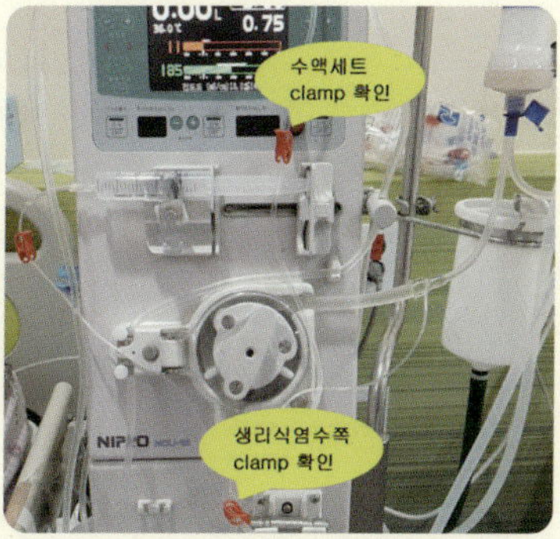

12 환자의 동맥 바늘 입구와 투석연결회로 (blood tubing line)의 동맥라인 입구를 연결한 후, 양쪽에 있는 클램프를 동시에 풀어준다.

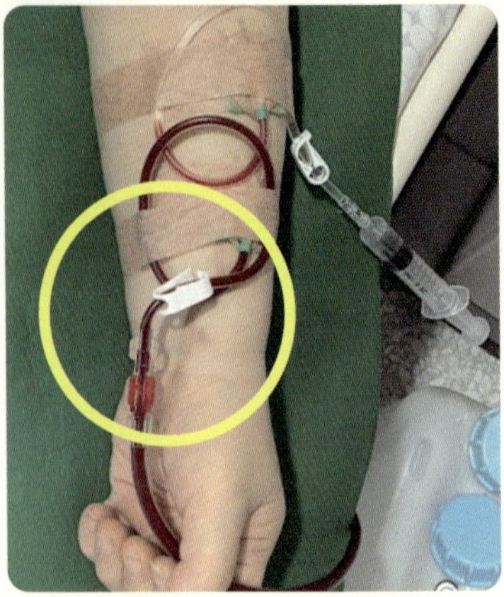

AVF(동정맥루)

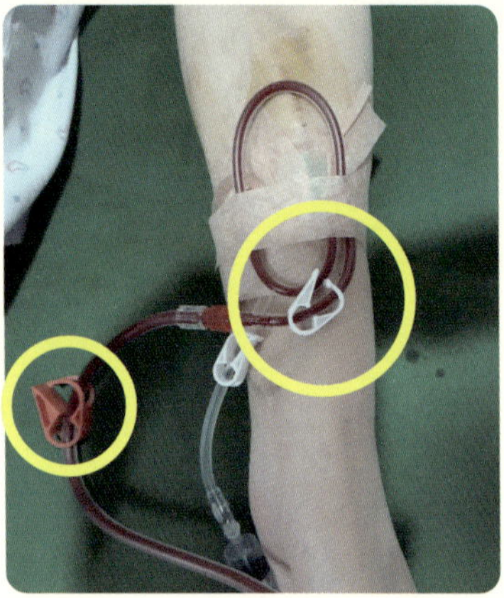

AVG(인조혈관)

투짱일화

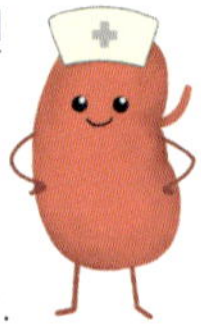

동맥바늘 입구와 동맥라인과 연결, 정맥바늘 입구와 정맥라인 연결을 정확히 확인하고 연결하자.

신규간호사 시절 반대로 연결을 하여 프리셉터 선생님께 발견된 적도 있다. 특히, AVG U shape은 더 실수하기가 쉽다. 그리고 동맥바늘 입구과 동맥라인 연결 후 클램프를 풀어주는 것을 꼭 확인하자. 클램프가 풀어져있지 않다면 Bleed를 시작하자 마자 바로 혈액이 나오지 않으면서 동맥압 알람이 울리게 될 것이다.

13 BFR 150~180ml/min으로 pump를 돌리며 bleed 한다. 이때는 집중해야 한다.

① No bleed: 투석전 혈압이 낮을때 bleed를 하지 않고 동,정맥 바늘 입구와 투석연결회로(blood tubing line)의 동,정맥 라인을 연결한 후 클램프를 풀고 생리 식염수 넣어주면서 volume을 주입해 주는 procedure

② Half bleed: 투석기 절반까지 혈액색깔로 변하면 펌프를 멈추고 투석연결회로 (blood tubing line) 정맥라인을 연결 후 클램프를 풀고 생리식염수 넣어주면서 volume을 주입해 주는 procedure

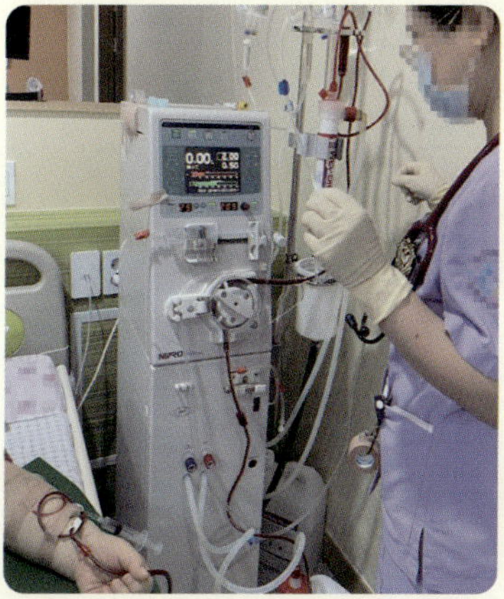

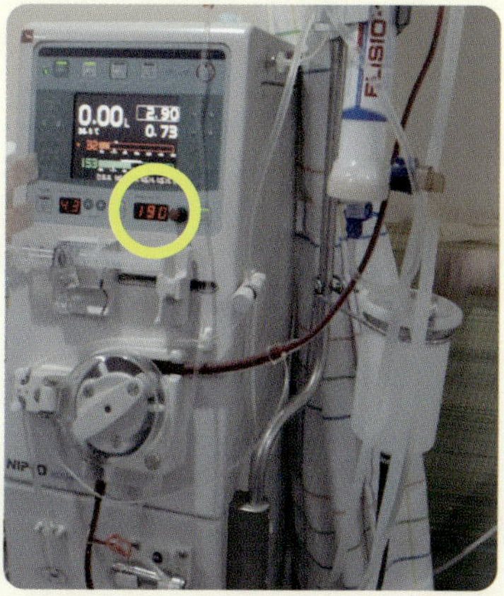

14 **혈액이 투석기를 통과할 때 쯤, 초기헤파린 용량을 주입하고 유지 헤파린용량을 확인 후 ON 버튼을 누른다.**

① heparin을 주입 시 “빨리보냄” 버튼을 누르면 셋팅된 초기헤파린이 자동 주입된다.

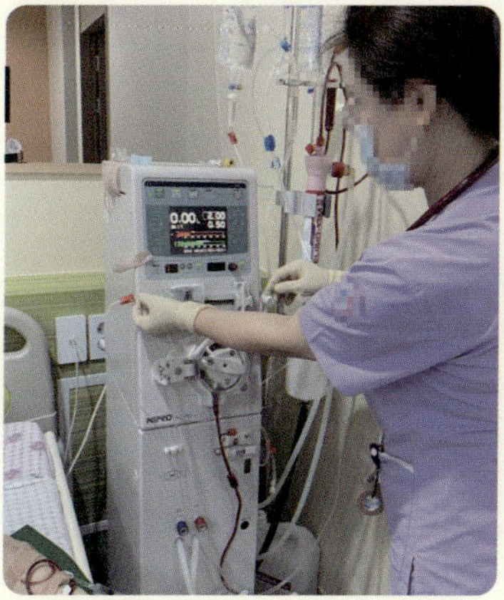

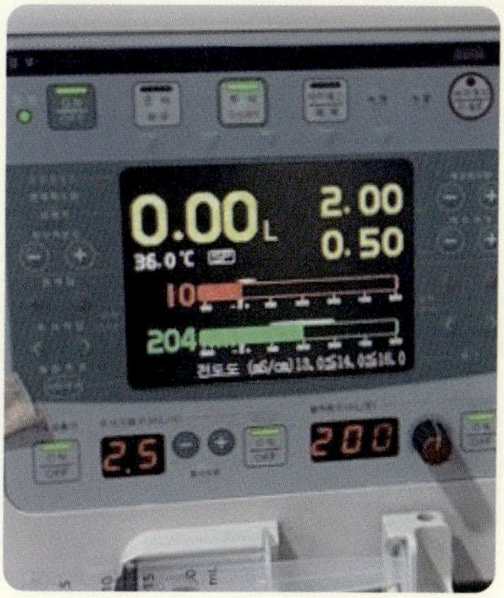

15 혈액이 투석기를 통과하여 정맥 chamber 상단에 혈액색깔이 보이면 펌프를 멈추고 정맥라인을 클램프한다.

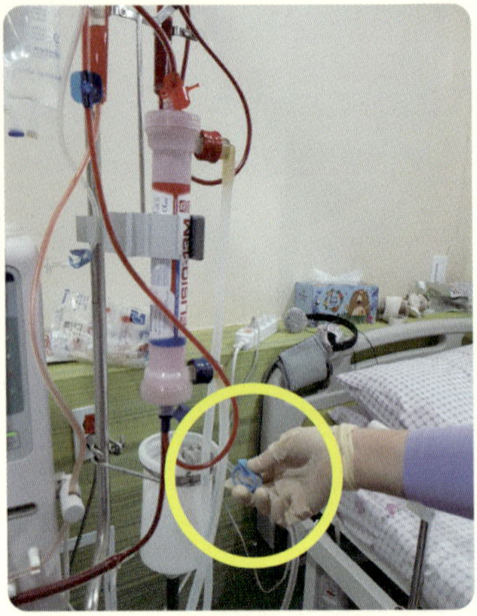

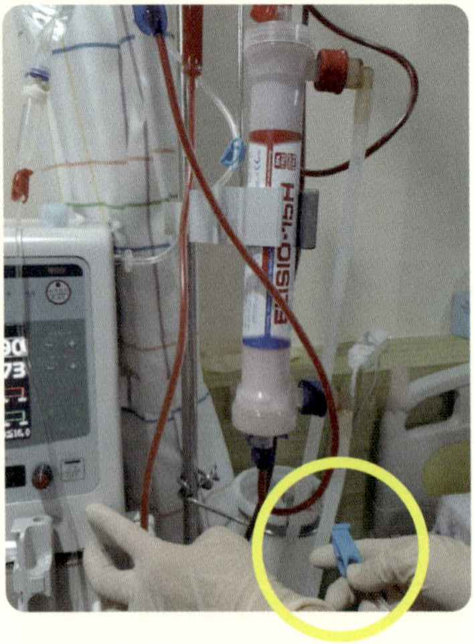

16 환자의 정맥바늘 입구와 투석연결회로(blood tubing line) 정맥라인을 연결한 후, 양쪽에 있는 clamp를 동시에 풀어준다. (클램프를 풀어주지 않고 펌프를 돌리게 된다면 정맥압이 오르면서 정맥압 알람이 울리게 될 것이다.)

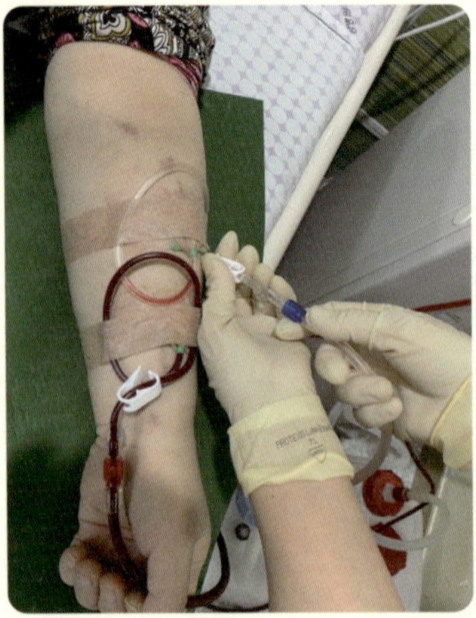

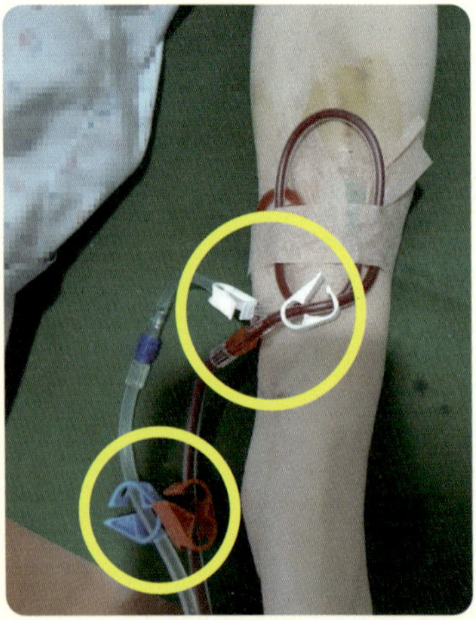

17	라인의 연결이 끝나면 투석 버튼을 누르고 target BFR까지 올려준다.(투석버튼을 누른 것을 꼭 확인하자. 기계에 누를 것이 많기 때문에 마음이 급하거나 긴장을 하고 일하다보면, 투석버튼을 누르지 않게 될 수도 있다.

① 이때 BFR 180ml/min로 시작하여 서서히 환자의 target BFR까지 올려준다.

② target BFR(250~300/ml/min)올린 후 AP(arterial pressure/VP(vein pressure) 관찰한다.

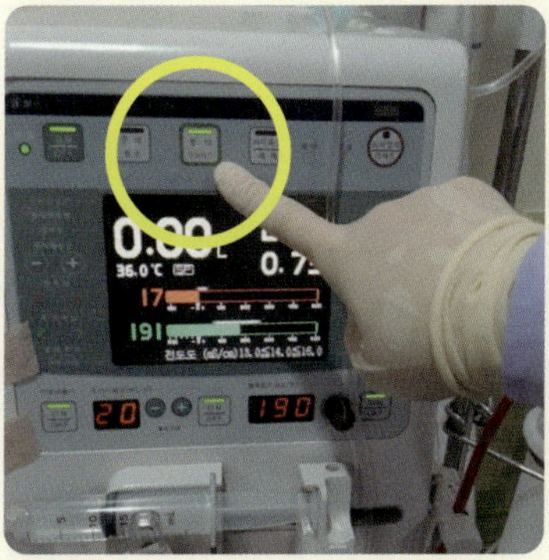

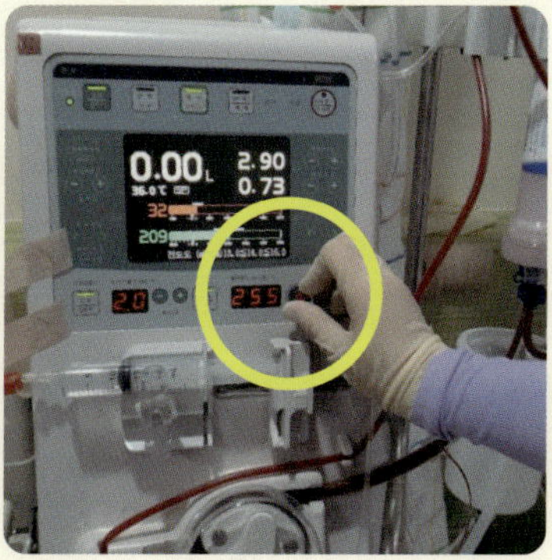

18	투석연결회로(blood tubing line)를 테이프로 잘 고정하여 정리한다.(테이프로 여유있게 고정하자 너무 타이트하게 고정을 하면 환자의 움직임에 바늘이 빠질수도 있으며, 라인이 꺾여서 알람이 자주 울리게 될 것이다.)

19	투석기록지에 환자의 주 호소, 활력징후, 정맥압, TUF, 투석시작시간 등을 기록한다.

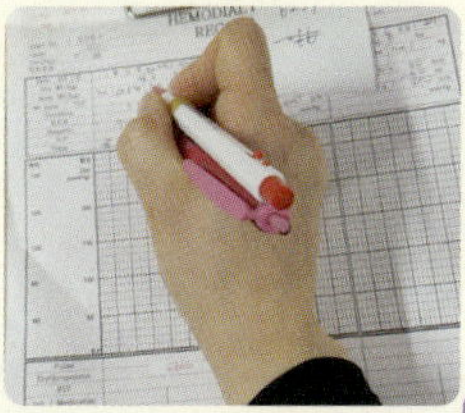

3 혈액투석의 종료: 동정맥루(AVF), AVG(인조혈관)

목적

- 혈액투석을 끝내기 위함이다.

준비물품

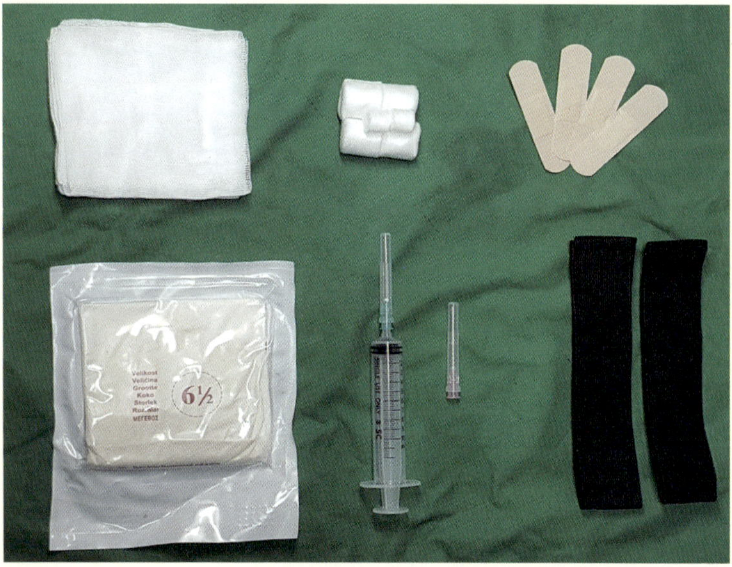

그림 4-3 혈액투석 종료(동정맥루, 인조혈관) 준비물품

- 멸균장갑, PPE(개인 보호 장비:face shield, apron등),청진기
- 지혈볼, 4×4 거즈, 지혈밴드
- 2% 클로르헥시딘 볼 또는 포비딘 볼
- 일회용 밴드
- 18G needle 1개, 10ml 주사기 1개

가 혈액투석 종료과정

각 병원의 투석 매뉴얼에 따른 프로토콜을 따른다 .

1 활력징후를 측정하고 환자의 상태를 확인한다.

2 혈액투석 종료 알람을 확인하고, 투석기계의 준비/회수 버튼을 누른다.

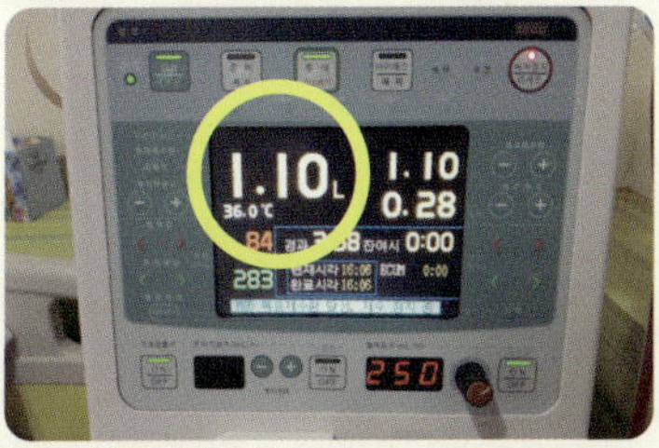

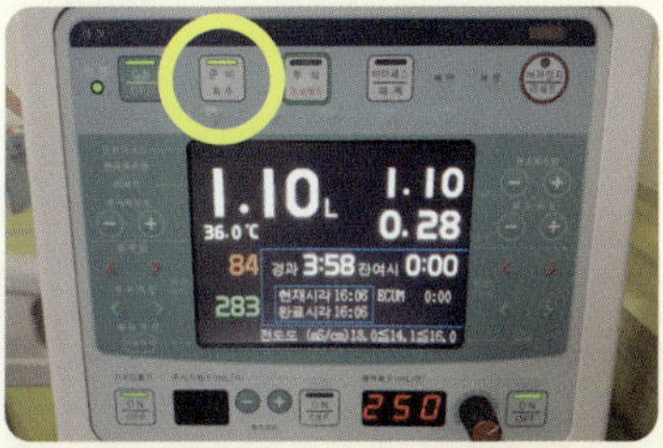

3 손을 씻고 처방약제 확인 후 혈액투석회로의 정맥주입 포트로 약제를 투약한다.

① EPO를 주사한다.

(정맥으로 주는 경우 정맥 chamber 상단의 주입 포트를 알콜솜으로 닦은 후 주입한다.)

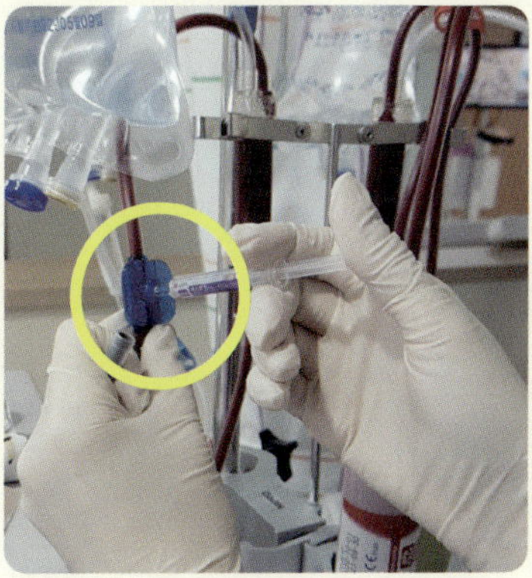

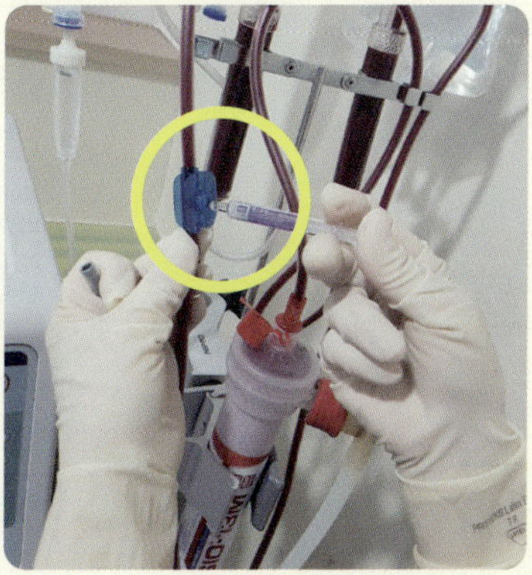

4 펌프를 끈다.

① 동맥바늘과 동맥라인을 클램프 후 분리한다.

② 생리식염수가 담긴 10ml 주사기로 식염수를 동맥바늘에 주입 후 클램프한다.

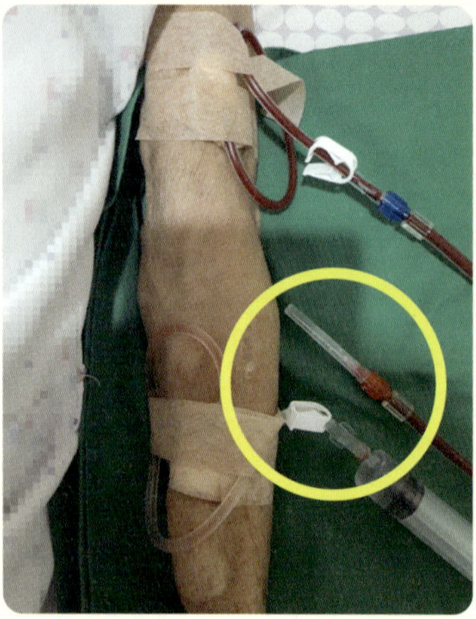

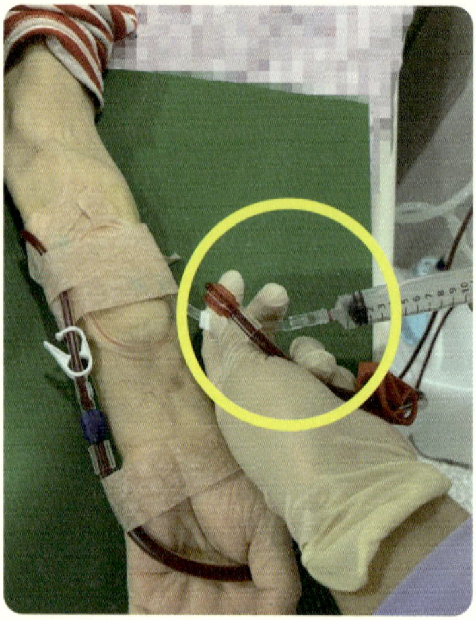

5 투석연결회로 동맥라인에 18G needle을 연결한 후 생리식염수에 꽂은 후 펌프를 돌려 혈액을 회수한다.

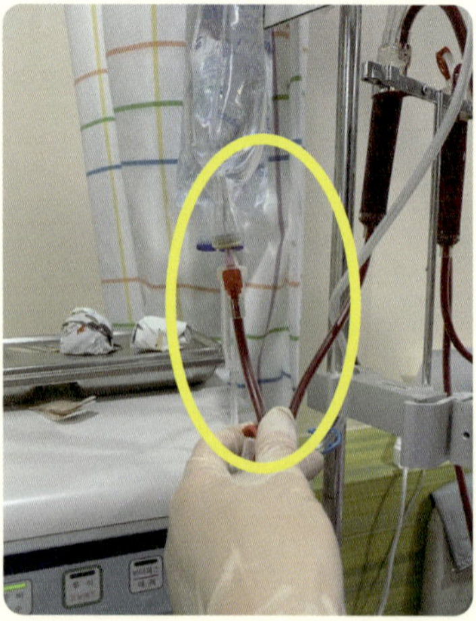

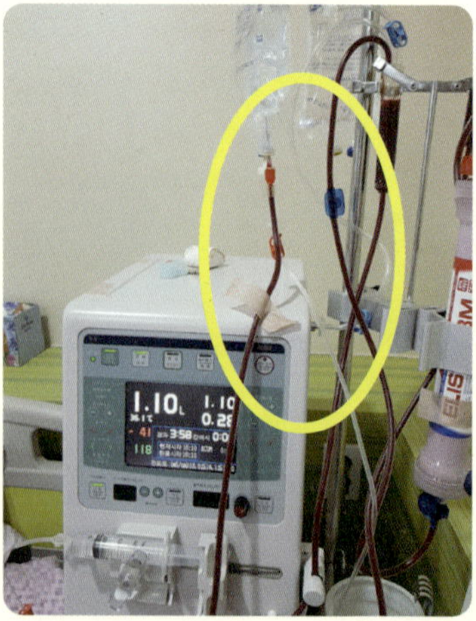

6 BFR을 180~200ml/min을 유지하며 혈액을 회수한다.

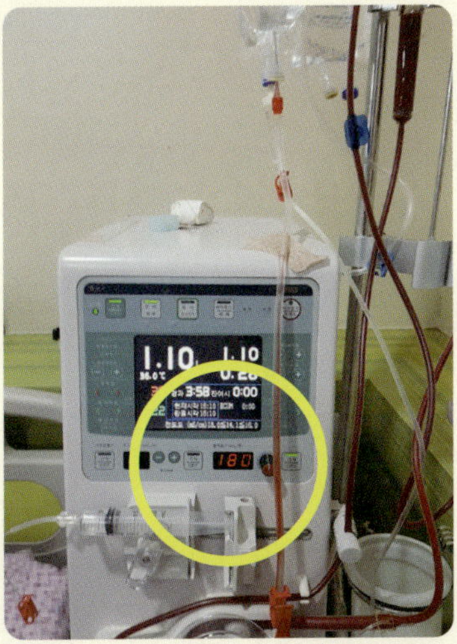

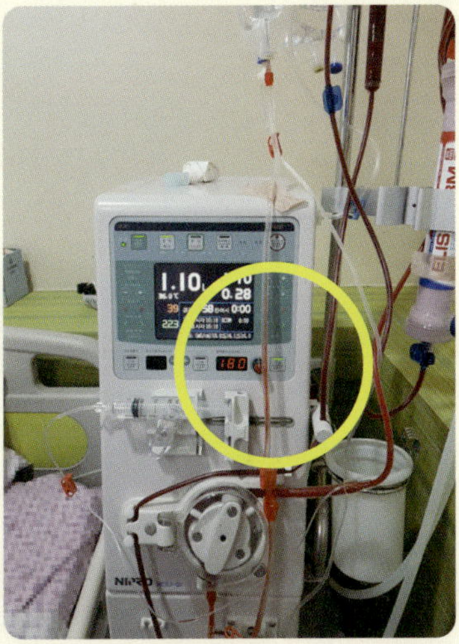

7 정맥라인 끝부분에 있는 혈액까지 거의 들어가고, 라인 전체의 혈액 색깔이 연해지면 펌프를 멈춘다.

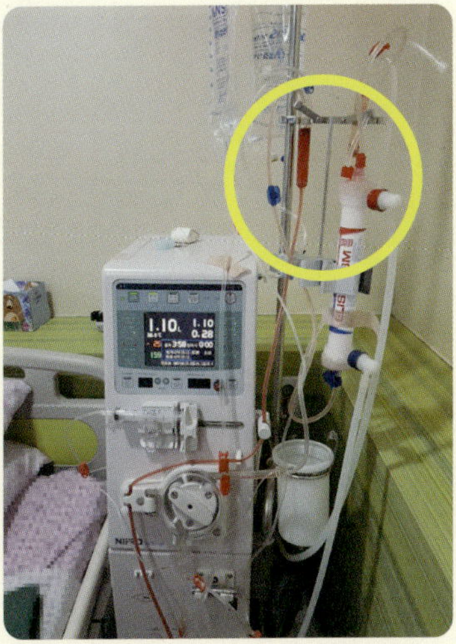

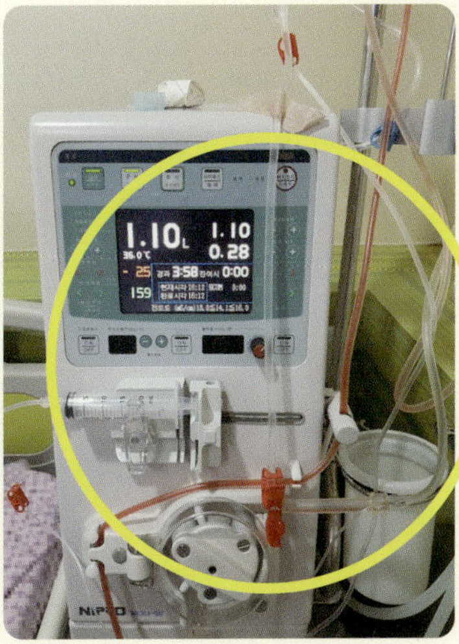

8 정맥라인과 정맥바늘을 클램프 한다.

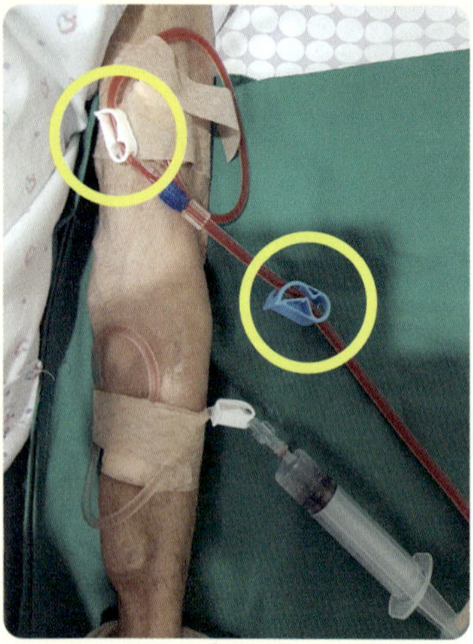

AVF(동정맥루)

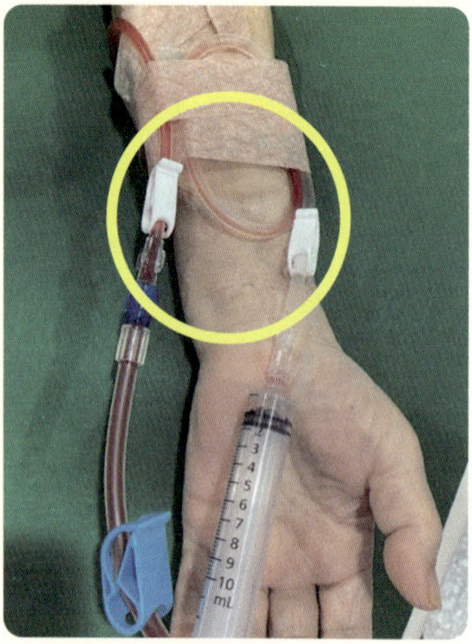

AVG(인조혈관)

9 동, 정맥 바늘을 제거하면서 소독된 지혈솜으로 천자부위를 지혈한다. 혈류가 느껴질 정도로 5~10분 이상 지혈한다.

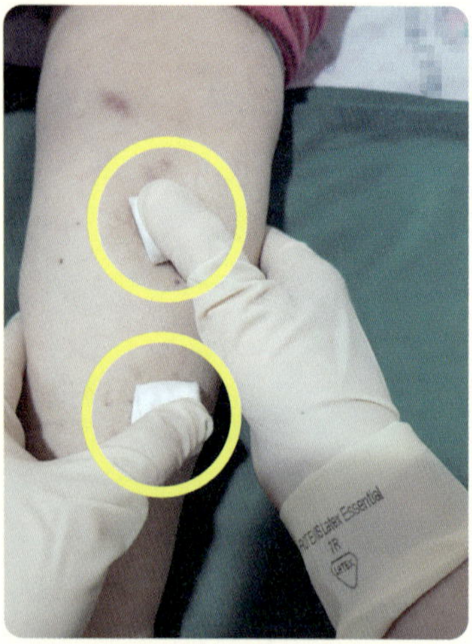

AVF(동정맥루)

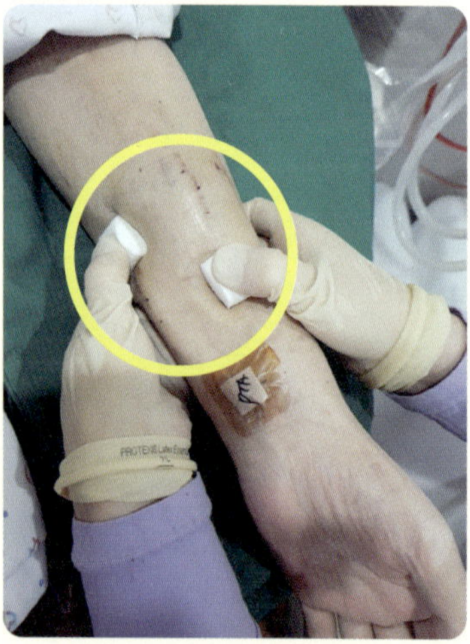

AVG(인조혈관)

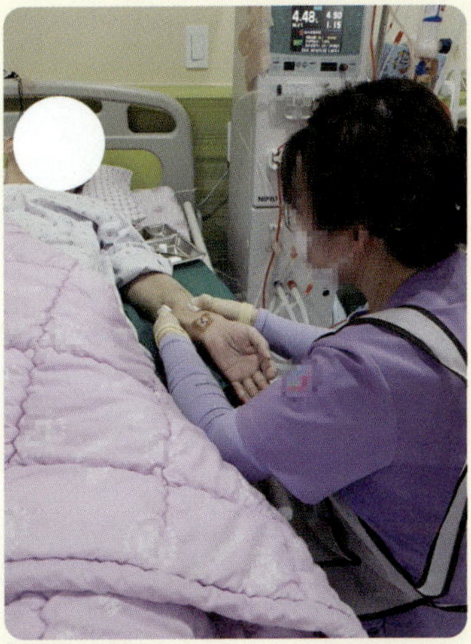

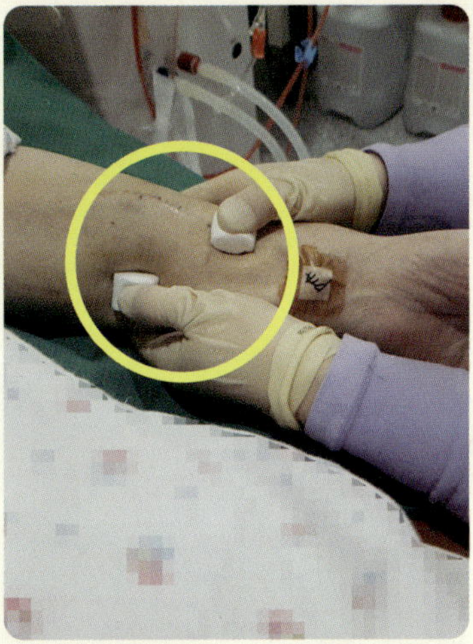

10 지혈 확인 후 대일밴드와 테이프로 마무리 한다.

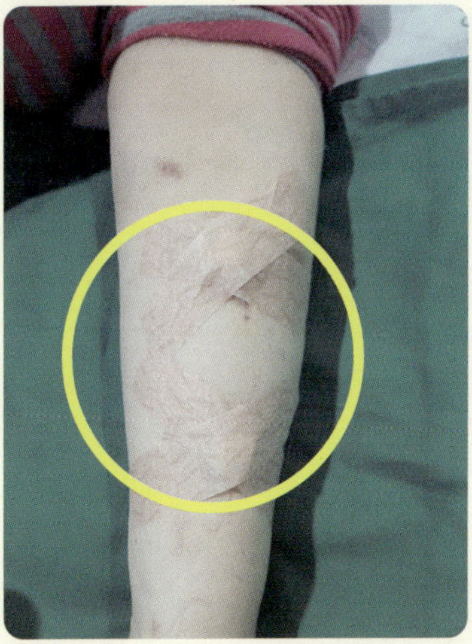

11 AVF(AVG) 혈류의 흐름을 촉진, 청진하여 (bruit&thrill) 확인한다.

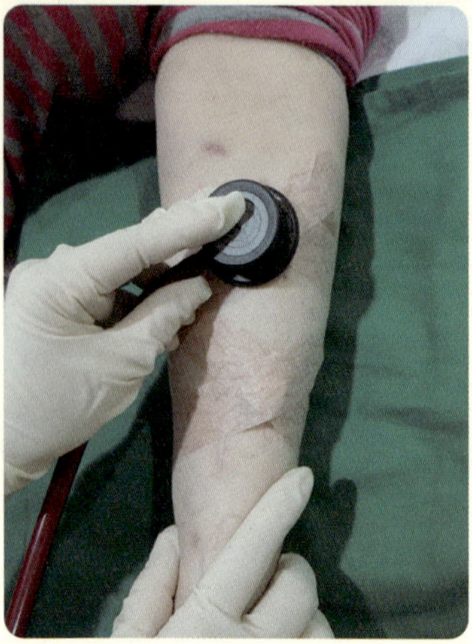

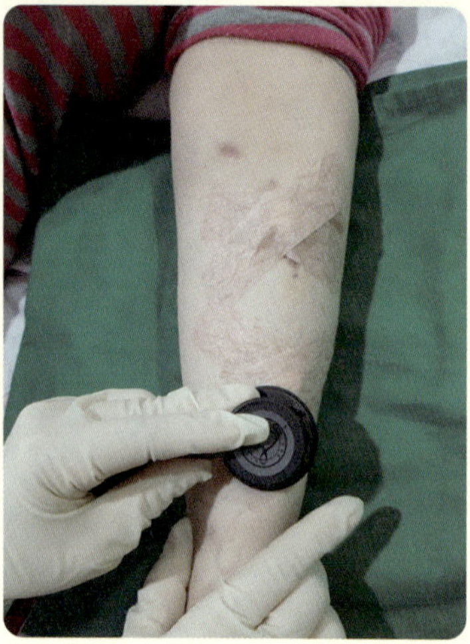

12 투석 후 체중 측정을 확인한다.

13 투석기록지에 활력징후, 투석 후 체중, 이상징후 등을 기록한다.

4 카테터 환자의 혈액투석 시작

카테터 환자의 혈액투석 과정 중 감염관리를 위해 모든 투석과정에서 손위생과 무균술을 시행하고 카테터 조작은 꼭 필요한 경우가 아니면 가급적 제한한다. 세부적인 사항은 각 병원의 프로토콜과 감염관리 지침을 따른다.

목적

- 과도한 수분과 노폐물을 제거하기 위함이다.
- 고칼륨혈증을 교정하기 위함이다.
- 대사성 산증을 교정하기 위함이다.

준비물품

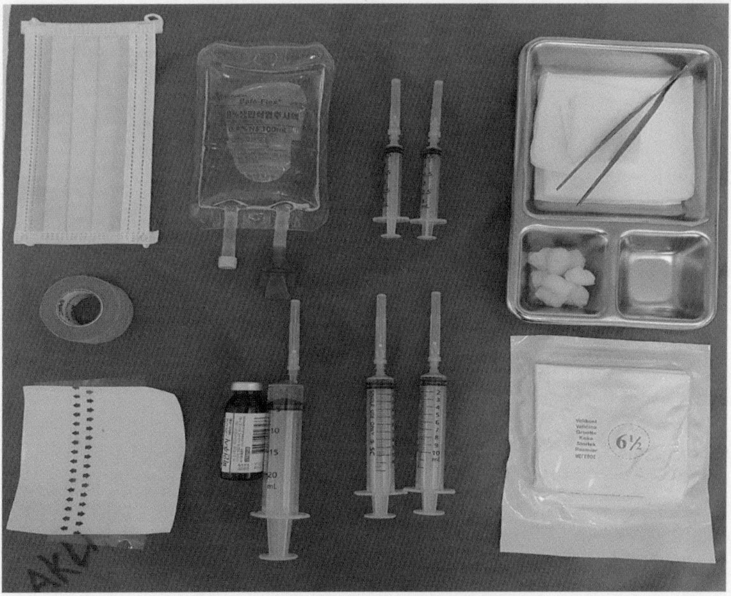

그림 4-4 카테터 환자의 혈액투석 시작 준비물품

- Dressing set: 2% 클로르헥시딘 볼 9~10개, Y-거즈 2장, 2x2 거즈 2장, 3x3 거즈 2장, 4x4 거즈 6장, 3ml 주사기 2개, 10ml 주사기 2개, 헤파린(1:1000U) 20ml 1개, 20ml주사기 1개, 100ml 생리식염수 1개
- 멸균장갑, 소독포
- 드레싱 필름(카테터 삽입부위 소독 후 고정용), 종이테이프, 마스크

가 카테터 환자의 혈액투석 시작과정

1 환자의 이름을 확인하고, 활력징후, 투석전 체중을 확인한다.

① 환자의 전반적인 상태를 확인하고 출혈의 유무를 확인한다.

② 투석기계 모니터 화면에 투석전 체중-건체중(Dry wt)=초여과(TUF)량과 헤파린량을 셋팅한다.

2 손을 씻은 후 마스크를 착용한다.

① 이전에 드레싱 되어 있던 거즈 및 종이테이프 등을 제거한다.

② 도관 삽입 부위에 감염증상의 유무를 관찰하고 만약 염증 소견이 보이면 주치의에게 보고한다.

3 소독포를 접어 도관 아랫부분에 넓게 깔아준다.

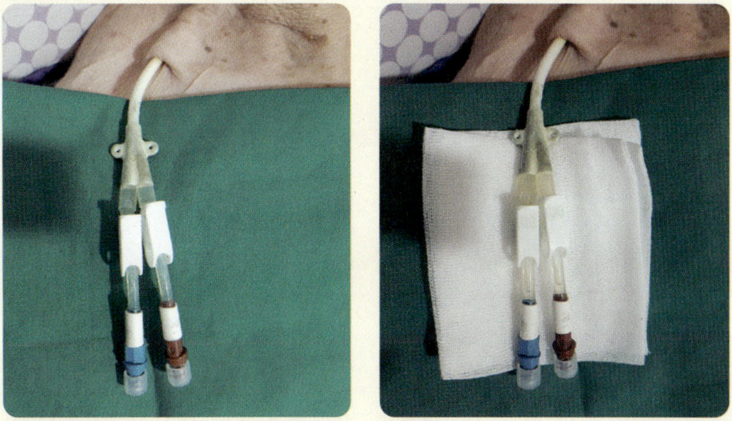

4 멸균장갑을 착용한다.

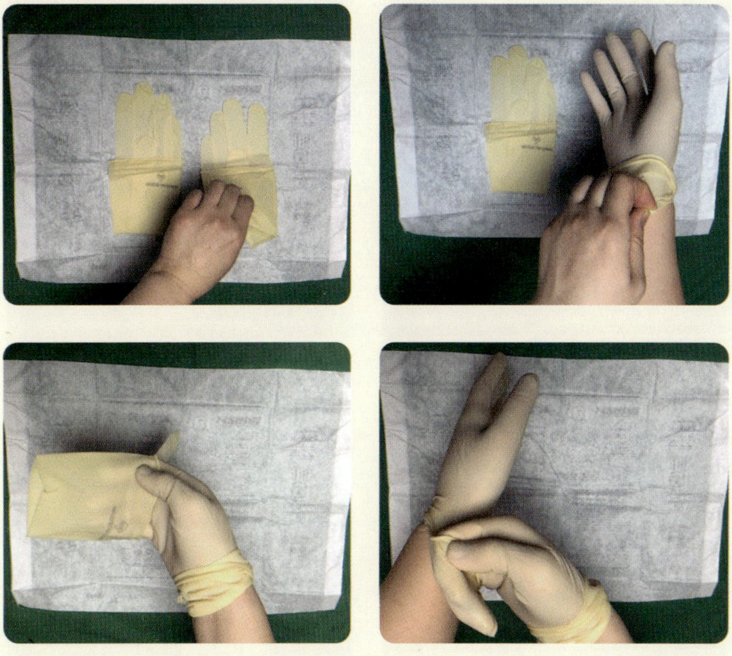

5 클로르헥시딘 볼을 집어서 도관 삽입 부위를 소독한다.

① 이때 소독방법은 삽입부위의 중앙에서 시작하여 바깥쪽으로 둥글게 원을 그리면서 하되, 한번에 1개씩 클로르헥시딘 볼을 사용한다. 도관은 안쪽에서 바깥쪽으로 소독한다.

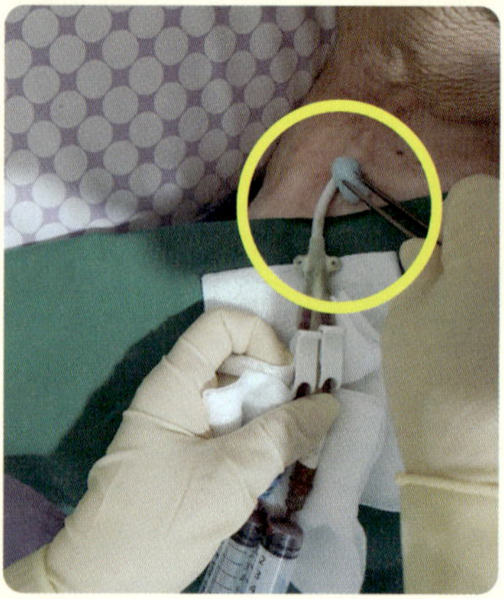

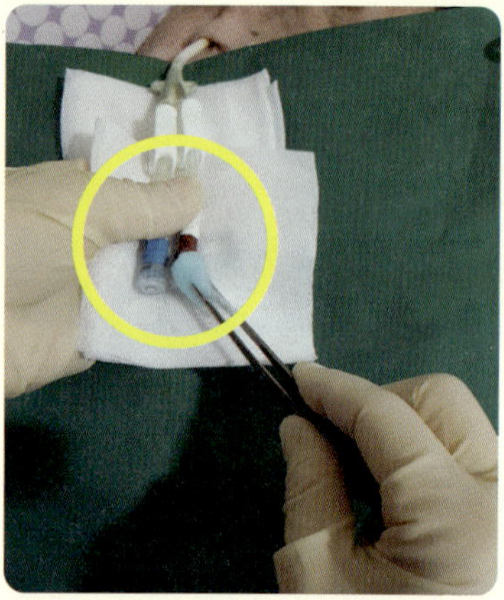

6 도관 끝을 막고 있는 헤파린 cap을 제거한 후 클로르헥시딘 볼로 각각 닦고 3ml 주사기를 연결한다.

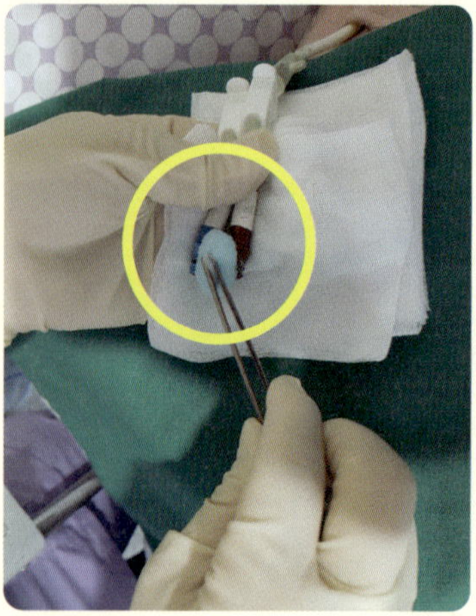

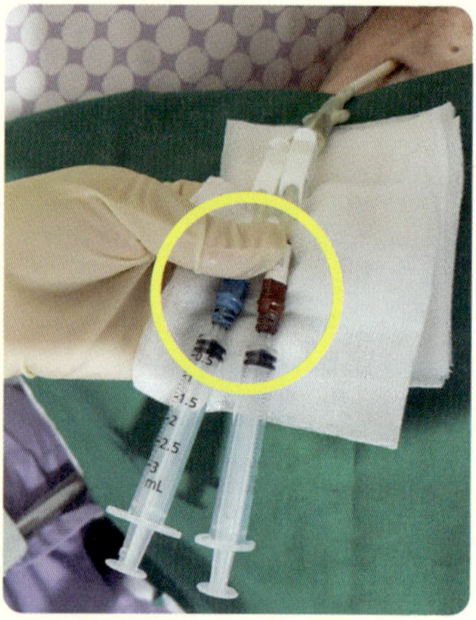

7 도관의 A-lumen(빨간색), V-lumen(파란색) 모두 각각 2.0ml 정도씩 뽑아 버린다.

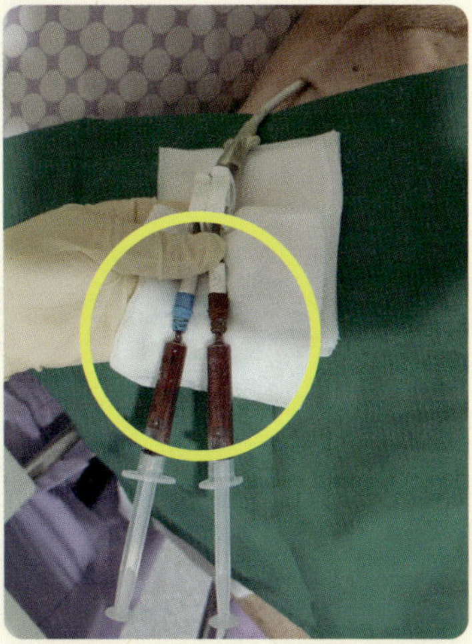

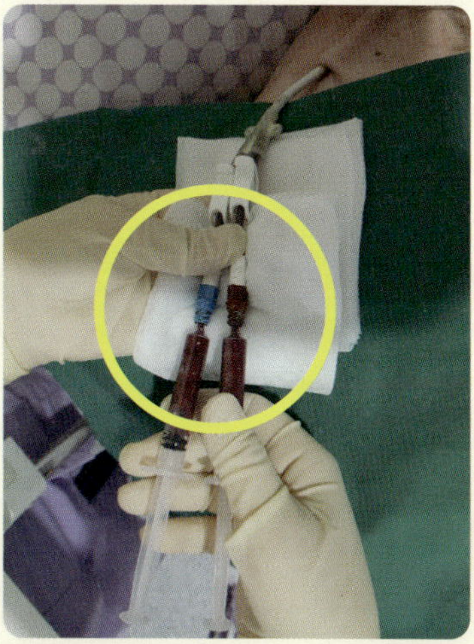

8 생리식염수가 들어있는 10ml 주사기를 사용하여 regurgitation하여 function을 확인한다.

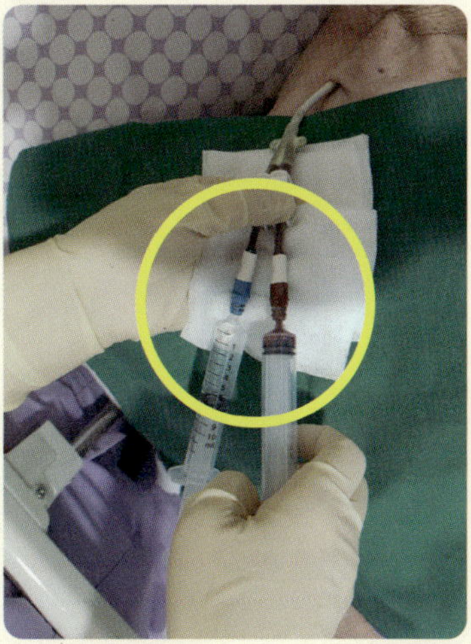

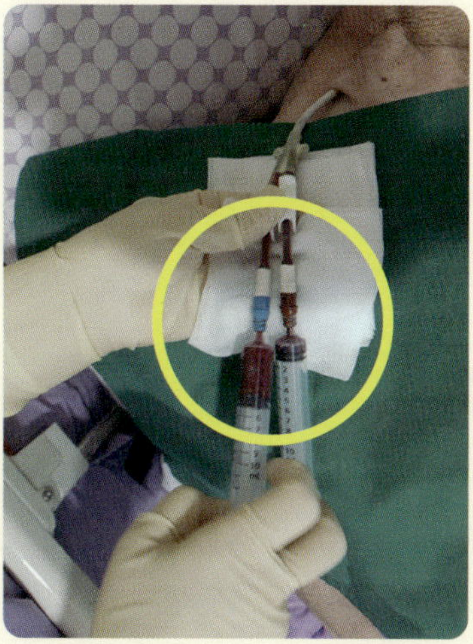

9 도관 삽입 부위는 Y-거즈를 댄 후 그 위에 2x2 거즈와 3x3 거즈를 덧대어 드레싱 필름(카테터 삽입부위 소독 후 고정용)으로 고정한다.

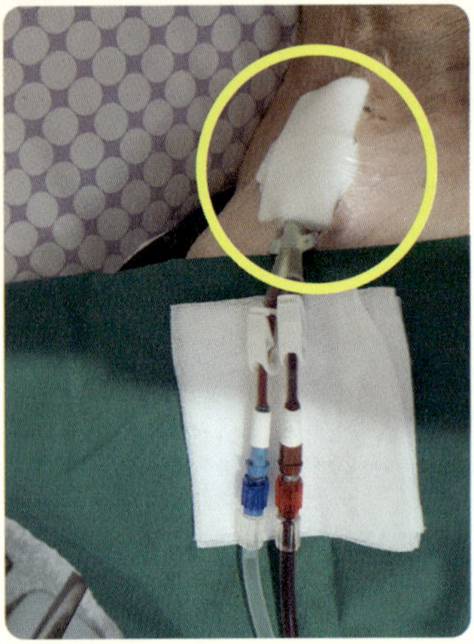

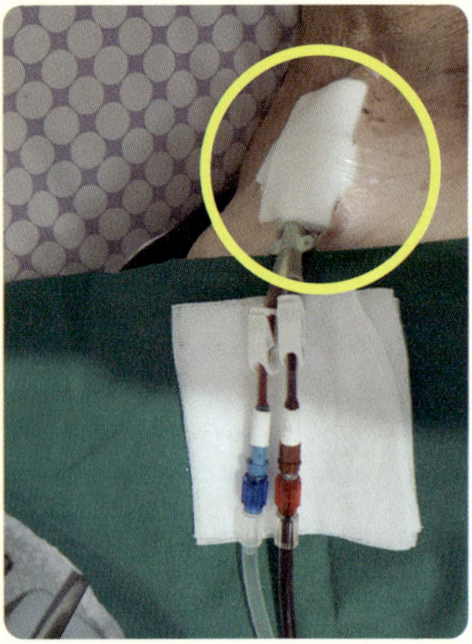

10 bleed를 시작하기 전에 한 번 더 투석연결회로(blood tubing line)의 생리 식염수쪽과 수액세트의 클램프(clamp)를 재확인한다.

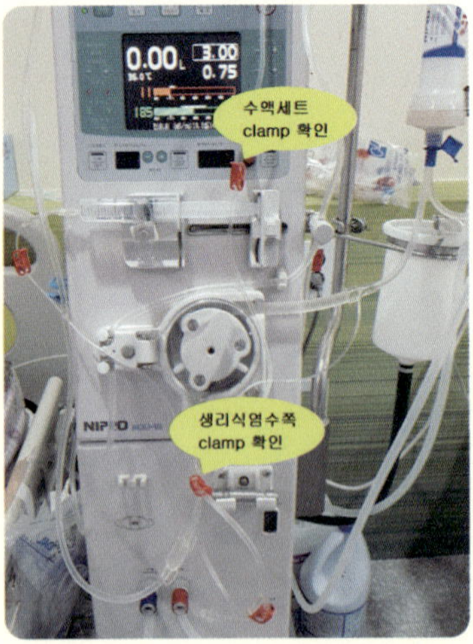

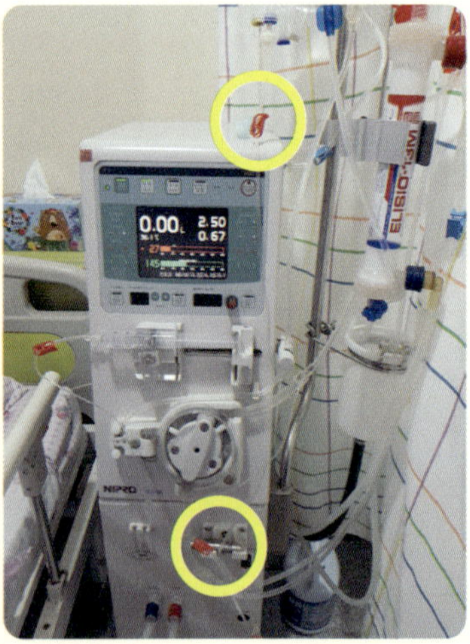

11 환자의 도관의 A-lumen(빨간색)입구와 투석연결회로(Blood tubing line)의 동맥라인 입구를 연결 후 양쪽에 있는 클램프를 동시에 풀어준다.

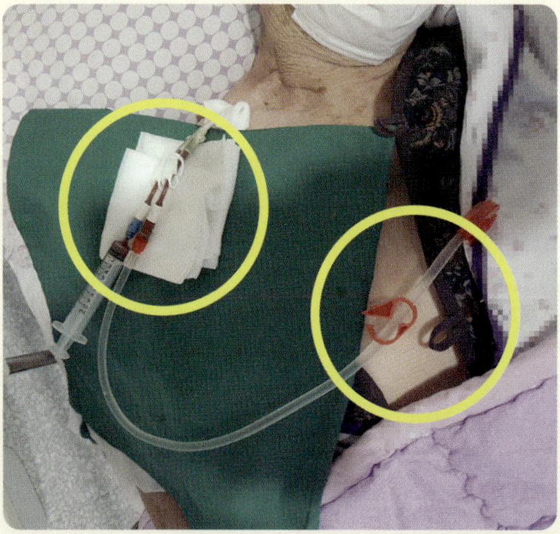

12 BFR 150~180ml/min으로 pump를 돌리며 bleed 한다. 이때는 집중해야 한다

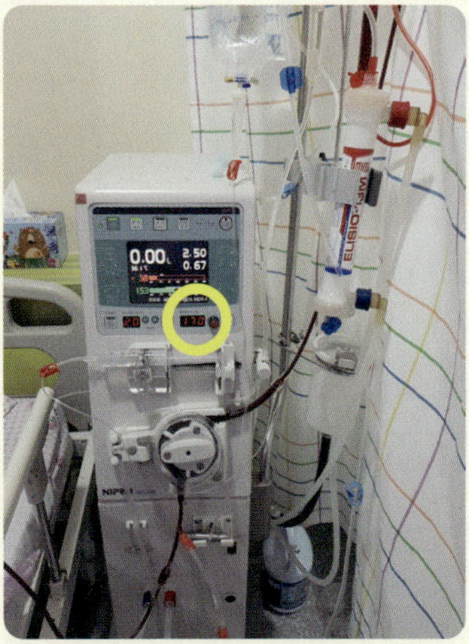

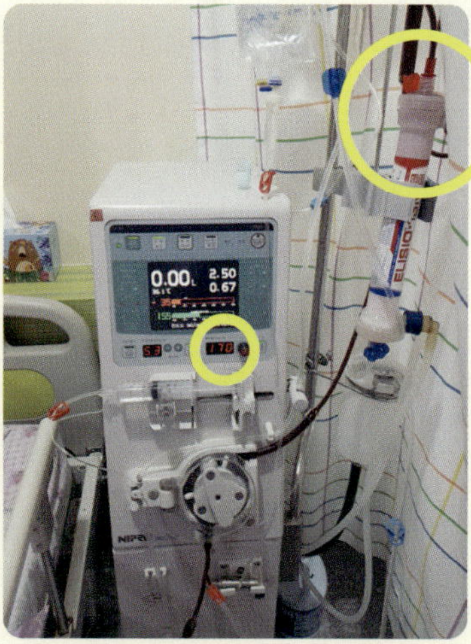

13 혈액이 투석기를 통과할 때 쯤 초기 헤파린 용량을 주입하고 유지 헤파린용량을 확인 후 ON 버튼을 누른다.

① heparin을 주입 시 "빨리보냄" 버튼을 누르면 셋팅된 초기헤파린이 자동 주입된다.

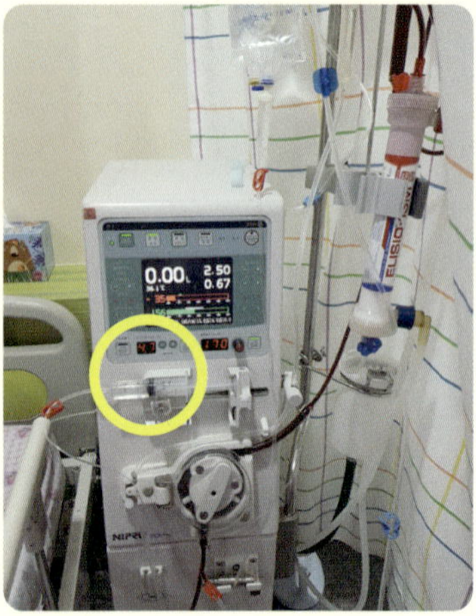

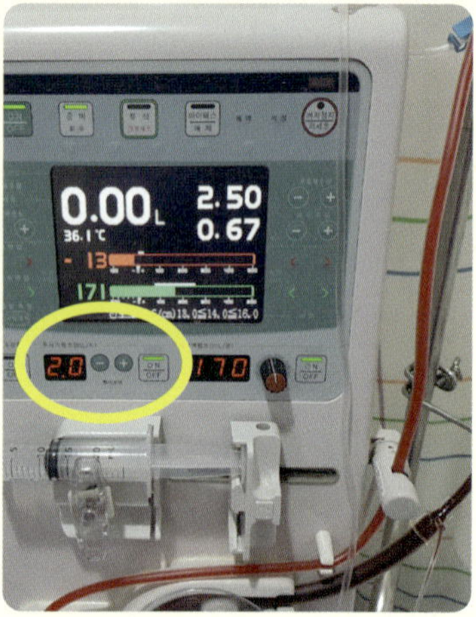

14 혈액이 투석기를 통과하여 정맥 chamber 상단에 혈액색깔이 보이면 펌프를 멈추고 정맥라인을 클램프한다.

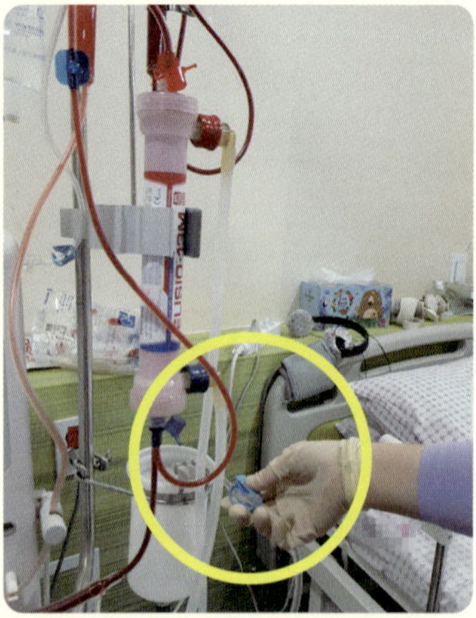

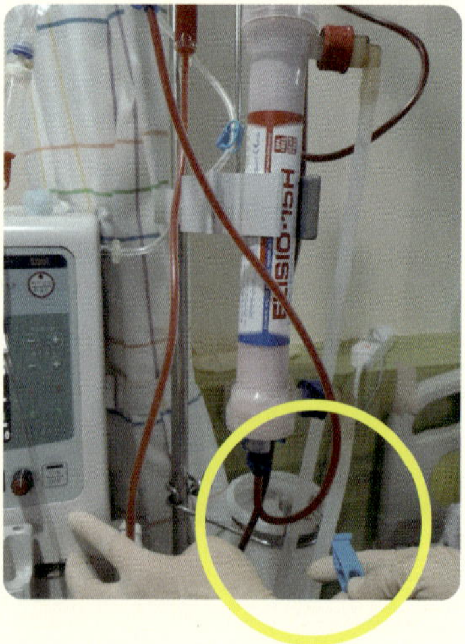

15 환자의 도관 V-lumen(파란색) 입구와 투석연결회로(blood tubing line) 정맥라인을 연결한 후, 양쪽에 있는 클램프를 동시에 풀어준다.

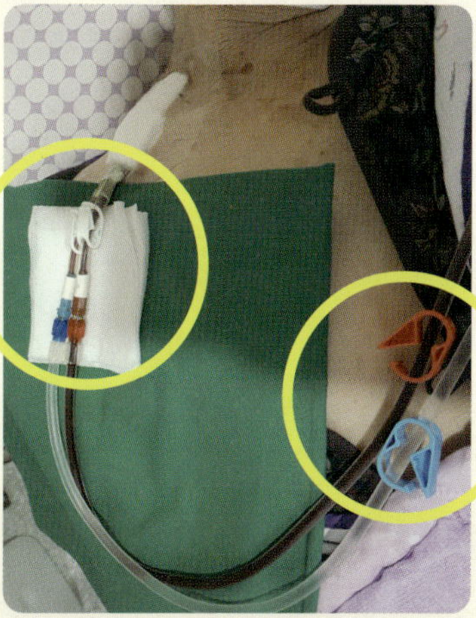

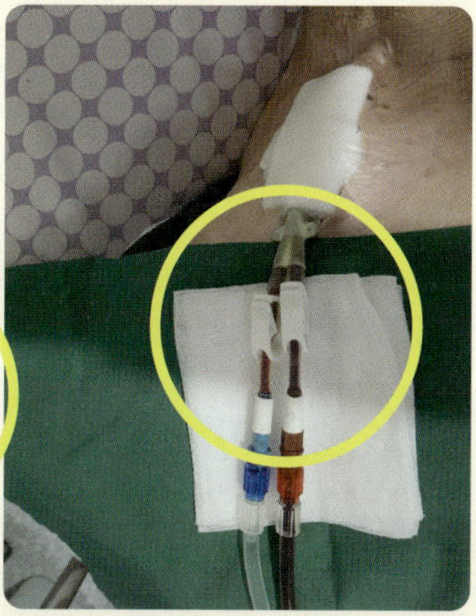

16 라인의 연결이 끝나면 투석 버튼을 누르고 target BFR까지 올려준다.

① 이때 BFR 180ml/min로 시작하여 서서히 환자의 target BFR까지 올려준다.

② target BFR(250~300/ml/min)올린 후 AP(arterial pressure/VP(vein pressure) 관찰한다.

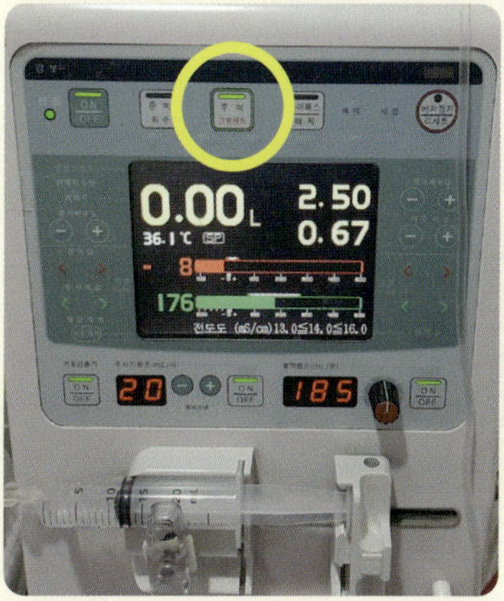

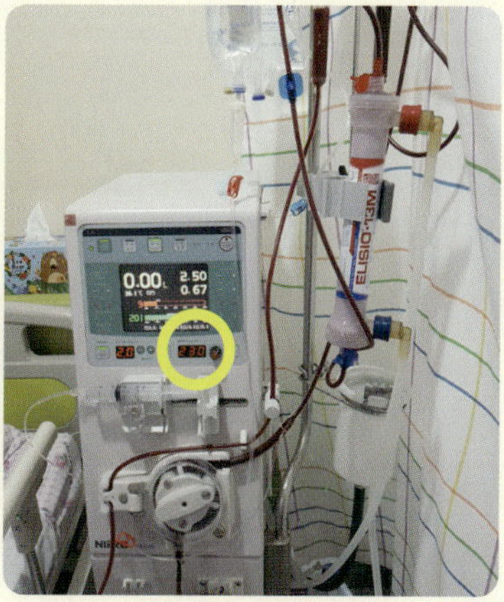

17 투석연결회로(blood tubing line)를 테이프로 잘 고정하여 정리한다.

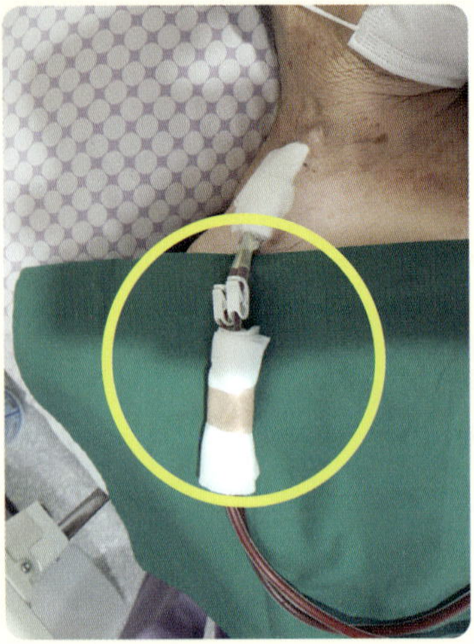

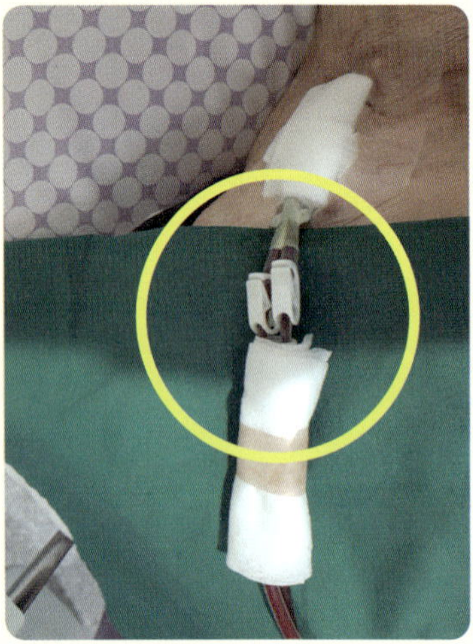

18 투석기록지에 환자의 주 호소, 활력징후, 정맥압, TUF, 투석시작시간 등을 기록한다.

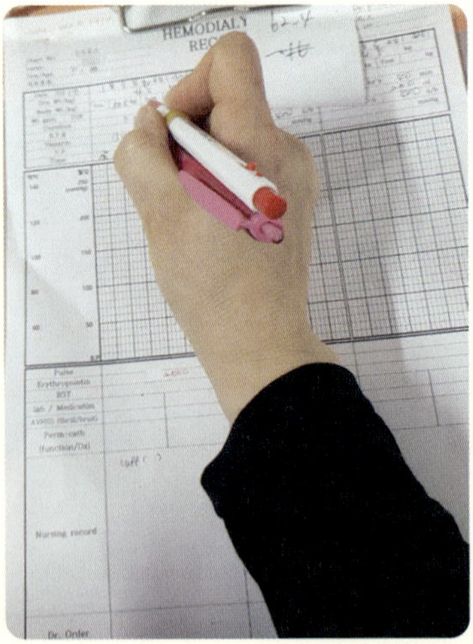

5 카테터 환자의 혈액투석 종료

목적

혈액투석을 끝내기 위함이다.

준비물품

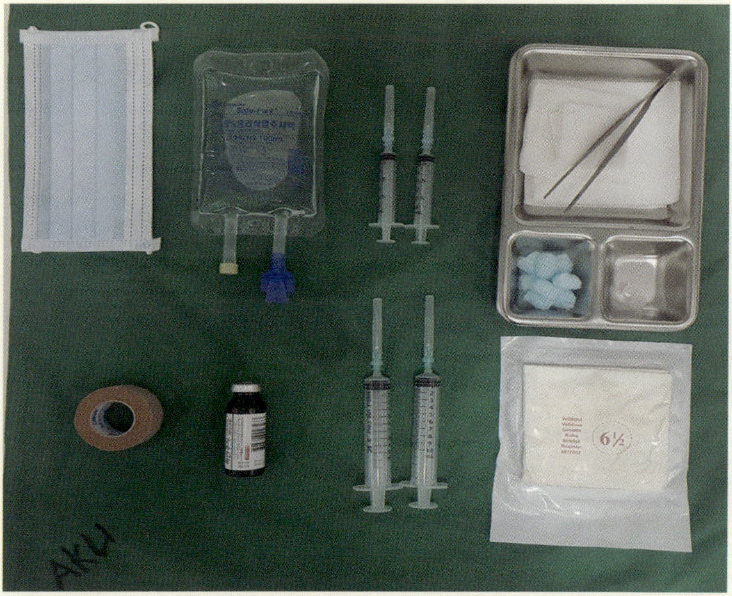

그림 4-5 카테터 환자의 혈액투석 종료 준비물품

- Dressing set: 2% 클로르헥시딘 볼 5~6개, 4×4 거즈 6장
  10ml 주사기 2개, 3ml 주사기 2개, cap 2개
- 헤파린(1: 1,000U/mL) 20,000U/20mL 1개, 100ml 생리식염수 1개
- 멸균장갑
- 종이 테이프, 마스크

가 카테터 환자의 혈액투석 종료 과정

각 병원의 투석 매뉴얼에 따른 프로토콜을 따른다.

1	활력징후를 측정하고 환자의 상태를 확인한다.

2	혈액투석 종료 알람을 확인하고, 투석기계의 준비/회수 버튼을 누른다.

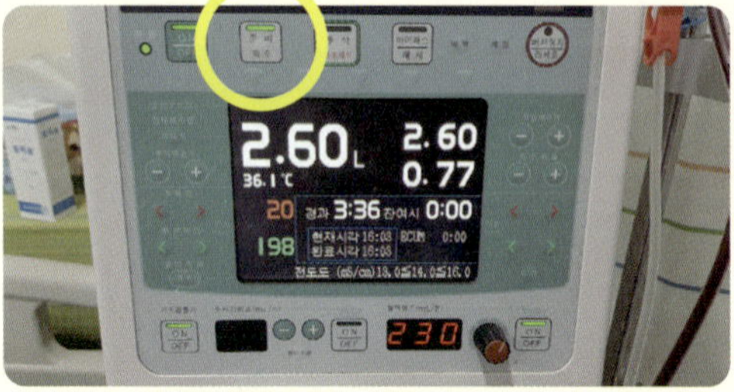

3	손을 씻고 처방약제 확인 후 혈액투석회로의 정맥주입 포트로 약제를 투약한다.

① EPO를 주사한다.(정맥으로 주는 경우 정맥 chamber 상단의 주입 포트를 알콜솜으로 닦은 후 주입한다.)

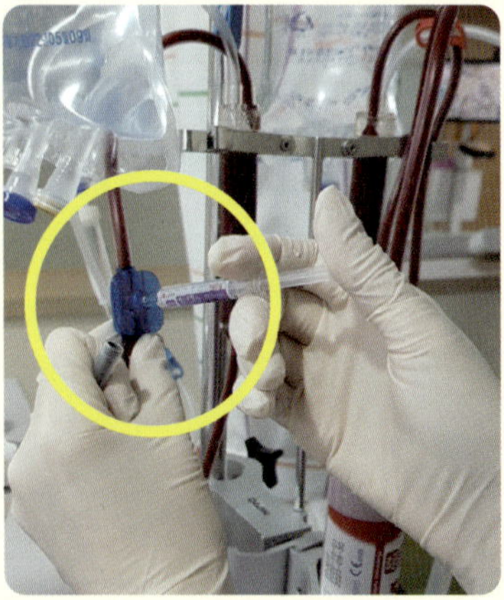

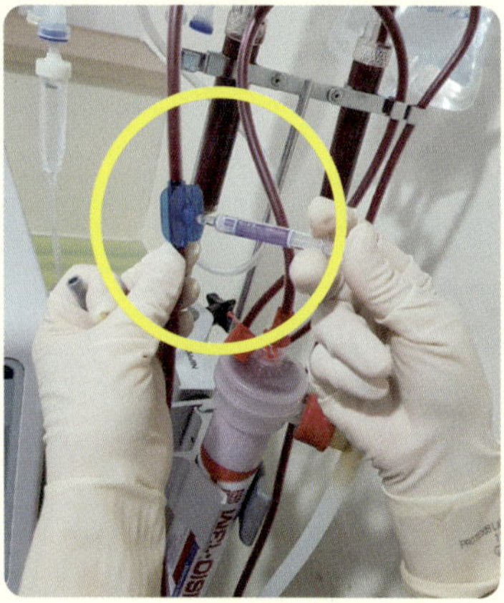

4	펌프를 멈추고, 투석연결회로 동맥라인(생리식염수 쪽 라인과 연결된 상단)을 kelly로 클램프하고, 중력으로 동맥라인의 혈액을 환자에게 넣어준다. 동맥라인을 클램프 한다.

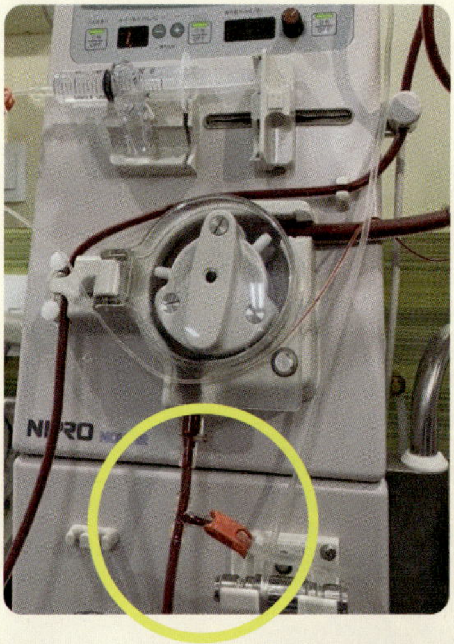

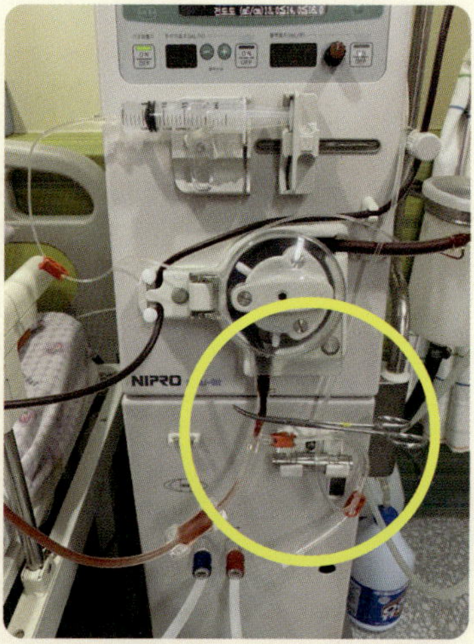

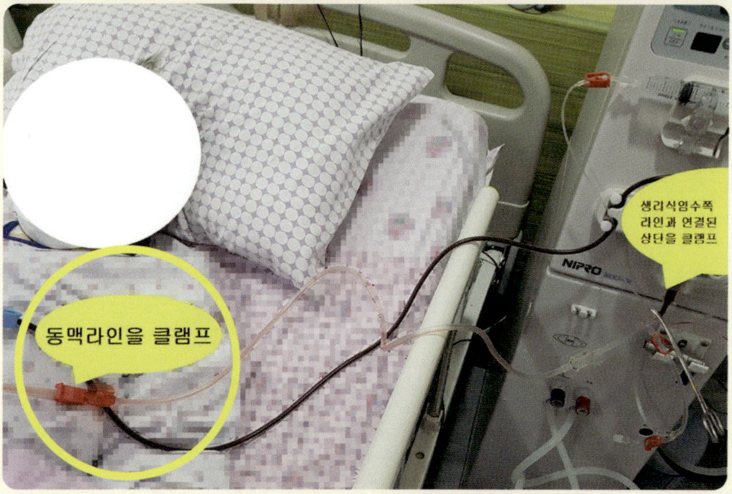

5	투석연결회로 동맥라인(생리식염수 쪽 라인과 연결된 상단)을 kelly로 클램프한 부분을 풀어주고 펌프를 켠다.

>> 동맥라인(생리식염수 쪽 라인과 연결된 상단)을 kelly로 클램프한 모습

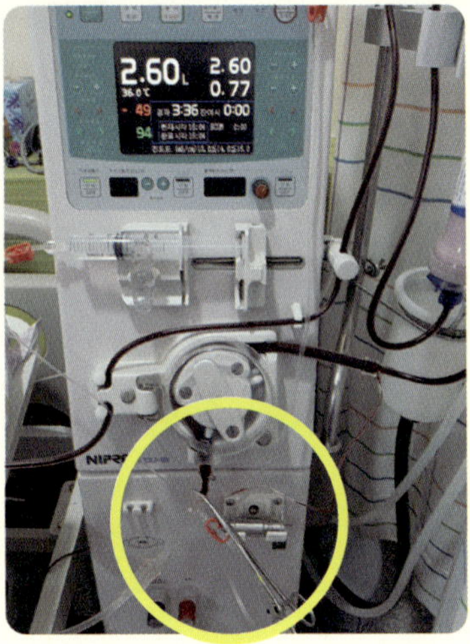

>> 동맥라인(생리식염수 쪽 라인과 연결된 상단)을 kelly로 클램프한 부분을 풀어주고 펌프를 켠 모습

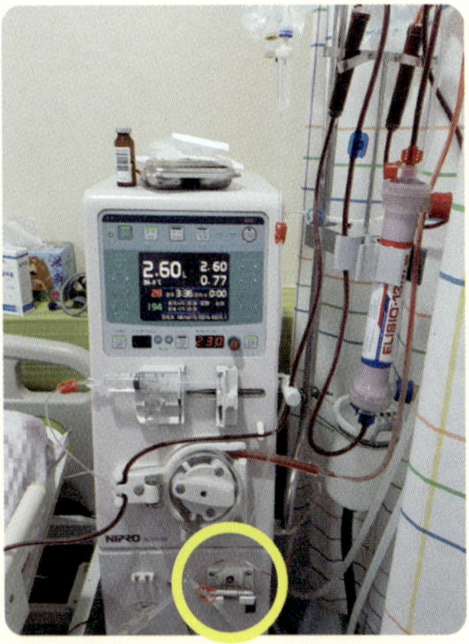

6 BFR을 180~200ml/min을 유지하며 혈액을 회수한다.

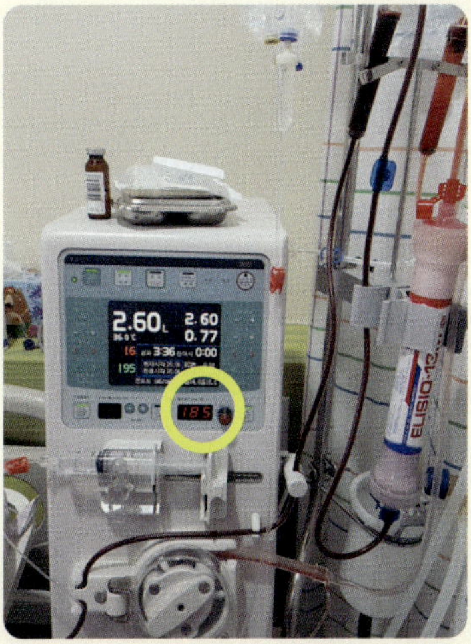

7 정맥라인 끝부분에 있는 혈액까지 거의 들어가고, 라인 전체의 혈액 색깔이 연해지면 펌프를 멈춘다.

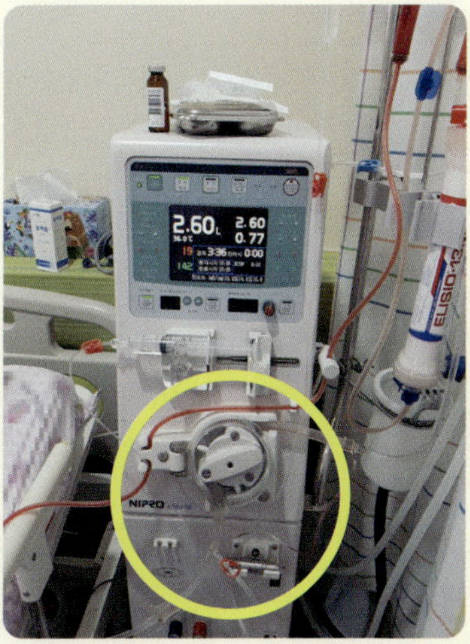

8 투석연결회로의 정맥라인과 도관의 V-lumen(파란색)을 클램프 한다.

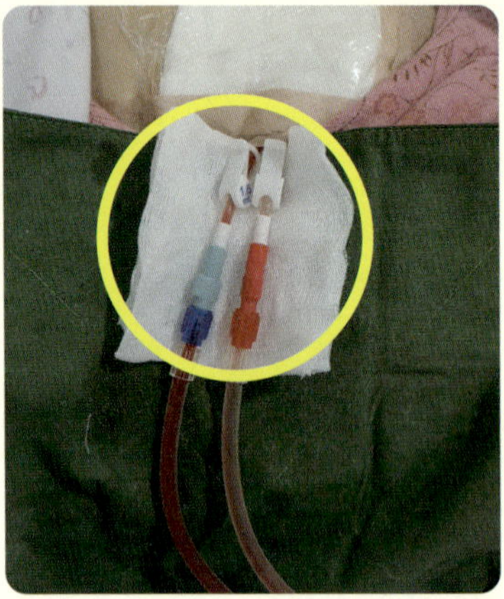

9 마스크를 착용한다.

10 멸균장갑을 착용한다.

11 클로르헥시딘 볼을 집어서 도관과 투석연결회로의 연결부위를 소독하고 분리한다.

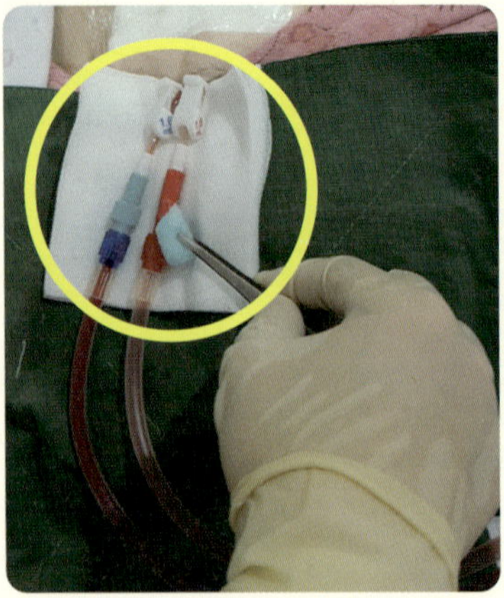

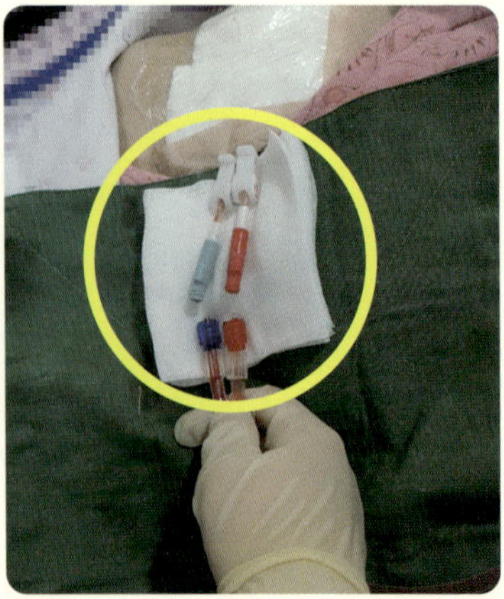

12 식염수가 든 10ml 주사기를 도관에 각각 연결하여 생리식염수를 주입 후 클램프 한다.

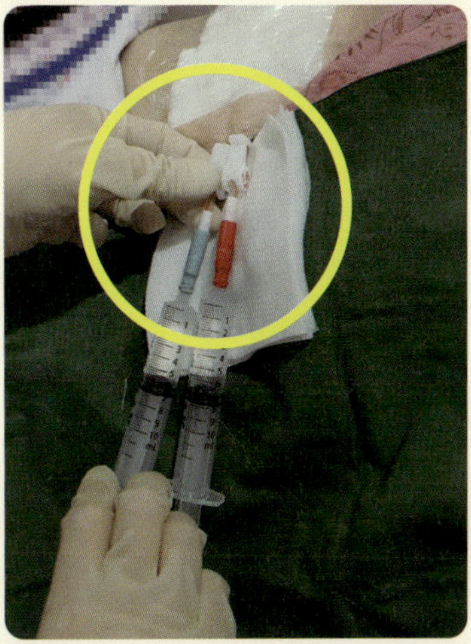

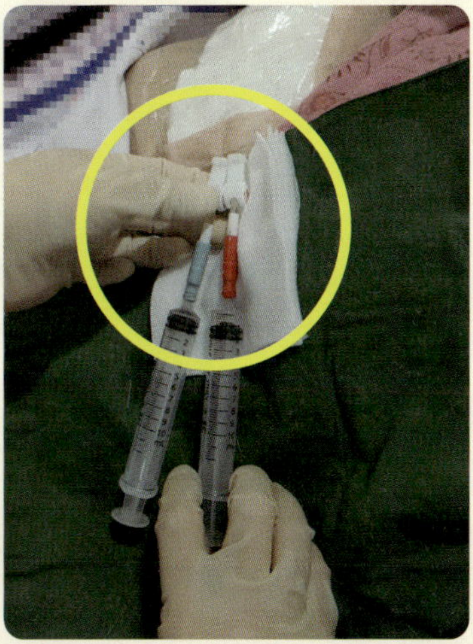

13 헤파린이 든 3ml 주사기를 각각 연결하여 헤파린을 도관에 적혀진 용량만큼 천천히 넣어준 후, 도관을 클램프 한다.

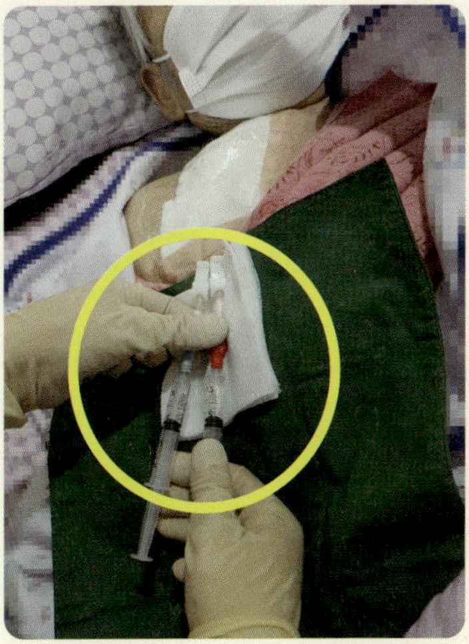

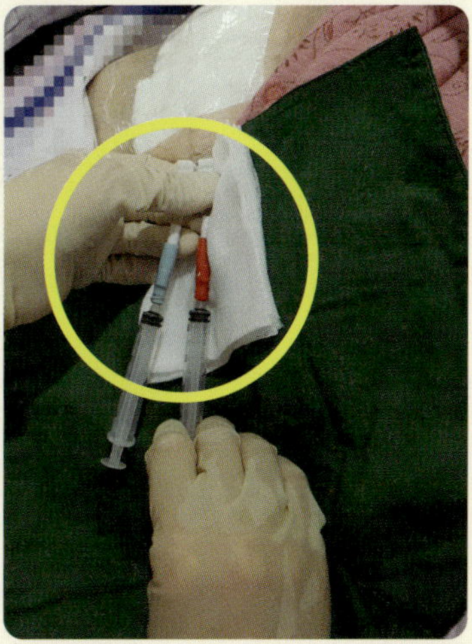

14 cap으로 도관의 끝을 막아주고 소독한다.

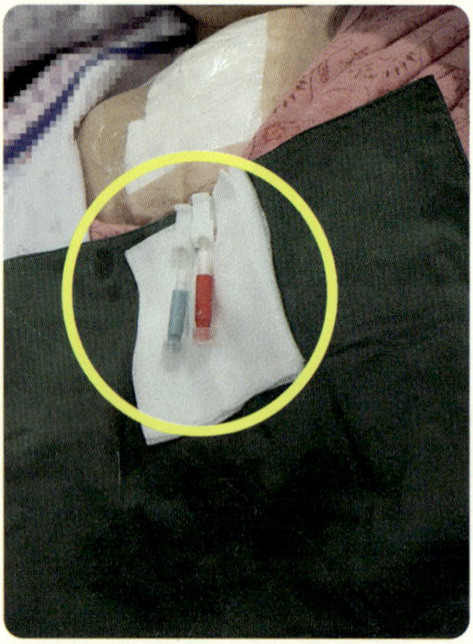

15 도관을 4×4 거즈로 감싼 후 고정한다.

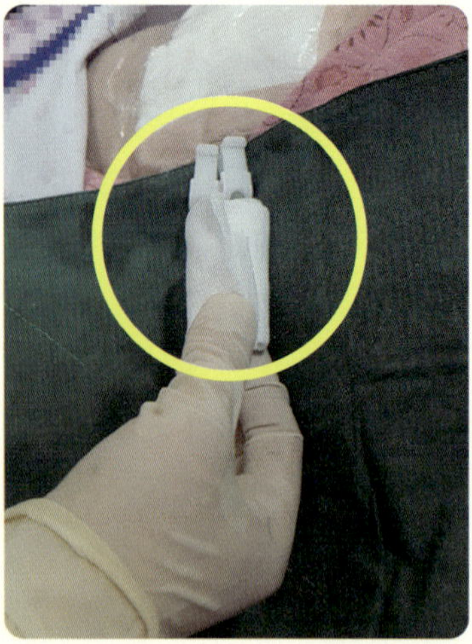

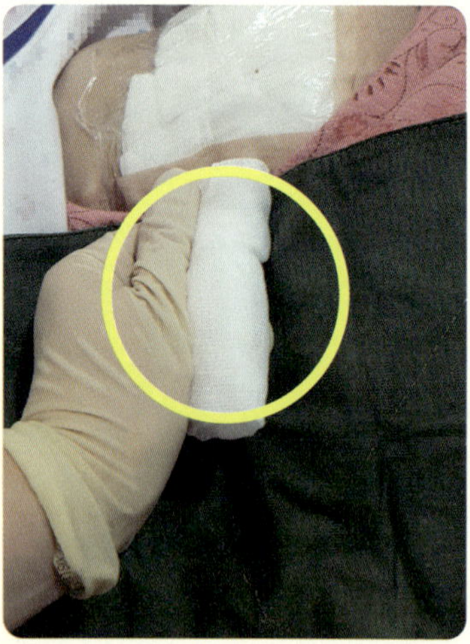

뭣이 중헌디!

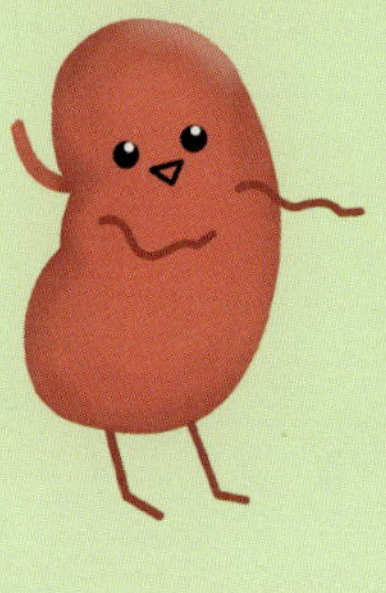

05

임상검사

I 혈액 투석 대상자의 임상검사

- 정기검사항목 및 검사주기(혈액투석 적정성 평가 충족기준)

<table>
<tr><th colspan="3">월 검사(일반)</th></tr>
<tr><th>검사주기</th><th>분류</th><th>검사명</th></tr>
<tr><td rowspan="3">1개월</td><td>혈액학검사</td><td>Hemoglobin / hematocrit
Platelet count</td></tr>
<tr><td>혈장단백검사</td><td>Total protein
Albumin</td></tr>
<tr><td>일반화학검사</td><td>Glucose
BUN
Creatinine
Uric acid
Na(sodium)
K(potassium)
P(phosphorus)
Total Ca</td></tr>
<tr><td rowspan="5">3개월</td><td>영양관련검사</td><td>TIBC
Fe
Serum Ferritin
TSAT</td></tr>
<tr><td>내분비검사</td><td>PTH</td></tr>
<tr><td>일반화학검사</td><td>HbA1c(당뇨환자만 해당)</td></tr>
<tr><td>방사선 단순영상진단</td><td>Chest PA</td></tr>
<tr><td>혈액투석 적절도 검사</td><td>Kt/V & URR</td></tr>
<tr><td rowspan="2">6개월</td><td>바이러스성 간염 혈청검사</td><td>HBs Ag
HBs Ab
HCV Ab</td></tr>
<tr><td>순환기 기능 검사</td><td>EKG</td></tr>
<tr><td>1년</td><td>Viral maker 검사</td><td>HCV, HIV, VDRL</td></tr>
</table>

혈액검사 결과는 전반적인 환자 사정에 포함된다. 투석환자의 정상범위에서 벗어난 이상 결과에 대해서는 수용 가능한 범위에 따라 평가되어야 한다. 만성신부전 환자의 경우 검사결과 수치가 정상 범위까지 떨어지지 않을 것이다. 하지만 의료진은 투석을 받고 있는 환자에게서 수용 가능한 범위를 정해놓은 프로토콜을 따라야 하며 그에 따른 적절한 조치를 취해야 한다. 수용 가능한 범위 이상의 비정상 혈액검사에 대해서는 주치의가 적절한 조치를 취할 수 있도록 보고되어야 하고, 중재에는 투석처방이나 투약등의 변경이 있을 수 있다.

1 검사항목별 결과확인방법

가 헤모글로빈/헤마토크릿(Hgb/HCT)

헤모글로빈(Hgb)은 우리 몸의 모든 세포에 산소와 영양소를 운반해 주는 적혈구의 한 부분이다. 헤모글로빈 수치는 빈혈이 있는지를 알려준다.

헤마토크릿(HCT)는 우리 몸에서 만들어지는 적혈구를 측정하는 것이다.(낮은 헤마토크릿 수치는 빈혈이 있음을 의미한다.) 빈혈을 치료하기 위해서 조혈제라는 호르몬주사와 철분주사를 맞게 된다. 헤마토크릿 수치가 적정치에 이르면, 환자는 이전보다 기운이 나고 덜 피곤할 것이다.

요독증이나 투석을 받는 사람들은 빈혈과 심각한 헤마토크릿 저하를 가지고 있다. 원인은 다음과 같다.

- 적혈구를 생산하도록 골수를 자극하는 신장에서 만들어지는 호르몬인 에리스로포이에틴 생산 부전 또는 작용의 억제
- 적혈구의 짧은 생존기간

- 철분 섭취의 부족
- 혈소판 이상에 의한 코, 잇몸, 위장관 계통, 자궁이나 피부를 통한 출혈성 경향을 포함한 혈액 손실
- 투석과정으로 인해 생긴 혈액 손실

투석 후 혈액을 충분히 되돌려 주지 않거나, 투석기의 누출, 잦은 혈액검사 등이 빈혈을 유발한다. 적절한 투석을 받고 있는, 좋은 영양상태에 있으며 적당한 철분을 유지하고 섭취하는 환자들은 평상 시 헤마토크릿이 20~30% 사이에서 안정화 될 것이다. 에리스로포이에틴 생산이 정상보다 더 많을 수 있는 다낭성신증을 가진 환자를 제외하고는 일반적으로 헤마토크릿이 더 높이 올라가는 경우는 흔치 않다.

투석을 할 때 헤마토크릿을 향상 시키면 환자들은 더 좋은 상태를 느낀다. 투석을 하는 환자는 정상보다 상당히 적은 적혈구를 가지고 있고 호흡곤란과 피로를 더 쉽게 느낀다. 빈혈의 다른 증상으로 부족한 운동내성, 허약, 성기능 부전, 식욕부진과 명석한 사고를 하는데 어려움 등이 있다.

나 혈청 페리틴 및 철분포화도(Serum Ferritin & TSAT)

- TSAT(티셋: transferrin saturation) = $TSAT(\%) = \frac{Iron}{TIBC} \times 100$
- TSAT(티셋: transferrin saturation)과 혈청 페리틴은 몸속의 철분 상태를 측정하는 것이다. TSAT는 적어도 20% 이상이어야 하며, 혈청 페리틴은 최소 200이상이어야 한다. 헤마토크릿 수치를 목표 수치까지 올리기 위해서는 충분한 철분이 필요하다.
- 티셋과 페리틴은 환자의 몸 상태에 따라서 1~3개월 마다 측정한다.

항목	투석전 목표기준	기억할 사항
헤모글로빈 & 헤마토크릿 (Hgb & HCT)	Hb: 11g/dL 또는 HCT 30% 미만일 때 초기 치료를 시작 (목표 빈혈 교정치 - Hb: 11~12g/dL, HCT 33~36%) ★ 조혈제(에리스로포이에틴)는 호르몬의 재조합 형태이며 철분 저장을 적절히 유지되도록 하면서 빈혈을 치료한다. ★ 투여방법 일반적으로 일주일에 3번, 정기적인 투석의 마지막 단계에서 투석연결회로의 정맥라인의 주입포트로 투여하거나 피하주사(K/DOQI는 피하주사방법이 정맥주사보다 더 효과적이라고 제안한다. 피하주사로 투여할 때, 주사 부위는 번갈아 사용되어야 한다. 대분의 투석환자는 피하주사로 맞을 경우 불편감을 호소하기 때문에 정맥 주사를 더 선호한다.) ★ 자세한 사항은 각 병원의 프로 토콜을 따른다. ★ 수혈 ① 적혈구 수혈: 산소의 운반력을 증가시키기 위해 사용되며 심혈관계 위험요소가 없는 경우 수혈의 역치는 Hb 7~8/dL이다. (단, 역치가 절대적 수혈 요구치는 아니다.) 적혈구 수혈 1단위 당 보통 1g/dL를 증가 시킨다. ② 수혈 전 준비: 수혈자의 ABO(Rh) 항원에 대한 혈액형, Ab screen test, 공혈 cross matching ※ 주의사항: 혈액 분출 30분 안에 수혈 시작되어야 하며 4시간 내 수혈을 마쳐야 한다. 부작용이 나타날 시 즉시 수혈을 중단하고 응급조치 및 주치의에게 보고한다. ★ 자세한 사항은 각 병원의 프로토콜을 따른다.	- 조혈제(에리스로포이에틴)의 주된 합병증은 적혈구 증가로 인해 이차적으로 혈액의 점성을 증가시킴으로 혈압을 상승시키는 것이다. - 헤마토크릿이 상승할 때, 적혈구가 투석기를 통과하면서 빠르게 독소(예: 크레아티닌, 칼륨)를 제거할 수 없기 때문에 투석효과는 다소 떨어진다. - 조혈제의 저반응성 원인은 철분부족, 감염과 염증, 만성혈액 손실, 골 섬유증, 알루미늄 독성, 이상 혈색소증(겸상적혈구빈혈증 같은), 엽산/비타민 B12 결핍증, 다발성골수종, 영양실조와 용혈이 포함된다. - 만성 조혈장애가 있는 혈액투석 환자에 있어서 수혈요법은 절대적인 치료가 될수 없지만 투석과정에서의 과다 혈액손실이나 호흡곤란, 심기능 저하 등의 증상이 동반된 빈혈의 경우 치료의 득과 실을 고려하여 수혈이 결정된다.

Iron TIBC Serum Ferritin TSAT	★ 철분제 에리스로포이에틴 사용 환자에서 철분이 적혈구 생산에 빠르게 사용되어지기 때문에 환자로부터 지속적으로 손실이 발생한다. ① 철분 치료의 치료여부를 결정하는 요소 - TSAT(Transferritin saturation) 감소 (25~35% 유지) - $TSAT(\%) = \frac{Iron}{TIBC} \times 100$ - Serum ferritin 200ng/ml 이하 ② 적응증 TSAT 20%미만, Serum ferritin 200ng/ml 이하시 K/DOQI guide line 에서 권장하는 50~100mg 의 정맥용 철분제를 주 1회, 10번의 투석치료 시 투여할 것을 권장한다. 다만, TSAT 50%이상, Serum ferritin 800ng/ml 이상 시 중단한다. ★ 자세한 사항은 각 병원의 프로토콜을 따른다. ③ 오늘날 정맥용 철분제제의 새로운 형태는 이전의 정맥용 철분제제보다 아나필락시스 반응이 줄어들었다. 다른 철분제는 시험 용량이 요구되지 않는 반면, iron dextran은 사용전 시험 용량을 사용해 보도록 권고 되고 있다. 저혈압(일반적으로 복용 횟수와 관련된), 경련, 오심, 과민반응에 이르기 까지 다양한 부작용이 철분 정맥 주사시 발생된다. 정맥용 철분제는 항상 제조사의 설명서에 따라서 투여해야 한다. 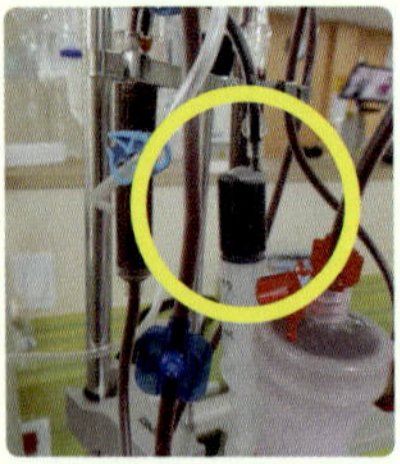	- 철분은 구강섭취와 동시에 정맥요법을 같이 하거나 따로 할 수 있다. 구강섭취는 인 결합제와 함께 복용해서는 안된다. 구강섭취로 철분이 처방되어지면 환자는 위장관 장애를 피하기 위해 항상 음식과 함께 약물을 복용해야 한다. - 환자는 조혈에 충분한 권장을 유지하기 위해 구강 철분 섭취와 정맥주사를 일반적으로 필요로 한다. 용량은 환자의 헤마토크릿과 TSAT에 의해 결정되어진다. - 철분축적이나 혈색소과다증은 반복되는 수혈, 과도한 철분섭취나 약물복용, 철분부족이 원인이 아닌 빈혈에 대한 철분제 사용, 또는 철분과다를 유발하는 특정 유전질환자에게서 발생한다. 오심과 구토, 설사, 간효소 상승이 나타난다.

다 칼륨, 포타슘(K, potassium)

혈액 내 칼륨 수치가 너무 높거나 낮으면 심장 문제를 유발하며 심지어 심장마비를 일으킨다. 칼륨 허용치에 유의하여 식이요법을 잘 지켜야 한다. 칼륨이 많고 적은 음식을 꼭 알아야 한다.

말기신부전 환자의 고칼륨혈증을 치료하기 위해 주기적으로 kayexalate를 쓴다. kayexalate는 대장에서 칼륨이온을 나트륨이온으로 대치하는 양이온 교환 수지이다. 이것은 수 시간에서 수일동안 혈액 중 칼륨을 교환시키거나 낮게 유지시켜 주지만 심각한 고칼륨혈증의 치료에는 효과적이지 않다. kayexalate는 구강으로 약을 복용하거나 보유(정체)관장을 시행한다.

라 나트륨(Na, sodium)

저염식사가 필요하며 과다 섭취시 부종이 나타나고 심장에 부담을 준다.

마 칼슘(Ca) 및 인(P, phosphorus)

- 칼슘(Ca)은 뼈를 강하게 하는데 매우 중요하다. 칼슘 수치가 너무 낮지 않게 유지하기 위하여 주치의 처방에 따라 비타민 D3 (예: calcitriol:로칼트롤)와 칼슘 보충제를 복용해야 한다.
- 혈액 내 인(P)이 정상범위 내에 있는지를 확인한다.
- 높은 인(P) 수치는 뼈를 약하게 한다. 식사나 간식을 먹을 때 마다 인결합제는 복용하고 식이요법을 잘 따라야 한다.

바 부갑상선호르몬(Parathyroid Hormone, PTH)

체내의 칼슘과 인의 불균형은 PTH 수치를 상승시킨다. 이것은 골질환을 유발할 수 있다. PTH 수치가 너무 올라가지 않도록 칼슘과 인의 균형을 유지해야 한다.

사 혈중요소질소(BUN) 및 크레아티닌(Cr)

혈중요소질소(BUN)은 과다한 단백질 섭취나 투석부족시에 높게 나타날 수 있다. 크레아티닌은(Cr)은 근육으로부터 생산되는 단백질이며 신장기능을 결정하기 위해 측정된다. 생성되는 양은 일정하므로 신장에서 제거되는 율에 따라 혈청 양이 결정된다. 생성되는 크레아티닌은 근육량과 관계가 있다. 노인들은 근육량 감소에 따라 생산량이 적어진다. 신장기능이 감소하면서 혈청 크레아티닌은 증가한다. 정상 크레아티는 수치는 0.5~1.5mg/dL이다. 혈청 크레아티는 수치는 식이나 체액량에 영향을 받지 않기 때문에 신장기능 평가를 위한 민감한 표지자로 가치가 있다. 만성신장질환자에서 가능한 범위는 12~20mg/dL이다.

아 투석적절도 및 요소제거율(Kt/V & URR)

투석적절도의 목표치(최소1.2) 또는 요소제거율의 목표치(최소 65%)에 도달하기 위해서는 투석치료에 빠지지 말아야 하며, 처방된 투석시간은 충분히 하도록 한다. 식사와 음료를 지시에 따라 섭취하면 편안하게 투석 받을 수 있다.

자 알부민(Albumin)

매일 식사에서 섭취되는 단백질과 열량으로 체내에서 만들어지는 단백질의 한 종류이다. 단백질과 열량을 충분히 섭취하지 못하면, 알부민 수치가 낮아지고 감염에 대한 저항성이 낮아지는 등의 건강 문제가 야기될 수 있다. 건강을 유지하기 위해서는 단백질과 열량을 적절하게 섭취하여야 한다.

차 혈당 및 당화혈색소(Gulcose/ HbA1c) - 당뇨환자

투석액의 화학적 조성은 정상 체액과 일치된 것으로 구성되어있다. 모든 환자가 200m/dL의 덱스트로즈(dextrose)가 적당하다고 정해져 있다. 당뇨환자에서도 이 정도의 당은 저혈당을 예방하고 고혈당을 개선시킨다.

당화혈색소(HbA1c)는 적혈구 내 헤모글로빈에 부착되어 있는 당을 측정하는 것으로 혈당이 높으면 헤모글로빈이 포도당과 포화되어 당화혈색소(glycosylated hemoglobin) 형태로 존재한다. 이 검사는 장기간의 혈당 관리에 대한 측정치로로 이전의 식이관리, 약물치료에 대한 이행도를 측정하는 좋은 척도이다. 과거 2~3달 동안의 평균 혈당 조절을 측정한 값이다.

헤모글로빈 A1C와 당화(糖化)혈색소의 기준치		
Values for hemoglobin A1c		Values for glycosylated hemoglobin
2.2% to 4.8%	Nondiabetic adult	
1.8% to 4.0%	Nondiabetic child	
2.5% to 5.9%	Good glycemic control	<7.6%
6.0% to 8.0%	Fair glycemic control	7.6% to 8.9%
>8.0%	Poor glycemic control	≥9.0%

위의 표는 환자의 이행도의 중요성을 설명하고 식이와 약물치료에 조절에 이용된다.

카 요산 (Uric acid)

요산은 DNA purine body의 대사산물로 신장에서 배설되기 때문에 신장기능상실(신부전, renal failure) 되면 요산의 배설장애로 고요산혈증이 된다.

타 Chest X-Ray (흉부 X-ray)

심장과 폐의 상태를 보는 것으로 심비대(cardiomegaly), 폐부종(pleural effusion)이 있을 경우 체중을 줄이게 되고, 없을 경우에는 체중을 올리는데 주요 자료가 된다.

파 건체중 (Dry weight ; Target Weight; 목표체중)

건체중(목표 체중)에 맞추어 졌는지 알아보기 위하여 투석전과 후에 체중을 측정하게 된다.

하 1일 평균 체중 증가(Wt gain)

투석 치료 간 과도한 체중 증가는 몸이 붓고, 심장의 근육을 약하게 하며, 숨을 가쁘게 하고, 혈압을 상승시켜 투석하는 동안 몸을 힘들게 만들 수 있다. 투석 치료 사이에 체중을 너무 많이 늘리지 않도록 허용된 물(수분)과 염분을 섭취하도록 해야 한다.

투석과 투석간의 허용 가능한 수분증가는 1.5kg이거나 몸무게의 3% 이내로 과도한 수분섭취는 고혈압과 좌심실 비대를 초래한다.

- 매월 검사 결과에 따라서 EPO, 필수약제 및 투석액이 변동될 수 있다.
- 바늘 가는 곳에 실이 따라가듯이 검사결과에 따른 주사 및 약제 처방을 함께 본다.
- 주치의가 검사결과와 변동된 약물에 대해 설명했다하더라도, 환자의 순응도를 높이기 위해 담당 간호사가 변경된 약제와 주사에 대해 이해하기 쉽게 재설명, 반복설명 해주어야 한다.
- 정기검사 항목의 정상수치를 기억하여 환자에게 검사결과를 설명하거나 약제에 대한 설명 시 참고자료로 활용하도록 한다.

2 말기신장질환 환자의 임상검사 수치

말기신장질환(End-Stage Renal Disease, ESRD)

- 정상수치는 정상 신장기능에서의 수치이다.
- 투석 환자에서 수용가능한 수치도 제시하고 있다.
- 다양한 요소들이 혈액검사에 영향을 미치며, 식이섭취는 이 중의 하나이다.
- 기저질환, 치료의 적절도, 투약, 합병증 등이 임상검사 수치에 영향을 줄 수 있다.

정상수치	투석환자 정상수치	기능	식이변경 및 약물변경
1. 나트륨 (Sodium, Na) 135 ~ 145 mEq/L	135 ~ 145 mEq/L	- 대부분 음식에 포함되며 소금에 있음. 소금이 많이 함유된 음식섭취는 갈증을 유발함 - 환자가 너무 많은 수분을 섭취할 경우 나트륨을 희석시켜서 혈중농도는 낮게 나타남 - 만일에 환자가 나트륨을 많이 섭취하고 수분을 섭취하지 않을 경우 나트륨은 증가함 - 다량의 나트륨과 수분은 혈압을 올리고 수분과다, 폐부종, 울혈성 심부전의 원인이 됨	고↑: 수분상태를 측정, 수분 증가가 많을 경우 환자에게 저염식이를 하도록 권장 - 수분증가가 적을 경우 환자의 투석간 체중증가가 1.5kg(또는 몸무게의 4% 미만)인지, 드물지만 탈수가 되었는지 확인함 저↓: 수분 증가가 많을 경우 환자에게 저염 저수분 식이를 교육, 수분 상태를 평가; 환자가 많은 양의 수분을 섭취할 가능성이 큼 - 투석간 체중증가를 4% 이내로 제한하고 환자에게 저염식이와 일당 수분량을 24시간 소변량 + 두컵(720ml)으로 제한할 것을 교육함

정상수치	투석환자 정상수치	기능	식이변경 및 약물변경
2. 칼륨 (potassium, K) 3.5~5.5mEq/L	3.5~ 5.5 mEq/L	- 대부분의 고단백식이, 우유, 과일, 야채에 함유됨 - 근육의 활동, 특히 심장에 영향을 미침. 고농도에서는 심정지의 원인이 될 수도 있음. 낮은 농도에서는 근육 허약감. 심방세동 등의 증상	고↑: 고칼륨혈증을 일으킬 수 있는 위장출혈, 외상, 약물 등을 확인 - 한 끼 식사에 250mg, 하루 2,000mg 이하로 칼륨량을 제한하도록 함 - 투석액을 저칼륨용액으로 사용할 것을 고려. 다음 치료 시 혈중 농도를 재측정 저↓: 식이에 고칼륨 식이를 첨가하고 혈중 칼륨 농도를 재측정. 식이 변경이 효과가 없다면 고칼륨 투석액 사용을 고려
3. 혈중요소질소 (Urea nitrogen, BUN) 7~23mg/dL	50~ 100 mg/dL	- 단백질 분해의 노폐 산물 - 크레아티닌과 다르게 식이에 의해 영향을 받음. - 투석에서 잘 제거됨	고↑: 투석이 잘 되지 않는 경우 ekt/V nPNA 측정 저↓: 투석량이 적은 경우, 환자가 요독증 때문에 잘 먹지 못하는 경우 혈중요소질소가 낮음 근육의 소실을 동반함.
4. 크레아티닌 (Creatinine) 0.6~1.5mg/dL	15 mg/dL 미만	- 정상 근육 분해산물이며 투석에 의해 조절됨. - 환자들은 정상인처럼 24시간 신장이 일하지 않기 때문에 크레아티닌이 높음	- 투석은 정상적으로 크레아티닌 농도를 조절함. 낮은 농도는 투석이 잘 되거나 근육량이 적음을 의미함 - 투석 효율을 측정하기 위해 투석동안 요소청소율(kt/v)을 측정함 - 체중이 감소하고 있는 환자는 더 많은 근육을 분해하며, 따라서 크레아티닌 농도가 더 높아질 것임. 그러한 환자에서는 체중감소를 줄이기 위해 더 많은 단백질과 열량을 섭취할 수도 있음

정상수치	투석환자 정상수치	기능	식이변경 및 약물변경
5. 요소제거율 (Urea reduction ratio, URR) N/A $URR(\%) = \frac{(PreBUN - PostBUN)}{PreBUN} \times 100$	N/A: 65% 이상	투석 도중 요소의 제거율을 측정함. 투석 전 농도와 후 농도 차이를 투석 전 요소 농도로 나눈 비율	식이 변경은 없으나 이화작용과 동화작용은 kt/V나 ekt/V에 영향을 미침
투석적절도 (e kt/V　N/A)	1.2이상	환자의 투석이 얼마 잘 이루어지고 있는지 정량적으로 측정하기 위한 수학적 공식 투석기의 요소 청소율과 치료 시간(분)을 곱한 값을 환자의 체표면적으로 나눈 값	식이변경없음. 고↑: 높은 값은 더 나은 예후와 관련이 있음. 저↓: 1.2 이하의 값은 사망률 및 이환율과 관련이 있음
KT/V N/A	혈액투석 1.4 이상 복막투석 2.0이상	요소평형이 적용되지 않음	식이조절없음
nPNA N/A	0.8~1.4	- 체내 단백 대사율을 보기 위한 수식, 감염, 열, 수술, 외상 등과 같은 이화상태가 아님을 추측할 수 있음 - 식이력이나 알부민과 함께 안정적인 단백 공급이 되고 있다는 좋은 지표가 됨 - "Normalized"는 환자의 "정상상태"나 이상체중에 맞추어진 상태를 말함	고↑: 환자는 단백섭취를 줄일 필요가 있음. 영양사와 상담이 필요함. 이화 상태일 수도 있음 환자가 다량의 단백질을 섭취할 수 있음 저↓: 환자가 단백 섭취를 늘려야 할 필요가 있음 환자가 아직도 소변을 보는 경우라면 적은 소변량이라 해도 검사결과에 크게 영향을 미치며, 48시간 소변을 모아 보도록 함.
6. 알부민 (Albumin, Alb 3.5~5g/dL	3.5 ~ 5.0 g/dL 3.4 g/dLl 이상	- 투석환자의 건강을 측정하는 좋은 지표 - 투석 시 단백질은 소실됨 - 알부민이 2.9 이하라면 수분은 혈관에서 조직으로 이동하여 부종을 야기함.(이 경우 투석으로 제거하기 어려움) - 투석 환자에서 저알부민혈증은 사망률과 높은 관련이 있음	저↓: 단백이 풍부한 식이: 달걀, 생선, 육류 섭취 권장. 단백보조제가 필요할 수도 있음 - 정맥 알부민 요법은 일시적으로 삼투압과 관련된 문제를 교정할 수 있지만 혈중 알부민 농도를 변화시키지는 못함

정상수치	투석환자 정상수치	기능	식이변경 및 약물변경
7. 칼슘 (Calcium, Ca) 8.5~10.5mg/dL	8.5 ~ 10.5 mg/dL	- 주로 투석 환자에서 섭취가 낮음. - 활성 비타민 D가 흡수에 도움이 됨 - 칼슘 * 인이 59 이상이면 안되며 칼슘이 조직으로 이동한다. - 칼슘은 알부민에 결합하고 있어 알부민이 낮을 경우 빠르게 낮아진다. 이러한 경우에 이온화 칼슘이 더 정확한 테스트가 됨	고↑: 환자가 활성 비타민 또는 칼슘제를 먹고 있는 경우라면 주치의와 함께 체크해야 함. 일시적으로 중단해야 함 저↓: 알부민 농도가 낮을 경우 이온화 칼슘이 낮아질 가능성이 있음. 환자는 칼슘 보충제를 식간에 활성비타민 D와 함께 섭취. 주치의와 함께 체크
8. 인 (Phorphous, P) 2.5~4.8mg/dL	3 ~ 6 mg/dL	- 유제품, 말린 콩, 땅콩, 고기에 있음. 뼈를 형성하고 신체 내 에너지를 생성하도록 도움 - 혈중 칼슘, PTH 농도, 식이 중 인의 농도 등이 영향을 미침. 칼슘, PTH 등이 정상일 경우, 정상보다 약간 높은 인 수치는 수용 가능함	고↑: 우유 및 유제품은 하루 1회로 제한. 환자에게 식사와 간식과 함께 처방대로 인결합제를 복용하도록 함. 인결합제 복용을 처방대로 하지 않는 것이 고인혈증 가장 일반적인 원인이 됨 저↓: 유제품을 1가지 더 첨가하거나 고인식이 섭취 및 인결합제를 줄여 줌.
9. PTH (I-PTH) 10~65 pg/mL	200 ~ 300 pg/mL	- 높은 부갑상선 호르몬은 혈중 칼슘 농도를 유지하기 위해 칼슘이 뼈 밖으로 밀려 나오는 것을 의미함. 이것은 이차성 부갑상선 항진증이라 불리며 신성골이영양증을 유발함 - 경구 또는 활성 비타민의 정맥주사는 PTH를 낮추어 줌	고↑: 환자가 경구약제나 정맥으로 활성 비타민을 투여받고 있는지 확인. 치료와 관련하여 주치의와 협의, 환자가 증상(고인혈증, 골통, 골절) 등이 있지 않으면 적극적 치료는 권장하지 않음 저↓: 가능한 치료 없음

정상수치	투석환자 정상수치	기능	식이변경 및 약물변경
10. 알루미늄 (Aluminum, Al) 0~10mcg/L	이하 40 mcg/L	- 알루미늄이 포함된 인결합제를 복용하는 환자는 알루미늄 독성이 생길 수 있으며 골질환과 치매의 원인이 될 수도 있음 - 6개월 마다 검사해야 함	고↑: 알루미늄 치료를 중단함
11. 마그네슘 (Magnesium, Mg)	1.5 ~ 2.4 mg/dL	마그네슘은 정상적으로 소변에서 배출되고 투석 환자에게는 독성을 나타낼 수 있음 마그네슘 우유 또는 말로스 같은 마그네슘 포함 완화제 또는 제산제 등이 고농도의 원인이 될 수 도 있음	식이 조절은 필요 없으며, 변비 시 섬유소와 같은 독성이 없는 방법을 사용. 마그네슘이 인결합제로 사용되면 농도는 더 자주 측정되어 야 함
12. 페리틴 (ferritin) 남:20~350 mcg/L 여: 6~350mcg/L	30 ~ 800 mcg/L with EPO 50mcg/L without EPO	간에 철분이 저장되는 형태 철분이 부족하면 적혈구 생성이 줄어든다	저↓: 철분이 함유된 식이는 잘 흡수되지 않음 대부분의 환자는 주사용 철분 보충이 필요함 인결합제와 동시에 복용하지 않도록 함
13. 이산화탄소 (CO2) 22~25mEq/L	22 ~ 25 mEq/L	투석 환자에서 소변으로 대사성 산을 배출하지 못하므로 자주 산증에 빠지게 된다 산증은 근육과 뼈의 이화작용을 증가 시킬 수 있음	저↓: ekt/V, 혈중요소질소, nPNA등을 체크함 경구용 중탄산염을 CO2 농도를 높이기 위해 투여하나 환자에게 심각하게 나트륨을 증가시킬 수 있음
14. 포도당 (Glucose) 65~114mg/dL	비당뇨 환자와 동일하게 300 mg/dL 미만으로 (patients with diabetes)	신장의 인슐린 대사 때문에, 인슐린의 반감기가 길어져 혈중 포도당 농도가 낮을 가능성 당뇨환자: 고혈당은 갈증을 유발	대부분 사람들은 에너지를 공급하기 위해 6~11회의 빵, 전분 곡물과 2~4회의 과일 공급이 필요함 혈당이 낮은 환자가 아니라면 당뇨환자에서 농축된 당은 피해야 함

- 각각의 병원의 투석실 마다 프로토콜이 다를 수 있어서, 감안하시길 바랍니다.
- 새로운 환자가 오면 보통 월초검사 + Viral maker(HBsAg/Ab, Anti HCV, HIV, VDRL)검사가 나가게 됩니다.
- 환자가 항혈전제(예: 와파린)을 복용하고 있는 환자라면 PT/PTT, INR 검사까지 나가게 됩니다.
- 월초 검사가 진행되고 나서 2주후에게 조혈제가 (EPO) 투여되지 않는 환자에 한하여 Hb/HCT 검사가 나가게 되며, 월초검사 때 검사 상 비정상적으로 높았던 전해질 수치(예: K, Ca, P 등)이런 검사들이 추가적으로 주치의 오더에 의해서 나가게 됩니다.
- 혈액투석실 간호사가 되면 매달 월초검사 결과를 적고 환자에게 설명을 하고 약물교육, 식이 교육을 하다보면 저절로 말기신장질환 환자의 임상검사 수치가 외워지게 됩니다.
- 혈액투석을 장기간동안 받았던 환자들은 본인의 검사결과 수치에 대해서 거의 알고 있습니다.
  - 장기간 투석 받는 환자들에게 설명과 교육을 제대로 하기 위해서는 항상 공부하고 환자에게 관심을 갖는 간호사가 되어야 합니다.

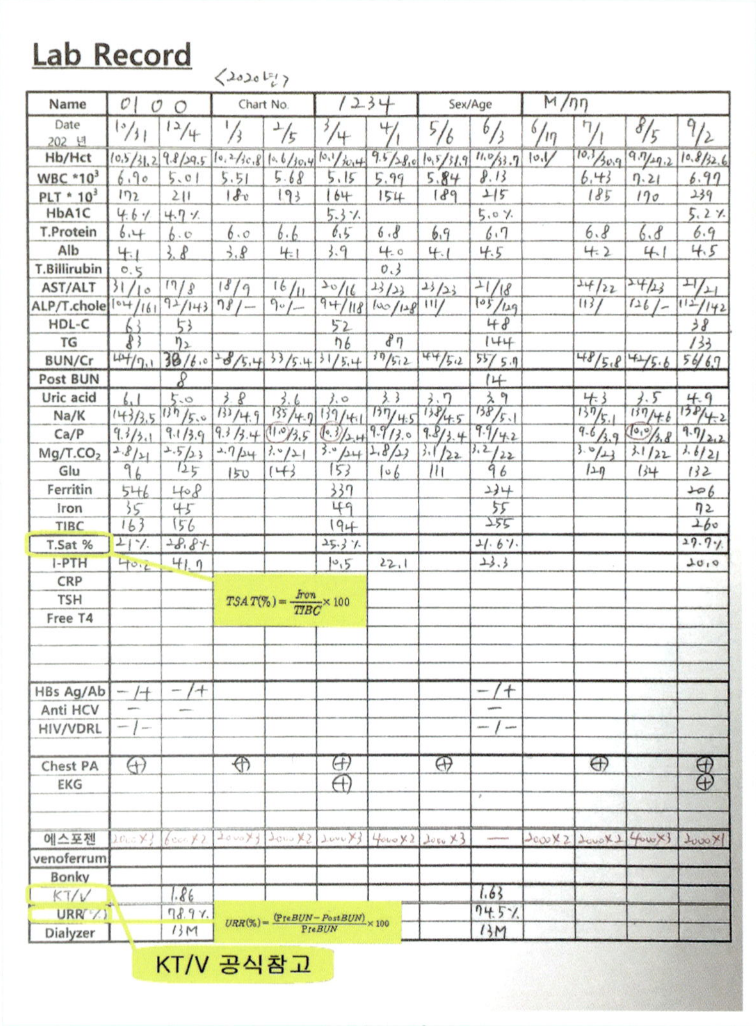

Lab Record

<2020년>

Name	0100		Chart No.		1234		Sex/Age		M/77			
Date 202 년	10/31	12/4	1/3	2/5	3/4	4/1	5/6	6/3	6/17	7/1	8/5	9/2
Hb/Hct	10.5/31.2	9.8/29.5	10.2/30.8	10.6/30.4	10.1/30.4	9.5/28.0	10.5/31.9	11.0/33.7	10.1/	10.3/30.9	9.7/29.2	10.8/32.6
WBC *10^3	6.90	5.01	5.51	5.68	5.15	5.99	5.84	8.13		6.43	7.21	6.97
PLT * 10^3	172	211	180	193	164	154	189	215		185	170	239
HbA1C	4.6%	4.7%			5.3%			5.0%				5.2%
T.Protein	6.4	6.0	6.0	6.6	6.5	6.8	6.9	6.7		6.8	6.8	6.9
Alb	4.1	3.8	3.8	4.1	3.9	4.0	4.1	4.5		4.2	4.1	4.5
T.Billirubin	0.5					0.3						
AST/ALT	31/10	17/8	18/9	16/11	20/16	23/23	23/23	21/18		24/22	24/23	21/21
ALP/T.chole	104/161	92/143	78/—	90/—	94/118	100/128	111/	105/129		113/	126/—	112/142
HDL-C	63	53			52			48				38
TG	83	72			76	87		144				133
BUN/Cr	44/7.1	38/6.0	28/5.4	33/5.4	31/5.4	37/5.2	44/5.2	55/5.7		48/5.8	42/5.6	56/6.7
Post BUN		8						14				
Uric acid	6.1	5.0	3.8	3.6	3.0	3.3	3.7	3.9		4.3	3.5	4.9
Na/K	143/3.5	137/5.0	133/4.9	135/4.7	139/4.1	137/4.5	138/4.5	138/5.1		137/5.1	137/4.6	138/4.2
Ca/P	9.3/3.1	9.1/3.9	9.3/3.4	11.0/3.5	10.3/2.4	9.9/3.0	9.8/3.4	9.9/4.2		9.6/3.9	10.0/3.8	9.7/2.2
Mg/T.CO_2	2.8/21	2.5/23	2.7/24	3.0/21	3.0/24	2.8/23	3.1/22	3.2/22		3.0/23	3.1/22	2.6/21
Glu	96	125	150	143	153	106	111	96		127	134	132
Ferritin	546	408			337			234				206
Iron	35	45			49			55				72
TIBC	163	156			194			255				260
T.Sat %	21%	28.8%			25.3%			21.6%				27.7%
I-PTH	40.2	41.7			10.5	22.1		23.3				20.0
CRP												
TSH												
Free T4												
HBs Ag/Ab	−/+	−/+						−/+				
Anti HCV	−	−						−				
HIV/VDRL	−/−							−/−				
Chest PA	⊕		⊕		⊕		⊕			⊕		⊕
EKG					⊕							⊕
에스포젠	2000×3	6000×2	2000×3	2000×2	2000×3	4000×2	2000×3	—	2000×2	2000×2	4000×3	2000×1
venoferrum												
Bonky												
KT/V		1.86						1.63				
URR(%)		78.9%						74.5%				
Dialyzer		13M						13M				

$$TSAT(\%) = \frac{Iron}{TIBC} \times 100$$

$$URR(\%) = \frac{(PreBUN - PostBUN)}{PreBUN} \times 100$$

KT/V 공식참고

그림 5-1 혈액투석실 검사기록지

혈액투석 KT/V(투석적절도) 및 URR(요소제거율)

	수치를 입력하세요!!		적요 및 비고
1. 투석전(前) BUN	71.50	mg/dl	투석전 혈중요소질소(predialysis BUN)
2. 투석후(後) BUN	22.60	mg/dl	투석후 혈중요소질소(postdialysis BUN)
3. 투석후(後) Weight	70.95	kg	투석후 체중(w:postdialysis body weight, kg)
4. 한외여과량(UF)	3.80	L	투석중 제거된 용적(UF: remove volume during dialysis, liters)

KT/V(투석적절도)

$$\text{sp KT/V} = -\ln\left(\frac{22.6}{71.5} - 0.008 \times 4\right) + \left(4 - 3.5 \times \frac{22.6}{71.5}\right) \times \frac{3.8}{70.95} = 1.413$$

URR(요소제거율)

$$\text{URR} = (71.50 - 22.60) \div 71.50 = 68.39\%$$

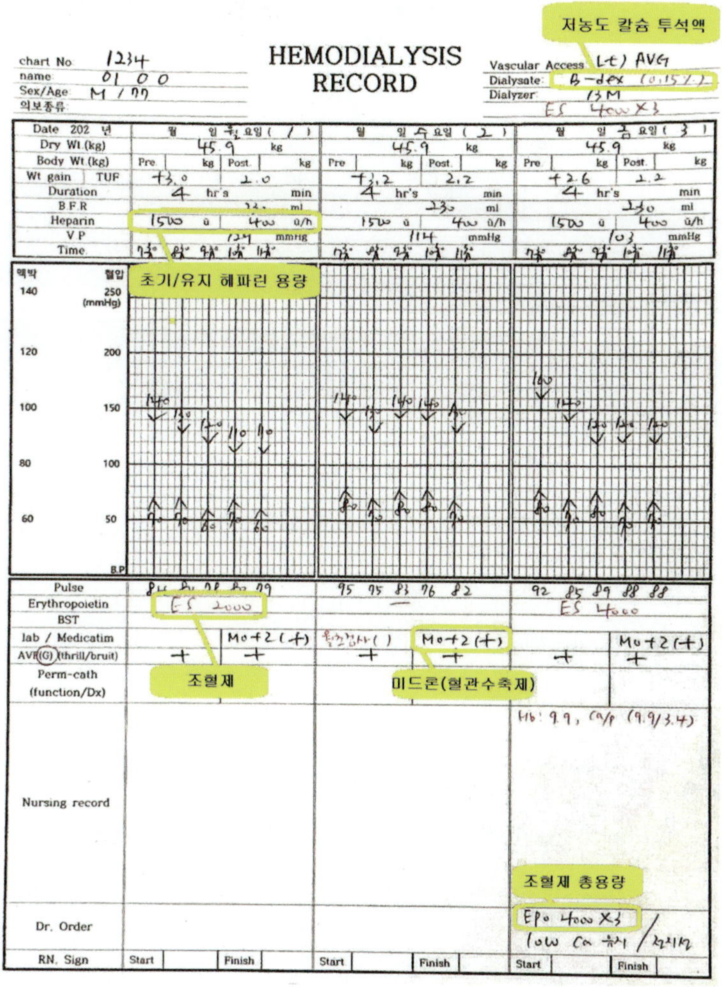

그림 5-2 혈액투석 기록지

3 채혈 보틀 종류별 검사항목

가 보라색(EDTA tube - blood cells 혈구)

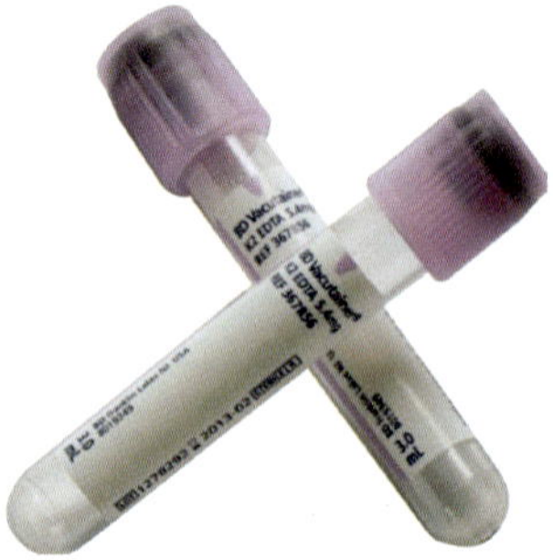

그림 5-3 EDTA 보틀을 흔히 CBC 보틀 이라고 하며, 흰색 보틀인 경우도 있다.

- 검체 채취량: 혈액 2-3ml / 보통 8~10회 흔들기

검사 항목

- CBC (Complete Blood Cell Count 전혈구검사)
- RBC (Red Blood Cell 적혈구)
- WBC (White Blood Cell 백혈구)
- PLT (Platelet 혈소판)
- Plasma Hb 혈색소/HbA1c(당화혈색소)
- ESR(erythrocyte sedimentation rate 적혈구침강속도: 염증수치)
- HCT(Hematocrit: 전 혈액중에 차지하는 적혈구 용적을 %로 나타낸 것)
- MCV(평균 적혈구 용적)

- WBC Differential Count(백혈구 수치 및 감별수치)
- neutrophil(호중구: 감염, 독성, 자극, 괴사, 용혈, 고혈압)
- lymphocyte(림프구: 전염성 단핵구증, 전염성 간염, 결핵, 림프성 백혈병)
- Monocyte 모노(단핵구: 감염후 회복기)
- eosinphil 에오진 (호산구: 피부질환, 기생충 감염)
- basophil 바소필(호염기구: 만성 골수성 백혈병)
- ABO type/Rh type (혈액형 검사)
- HbA1c / ESR/ PB smear / Ammonia

나 노란색(SST tube -serum 혈청)

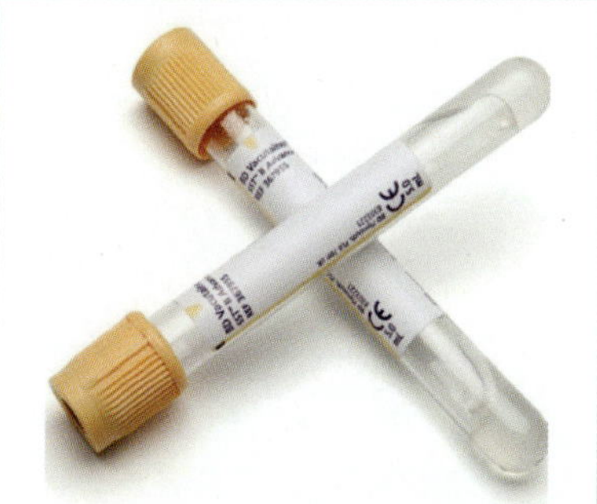

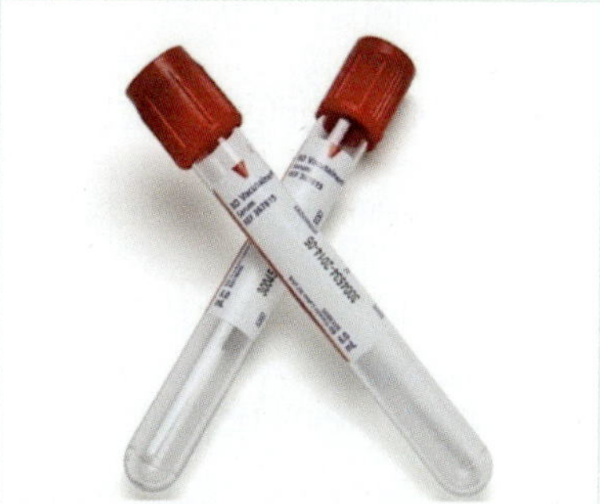

그림 5-4 SST 보틀을 흔히 LFT 보틀이라고 하며, 빨간색 보틀인 경우도 있다.

- 검체 채취량: 혈액 4-5ml / 보틀 흔들지 않기

검사항목

* LFT (Liver Function Test 간기능 검사)

- OT/PT 간수치 (AST : SGOT / ALT : SGPT)
- ALP(알칼리성인산분해효소)
- RFT(신기능 검사)
- BUN(혈액요소질소)
- creatinine(크레아티닌)
- UA(요산)
- HBsAg(B형간염 항원검사)/HBsAb(B형간염 항체검사)
- HCV(C형간염검사)
- VDRL(매독검사)
- HIV(에이즈검사)
- TG(중성지방 Triglyceride)
- Globulin(글로불린)
- Total bilirubin(총빌리루빈)
- Direct Bilirubin(직접 빌리루빈)
- albumin (알부민 : 혈장 단백질)
- Total protein(총단백질)

* chemical (생화학)

- TFT 갑상선기능검사(TSH감상선자극호르몬/ Free T4 유리 T4/ T4 티록신 / T3 트리 요오드 티로닌)
- CRP 정량 (C-reactive protein / C-반응성 단백: 염증수치)
- Insulin (인슐린)
- FBS/PP2(공복혈당/ 식후2시간 혈당)
- glucose(포도당)
- uric acid (요산)
- T-Cholesterol(총콜레스테롤)
- HDL cholesterol (좋은/고밀도지단백콜레스테롤)
- LDL cholesterol (나쁜/저밀도지단백콜레스테롤)
- r-GTP(감마지티피)
- Alk.phos(알칼리성 포스파타제)
- PSA (전립선암 검사)
- S/E 전해질 검사 Electrolyte (Na 나트륨/K칼륨수치: 혈장 전해질 농도)
- Cross Matching/ X-matching (교차적합시험: 공여자의 적혈구와 환자의 혈청을 반응시켜 응집여부를 보는 검사)
- CK- MB(심장효소 검사)

다 하늘색(Sodium citrate tube)

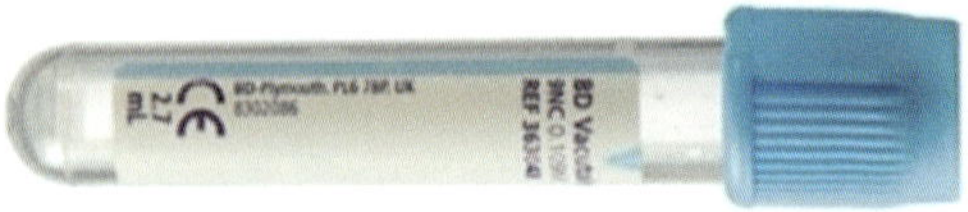

그림 5-5 sodium 보틀을 흔히 PT/PTT 보틀 이라고 한다.

- 검체 채취량: 혈액 2.7ml / 보틀 8-10회 흔들기

검사항목

- PT/aPTT(혈액응고검사)
- DIC (파종혈관내응고)
- FDP(피브린 분해산물)
- fibrinogen(피브리노겐: 섬유소원)
- 항응고제 즉 와파린제제 투여하시는분들 정기적으로 검사해서 양조절하실 경우 나가는 검사 (INR 수치로 약물조절)
- 항응고제와 혈액의 비율은 1:9 (응고제 0.3ml: 혈액 2.7ml)를 꼭 지키고, 응고 되지 않도록 충분히 혼합 한다.

라 회색(NaF tube)

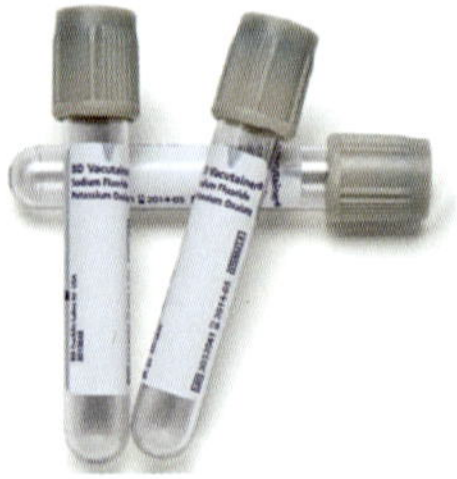

그림 5-6 NaF tube

- 검체 채취량: 혈액 2.5~3ml /보틀 8회 흔들기

검사항목

- Glucose (포도당 검사)
- OGTT(당부하검사)
- Lactic acid(젖산)
- Pyruvic acid(피루브산)
- 용혈에 민감하므로 부드럽게 8회 혼합한다.

마 Wound culture stick(상처배양검사)

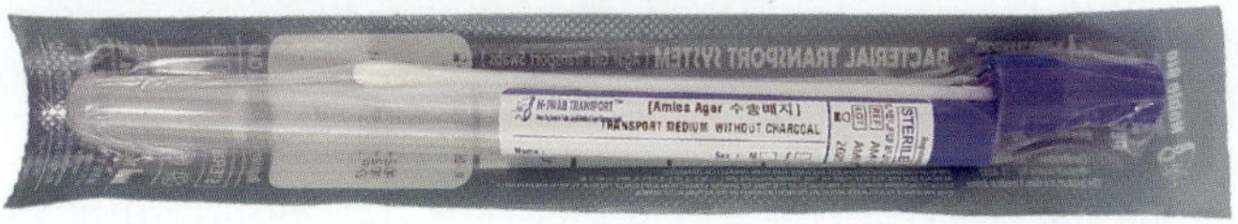

그림 5-7 Wound culture stick

Wound culture 정의

- 환자의 몸에 난 상처에 세균이 있는지 배양하여 결과를 본 후 세균이 자라면 이에 맞는 항생체를 처방하여 환자에게 투여한다.

바 Blood culture(혈액배양검사)

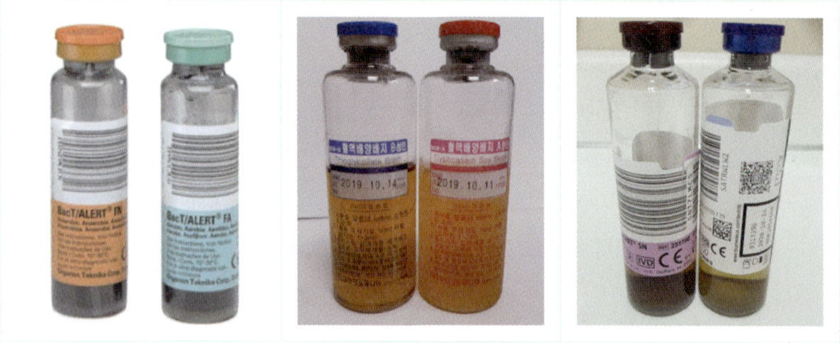

그림 5-8 Blood Culture Bottle 1쌍(set)

혈액배양검사의 정의

- 혈액을 채운 혈액배양법의 숫자와 상관없이 같은 시각에 같은 부위에서 채취된 것이라면 단 한번의 혈액검사를 한 것이다. 이 한번을 혈액배양검사 1회 혹은 한쌍(set)이라 칭한다.
- 1쌍의 혈액배양검사는 대부분의 병원에서 호기균 혈액배양병과 혐기균 혈액배양병 각 1개로 구성된다.

검사목적

- 혈류 감염의 진단과 효과적 항균제 선택을 위함. 혈류감염을 진단하는 건의 유일한 검사법

검사가 필요한 경우

- 원인불명 열, 오한, 피로, 백혈구수의 상승과 같은 증상과 같은 패혈증의 증상과 징후를 가지고 있을 때 검사를 시행한다.
- 채혈: 약 20ml 채취
- 검사 전 준비물품: 멸균장갑, 드레싱 셋트(포비딘 볼 X3), 10ml 주사기 2개
- 혈액배양검사 순서

① 주치의의 지시오더를 확인한 후, 검사물품을 준비한다.

② 소독장갑을 착용 후, 혈액투석연결회로(blood tubing line)의 동맥라인(빨간색) 샘플포트를 포비딘 볼로 소독하고 culture bottle 주입구 2군데도 포비딘 볼로 소독한다.

③ Aseptic technique으로 혈액투석연결회로(blood tubing line)의 동맥라인(빨간색) 샘플포트에서 10ml씩 2번 샘플 후 Blood culture bottle 1쌍(빨간색, 파란색)에 각각 10ml씩 주입한다.

④ 혈액배양검사병을 검사실로 즉시 옮기지 못한다면 짧은 기간 상온에 놔둘 수 있다.

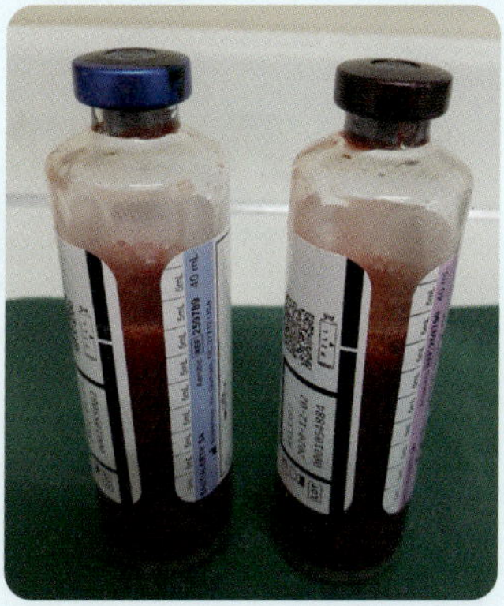

투짱일화

- 투석 중에 환자가 원인모를 열(unknown fever)가 났을 때 WBC, CRP, Blood culture 오더가 날 때가 있습니다. 그럴 때 어떤 bottle에 샘플을 해야할 지 몰라서, 허둥지둥 되지 말고 주치의 처방을 확인한 후 차분히 샘플하면 됩니다.

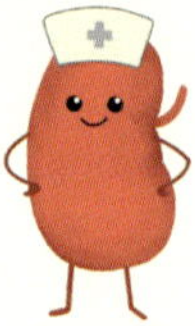

  - WBC → CBC bottle(보라색), CRP → LFT Bottle(노란색, 빨간색), Blood culture는 보통 한 쌍이 처방됩니다.

- 월초검사나 중간검사 샘플 시에 혈관통로를 확인한 후 혈액 샘플을 시행합니다.
  - AVF나 AVG 환자는 투석을 시작하면서 혈관 천자 후 샘플링후 검사용기에 담습니다.
  - Perm catheter 환자는 혈액투석연결회로(blood tubing line)의 동맥라인(빨간색) 샘플포트에서 BFR(혈류속도)을 낮춰서 혈액을 샘플링한 후 검사용기에 담습니다.(각 병원의 프로토콜이 있다면 프로토콜에 따라 수행합니다.)
- 투석적절도 및 요소제거율 검사(KT/V & URR)를 나가기 위한 Post BUN 혈액 샘플을 위해서는 투석시간을 4시간 동안 준수하고, 종료 알람이 울리면 BFR(혈류속도)를 100/min 이하로 낮추고 혈액투석연결회로(blood tubing line)의 동맥라인(빨간색) 샘플포트에서 15초 후 샘플링 합니다.
  (★ 각 병원의 프로토콜이 있다면 프로토콜에 따라 수행합니다.)
- 혈액투석중 이뤄지는 모든 검사 샘플은 혈액투석연결회로(blood tubing line)의 동맥라인(빨간색) 샘플포트에서 시행합니다.

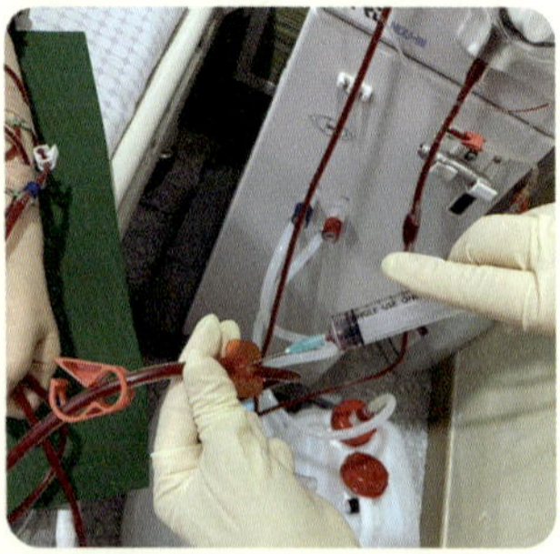

고마해라, 마이 무따 아이가!

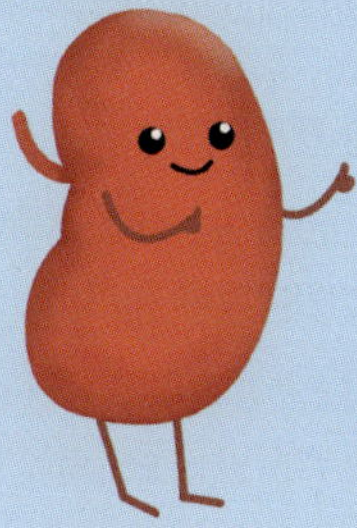

06

약물

I 주로 처방되는 빈도의 약 소트(SORT)

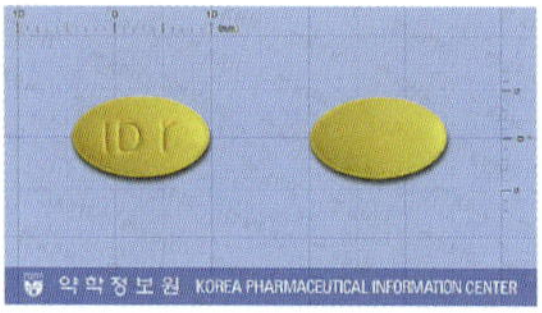

비타민(레날민정)

효능효과	- 투석환자, 만성신부전에 의한 질소혈증 환자의 비타민 B, C 보급
성분함량	- Ascorbic Acid: 비타민 및 영양제류 > 수용성 비타민 > 비타민C 제제 - Biotin: 비타민 및 영양제류 > 수용성 비타민 > 비타민B 제제 > 비타민B7 - Calcium Pantothenate: 비타민 및 영양제류 > 수용성 비타민 > 비타민B 제제 > 비타민B5 - Cyanocobalamin: 혈액 및 조혈기관 질환 > 조혈 비타민제 > 비타민B12 보충 - Folic Acid: 혈액 및 조혈기관 질환 > 조혈 비타민제 > 엽산 보충 - Nicotinamide: 비타민 및 영양제류 > 수용성 비타민 > 비타민B 제제 > 비타민B3 - Pyridoxine Hydrochloride: 비타민 및 영양제류 > 수용성 비타민 > 비타민B 제제 > 비타민B6 - Riboflavin: 비타민 및 영양제류 > 수용성 비타민 > 비타민B 제제 > 비타민B2 - Thiamine Nitrate: 비타민 및 영양제류 > 수용성 비타민 > 비타민B 제제 > 비타민B1 - 혼합비타민제(비타민A, D 혼합제를 제외 : 지용성비타민은 제외)
복용법 및 주의사항	- 성인: 1일 1회 1정을 복용 - 수용성 비타민이라서 투석을 통해 제거될 수 있는 가능성이 있어 저녁약으로 처방되기도 한다.(투석전문의 처방과 투석실마다 검증된 각자의 프로토콜에 따라서 결정한다.) - 투석 동안의 손실을 고려하여 수용성 비타민의 용량의 증량 고려 - 지용성 비티민인 비타민 A, K는 보충하지 않는다. - 비타민 E의 보충이 필요할 수도 있다.(투석전문의 처방과 투석실마다 검증된 각자의 프로토콜에 따라서 결정한다.)

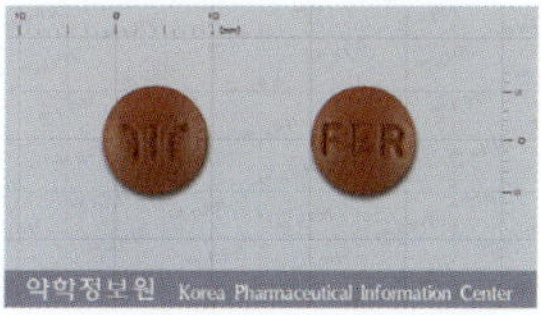

경구철분제(훼로바유서방정)

효능효과	- 철 결핍성 빈혈의 예방 및 치료
성분함량	- Dried Ferrous Sulfate: 혈액 및 조혈기관 질환 > 빈혈 치료제 > 철분제제 > 제1철(Ferrous)
복용법 및 주의사항	- 성인 및 12세 이상 어린이: 철로서 1회 80 ㎎, 1일 1~2회 식후 씹지 않고 삼켜서 복용 * 이 약을 복용하는 동안 다음의 약을 복용하지 말 것 - 인산염, 칼슘염 - 경구용 테트라사이클린계 항생제 - 제산제 * 이 약을 복용하는 동안 다음의 행위를 하지 말 것 - 녹차, 홍차 등 탄닌을 함유하는 차 및 우유 · 유제품은 복용중, 복용전후에는 피할 것 * 주의사항 - 위장장애가 나타날 수 있으며 증상이 심하면 전문가와 상의 - 녹차, 홍차 등 탄닌을 함유한 차와 함께 복용하지 말기 - 이 약의 투여기간 동안 다량의 우유를 섭취하는 것은 피하기 - 제산제와 병용할 경우에는 최소 2시간 이상의 간격을 두고 복용 - 변 색깔이 흑색으로 변할 수 있지만 인체에 무해하므로 안심

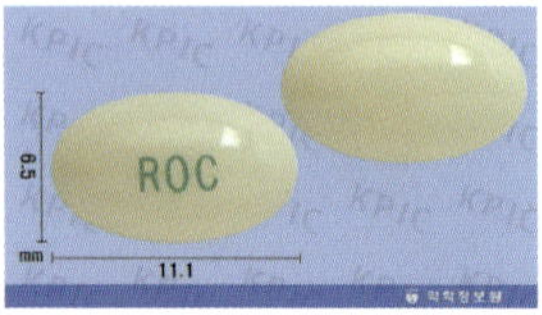

vitamin D 유도체(로이칼, 칼시본 연질캡슐)

효능효과	- 혈액투석 환자의 신성 뼈형성장애 치료
성분함량	- Calcitriol: 호르몬 & 대사관련 질환 > 골다.공증 치료제(파제트병, 고칼슘혈증 포함) > 비타민D 제제 > 골형성 촉진 * 상호작용 - 이 약은 비타민 D3의 가장 효과적인 활성 대사체로 비타민 D 및 그 유도체와의 병용에 의해 상가 작용 및 고칼슘혈증이 나타날 수 있으므로 병용하지 않아야 한다. - 식이 지침, 특히 칼슘제제에 관한 지침을 준수하도록 하며, 칼슘 함유제제를 무절제하게 복용하지 않도록 해야 한다. - 치아지드계 이뇨제를 병용 투여할 경우 칼슘의 요중 배설을 감소시켜 고칼슘혈증 위험이 증가된다. - 고칼슘혈증으로 인한 심부정맥이 야기될 수 있으므로 디기탈리스를 투여받고 있는 환자는 주의하여 용량을 결정해야 한다. - 칼슘 흡수를 촉진하는 비타민 D 유도체와 칼슘 흡수를 억제하는 코르티코스테로이드는 기능적 길항관계이다. - 장기 신장투석 환자의 경우 마그네슘 함유제제(제산제, 사하제)와의 병용에 의해 고마그네슘혈증이 나타날 수 있으므로, 이 약의 투여기간 동안에는 병용하지 않는다. - 이 약은 장관, 신장 및 뼈에서의 인산염 수송에도 영향을 주기 때문에 인산염 결합제의 용량을 혈청인산염수치의 정상범위인 2 ~ 5 mg/dL(0.65 ~ 1.62 mmol/L)에 따라 조정하여야 한다.

복용법 및 주의사항	이 약의 최적 1일 용량은 혈청 칼슘수치를 근거로 환자별로 신중히 결정되어야 한다. 가능한 최저용량에서 치료를 시작하고, 혈청 칼슘의 면밀한 모니터링 없이 증량해서는 안 된다. - 만성신부전증 환자 중 (a) 투석치료단계 이전 환자: 만성신부전증이 중등도 내지 중증(크레아티닌청소율 15~55mL/min)이며 투석치료단계 이전인 환자의 2차성 부갑상선기능 항진증과 결과적으로 나타나는 대사성 골질환의 치료-소아에 대해서는 크레아티닌청소율을 체표면적 1.73m^{2}로 보정하여야 한다. 혈중 iPTH가 100 pg/mL 이상이면 2차성 부갑상선기능항진증의 발생 가능성이 높다. (b) 혈액투석 환자의 신성 뼈형성장애 치료 - 부갑상선기능저하증(수술후, 특발성 또는 가성 부갑상선기능저하증) - 구루병·골연화증(비타민 D 의존성 구루병, 저인산혈증성 비타민 D 저항성 구루병) - 골다공증 * 주의사항 - 고칼슘혈증과 관련된 모든 질환 환자 - 고칼슘뇨증에 의한 칼슘결석 환자 - 이 약(또는 같은 계열의 약물)이나 이 약에 포함된 성분에의 과민반응 환자 - 비타민 D 독성발현의 증후가 있는 환자 - 1차성 부갑상샘기능항진증 환자

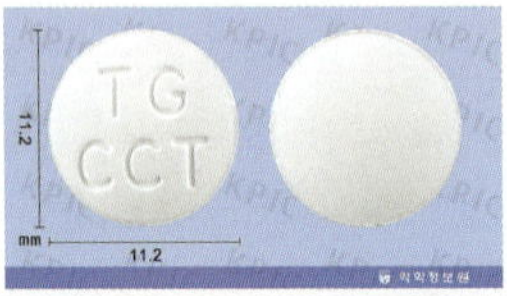

인결합제로서 경구용 칼슘보충제(태극탄산칼슘정)

효능효과	- 혈액투석환자의 인결합제로서 칼슘보급 ★ 식후 즉시 복용하는 칼슘(주로 탄산칼슘)은 위속의 음식 인과 결합하여 대변으로 배설되어 혈중 인을 상승시키지 않고 칼슘-인 조절을 도와준다. 그러나 식후 오랜 시간이 경과했거나 공복상태에서 칼슘을 복용하면 고칼슘혈증이 유발된다. ★ 고칼슘혈증이 조절되지 않으면 부갑상선이 자극되며, 그 결과 환자의 뼈에서 칼슘이 유리된다. ★ 2003년 NKF clinicial practice Guidelines for bone Metabolism 에서 고칼슘혈증이면서 부갑상선 호르몬 수치가 150pg/mL 미만인 환자에게서는 칼슘기반 인결합제의 사용을 제한해야 한다고 함
성분함량	- Calcium Carbonate: 소화기계질환 > 소화성궤양 치료제 > 제산제 > 흡수성 * 상호작용 - 테트라사이클린계 항생물질의 흡수를 저해할 수 있으므로 병용투여하지 않는다. - 이 약의 흡착작용 또는 소화관내·체액의 pH상승에 의해 병용약물의 흡수·배설에 영향을 줄 수 있으므로 신중히 투여한다. - 다량의 우유와 병용시 우유 알카리 증후군(고칼슘혈증, 고질소혈증, 알카리증등)이 나타날 수 있으므로 충분히 관찰하고 이러한 증상이 나타나는 경우에는 투여를 중지한다. - 비타민D, 치아짓계 이뇨계와 병용투여시 고칼슘혈증이 나타나기 쉬우므로 주의한다.

복용법 및 주의사항	- 위십이지장궤양, 위염, 위산과다: 탄산칼슘으로서 1일 1-5g을 3-4회 분할 경구투여한다. - 칼슘보급: 1일 1.5-3g을 1-2회 분할 경구투여한다. - 연령, 증상에 따라 적절히 증감한다. * 주의사항 - 중증 고칼슘혈증 환자 및 중증 고칼슘뇨증 환자 - 부갑상선기능항진증 또는 갑상선기능저하증 환자 - 중증 신부전 환자 - 충분한 물과 함께 투여 - 이 약의 투여기간 동안 다량의 우유를 섭취하는 것은 삼가 - 변비가 나타날 수 있으며 증상이 심하면 전문가와 상의 - 신장질환 환자나 그 병력이 있는 경우 전문가에게 미리 알리기

인결합제(calcium acetate) 초산칼슘

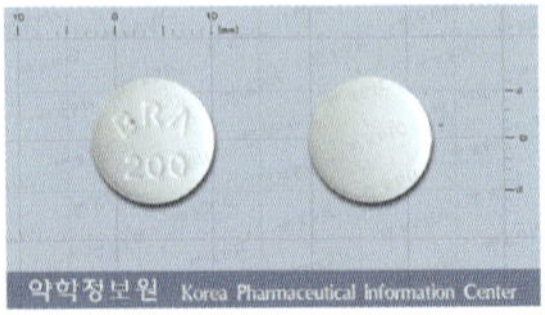

포슬로정

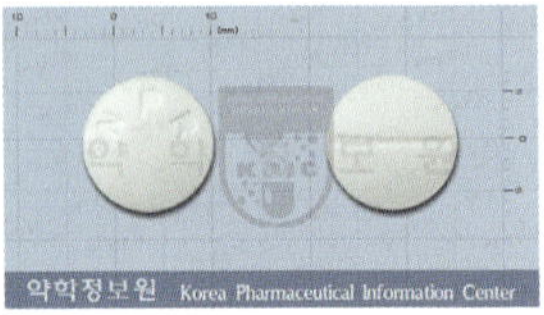

네프로정

효능효과	말기 신부전 환자의 고인산혈증 ★ 인결합제는 단백질이 함유된 식사나 간식을 먹을때는 복용이 필요하다. ★ 경구용 철분제나 항생제를 사용할 때는 약물의 효과를 줄이는 인결합제를 함께 사용하지 않는 것이 최선이다. ★ 인결합제의 규칙적인 복용이 중요하지만 인결합제 복용 불이행의 가장 중요한 요인은 말기 신장질환 환자의 많은 약물 복용에 있다. ★ 인결합제는 식사시 섭취하야 하고 큰 크기의 알약이므로 복용이 어렵다. 몇몇 인결합제는 분필맛이 나며 변비를 유발시켜 낮은 이행도를 가져온다.
성분함량	- calcium acetate(초산칼슘) * 상호작용 - 이 약은 테트라사이클린의 생물학적 활성을 낮출 수 있다. - 고칼슘혈증의 증상을 환자에게 인지시켜 주의하도록 한다. → 식사와 함께 복용 → 전문가와 상의없이 위장약, 제산제를 임의로 투여하지 말기 → 항생제와 병용하기 전에는 반드시 전문가와 상의 → 위장장애가 나타날 수 있으며 증상이 심하면 전문가와 상의

복용법 및 주의사항	- 초기 용량: 매 식사중 2정씩 경구로 복용한다. - 유지 용량: 고칼슘혈증을 유발하지 않는 상태에서 혈중 인산의 농도가 6.0mg/dl 이하가 될 때까지 용량을 점차 증가시칸다. 통상 식사중 3~4정을 복용한다. * 주의사항 - 다음 환자에게는 투여하지 말 것 → 고칼슘혈증 환자 - 부작용 - 고칼슘혈증을 유발할 수 있으며, 경증의 고칼슘혈증(Ca> 10.5mg/dl)은 무증상이거나 변비, 식욕부진, 오심, 구토를 일으킬 수 있으며, 중증은 착란, 지각상실, 혼수 등을 일으킬 수 있다. 경증일 경우는 복용량을 줄이거나 복용을 중지하고 중증일 경우는 복용을 중지하고 혈액투석을 실시한다. * 일반적 주의사항 - 이 약의 복용량은 초기에 결정하여 필요에 따라 조정 - 이 약의 과량투여는 고칼슘혈증을 유발할 수 있으므로 용량을 결정하는 치료초기단계에 혈중 칼슘농도를 1주일에 2회 측정 - 고칼슘혈증은 심부정맥을 촉진할 수 있기 때문에 디기탈리스를 부여하는 환자에게는 이 약을 투여하지 않는다. - 혈중 인산농도는 정기적으로 측정하여야 한다. - 비처방된 제산제의 복용을 피한다. - 인산과 결합된 혈중칼슘은 66을 넘지 않아야 한다.

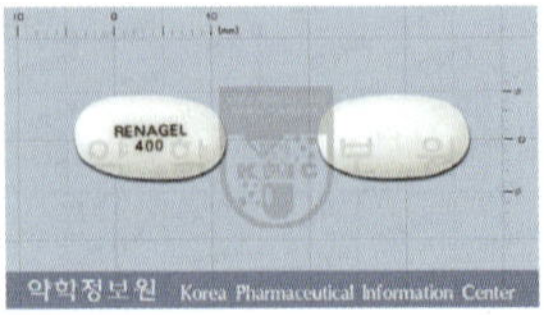

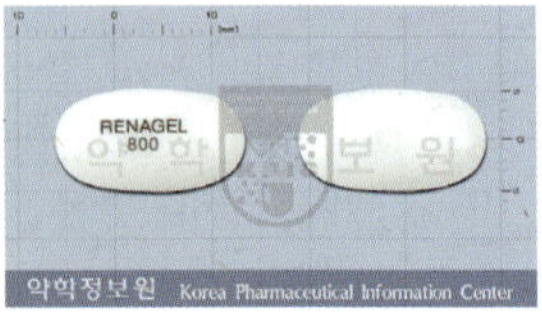

다른 형태의 인결합제 sevelamer Hydrochloride(Renagel 400mg, 800 mg)

효능효과	★ 투석을 받고 있는 만성신장 질환 환자의 혈청 인 조절 ★ 이 약은 초산칼슘 치료에 비해 고칼슘혈증의 발현률을 감소시킨다. ★ 칼슘과 알루미늄 모두 함유되어 있지 않고 위장관에서 작용을 하며, 음식물로부터 양이온인 하이드로젤(hydrogel)과 음인온인 인산염(phophate)과 결합한다. 이러한 복합체는 위장관을 통해서 대변으로 배설된다. ★ 칼슘을 함유하고 있지 않기 때문에, 칼슘 x 인을 적절한 수치로 유지하면서 인 조절을 할 수 있게 한다. 매 식사시 함께 복용해야 한다.
성분함량	- Sevelamer Hydrochloride: 비뇨생식기계질환 > 신부전증 관련 제제 > 고인산혈증 치료 * 상호작용 - 이 약은 씨프로플록사신 단회투여시의 생체이용률을 약 50% 감소시켰으며, 디곡신, 와파린, 에날라프릴, 메토프롤롤 및 철분의 생체이용률에 영향을 미치지 않는 것으로 나타났다.
성분함량	- 이 약과 병용투여시 혈중 농도가 변하는 경구용 약물의 경우, 안전성 또는 유효성 측면에서 임상적으로 유의한 영향이 나타날 수 있으므로, 이 약을 투여하기 최소 1시간 전 또는 3시간 후에 투여하여야 하거나, 의사는 병용투여약물의 혈중농도를 모니터링하도록 한다. - 항부정맥제 및 항전간제 치료를 받고 있는 환자는 임상시험에서 제외되었다. 이러한 치료를 받고 있는 환자에 대해 이 약을 처방할 때는 특별한 주의를 해야 한다.

복용법 및 주의사항	

* 인산결합제를 복용하고 있지 않는 환자에 투여하는 경우
- 이 약의 권장초기용량은 800 내지 1, 600mg 이며, 레나젤정 800을 1 내지 2정 또는 레나젤정 400을 2 내지 4정을 식사와 함께 복용한다.
- 투여용량은 혈청 인을 5.5 mg/dL 이하를 목표로 혈청인 농도에 따라 점차적으로 조정하며 필요시, 2주 간격으로 매 식사 시 1정씩 증량 또는 감량할 수 있다.

혈청인	레나젤정 400	레나젤 800
5.5 - 7.5 mg/dL	1회 2정, 1일 3회	1회 1정, 1일 3회
7.5 - 9.0 mg/dL	1회 3정, 1일 3회	1회 2정, 1일 3회
9.0 mg/dL 이상	1회 4정, 1일 3회	1회 3정, 1일 3회

초산칼슘제제 (1정당 초산칼슘 667mg 함유)	레나젤정 400	레나젤정 800
1회 1정, 1일 3회	1회 2정, 1일 3회	1회 1정, 1일 3회
1회 2정, 1일 3회	1회 3정, 1일 3회	1회 2정, 1일 3회
1회 3정, 1일 3회	1회 5정, 1일 3회	1회 3정, 1일 3회

- 투여용량은 혈청 인을 5.5 mg/dL 이하를 목표로 혈청인 농도에 따라 점차적으로 조정하며 필요시 다음 표를 참고하여, 2주 간격으로 매 식사 시 1정씩 증량 또는 감량할 수 있다.

혈청인	레나젤정 400 및 800
5.5 mg/dL 초과	2주 간격으로 매 식사 시 1정씩 증량
3.5 - 5.5 mg/dL	현재의 용량을 유지
3.5 mg/dL 미만	매 식사 시 1정씩 감량

- 혈청 인을 5.0 mg/dL 이하로 조절하기 위해 투여된 평균 용량은 레나젤정 800 1회 3정, 1일 3회이었으며 일일 최고 용량 연구는 레나젤정 400의 30정 이었다.
- 이 약은 디곡신, 와파린, 에날라프릴, 메토프롤롤 또는 철분제제의 생체이용률에 영향을 미치지 않는 것으로 나타났으나 씨프로플록사신 단회투여시의 생체이용률을 약 50% 감소시켰다.

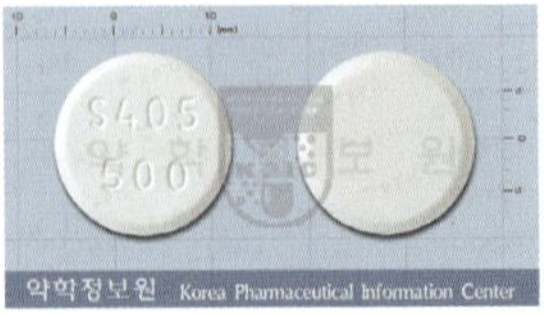

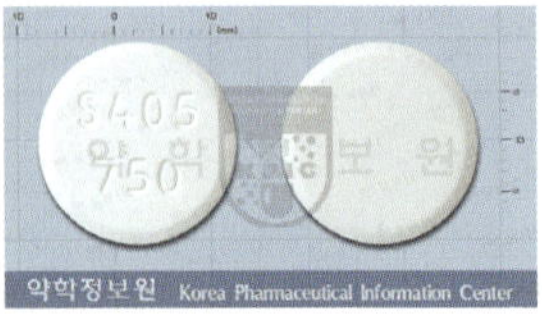

Lanthanum Cabonate(Fosrenol Tab, 500, 750mg)

효능효과	- 혈액투석이나 복막투석을 받는 만성신부전 환자 또는 인 제한 식이요법만으로 혈청 인산 수치가 충분히 조절되지 않는 만성 신장 질환 환자의 고인산혈증 치료
성분함량	- Lanthanum Carbonate: 비뇨생식기계질환 > 신부전증 관련 제제 > 고인산혈증 치료 1. 신장애 환자에서 저칼슘혈증이 나타날 수 있고 이 약이 칼슘을 포함하고 있지 않으므로 이러한 환자들의 혈청 칼슘 농도를 일정간격으로 모니터링하고 적절히 보충해준다. 2. 이 약은 간 효소에 의해 대사되지 않으나 주로 담즙으로 배설되므로 담즙 배설이 저하될 경우 고란탄 혈증 또는 란탄의 조직내 침착이 유발될 수 있다. 그러므로 간 기능 시험 모니터링이 권장된다. 3. 저인산혈증이 발생하면 이 약의 투여를 중단해야 한다. 4. 이 약을 복용하는 환자의 복부 X-ray는 방사선 조영제에서 나타나는 전형적인 불투명한 모습을 보일 수 있다.

복용법 및 주의사항

- 이 약은 그대로 삼키지 않고 반드시 씹어서 복용해야 한다. 씹는 것을 용이하게 하기 위해 이 약을 부수어 복용할 수 있다.
- 이 약을 처음 복용하는 환자는 혈청 인산농도에 따라, 다음과 같은 초기 투여량을 매식사와 함께 혹은 식후 즉시 분복한다.

처치전 혈청 인산 농도	1일 권장 초기 투여량
5.6 mg/dL < 농도 ≤ 7.4 mg/dL	750mg
7.4 mg/dL < 농도 ≤ 9.0 mg/dL	1500mg
9.0 mg/dL < 농도	2250mg

- 규칙적으로 혈청 인산농도를 모니터링하면서 적정 혈청 인산농도에 도달할 때까지 2~3주 간격으로 투여량을 조정한다.
- 혈청 인산농도는 란탄으로서 750mg/일 용량에서 조절되기 시작하였고, 대부분의 환자에서 1500~3000mg/일 용량에서 적정 혈청 인산농도로 조절되었다. 환자들은 인산이나 물의 섭취량을 조절하기 위해서 권장된 식이요법을 준수, 이 약은 씹어먹는 정제이므로, 복용시 물을 복용할 필요는 없다.

* 주의사항
- 식사와 함께 또는 식사 직후 복용
- 반드시 씹거나 부수어 복용
- 위장장애가 나타날 수 있으며 증상이 심하면 전문가와 상의
- 간질환 환자나 신장질환 환자의 경우 전문가에게 미리 알리기
- 어지러울 수 있으므로 운전, 위험한 기계조작 등은 피하기

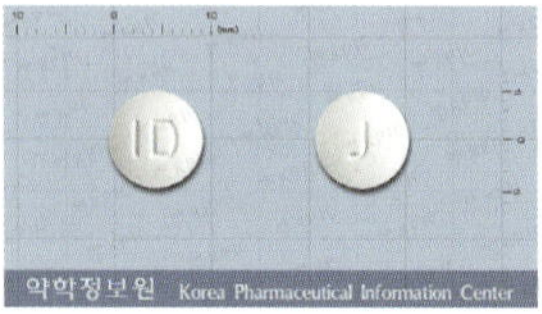

Dried Aluminum Hydroxide Gel:암포젤 정

효능효과	★ 혈중 과다한 인을 조절하기 위해 알루미늄을 제제로 한 인결합제(Aluminum Hydroxide Gel)은 만성신부전증 환자에게 사용된 최초의 결합제로 인결합 능력이 높기 때문에 혈중 인수치를 낮게 유지시키는데 매우 효과적이다. 그러나 이러한 인결합제는 혈중 알루미늄 수치를 높이고 알루미늄 독성원인이 되므로 인 조절에는 거의 사용하지 않는다.
성분함량	- Dried Aluminum Hydroxide Gel: 소화기계질환 > 소화성궤양 치료제 > 제산제 > 비흡수성
복용법 및 주의사항	- 다음 환자에는 투여하지 말 것 → 투석요법을 받고 있는 환자(장기투여에 의해 알루미늄 뇌증, 알루미늄 골증이 나타날 수 있다.) - 다음 환자에는 신중히 투여할 것 → 인산염 결핍환자 → 신장애 환자(장기투여에 의해 알루미늄 뇌증, 알루미늄 골증이 나타날 위험이 있으므로 정기적으로 혈중 알루미늄, 인, 칼슘, 알칼리포스파타제등을 측정한다.) - 부작용 → 소화기계: 때때로 변비 드물게 구역, 구토 등이 나타날 수 있으므로 이러한 경우에는 감량, 휴약 또는 완하제를 병용하는 등 적절한 처치를 한다. → 장기투여: 장기투여에 의해 알루미늄 뇌증, 알루미늄 골증이 나타날 위험이 있으므로 신중히 투여한다.

양이온 교환 수지(Cation Exchange Resin)	
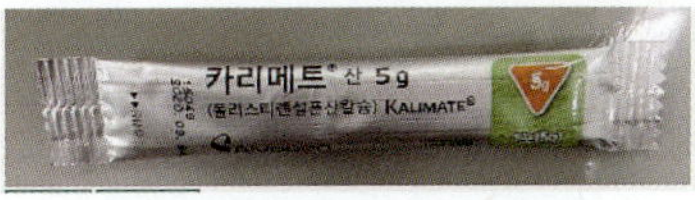	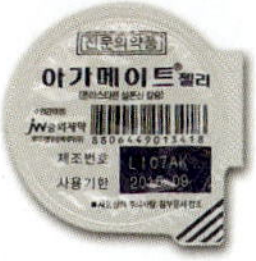
Sodium polystyrene sulfonate(Kayexalate)	

효능효과	★ Kayexlalate는 대장에서 칼륨 이온을 나트륨 이온으로 대치하는 양이온 교환 수지이다.
성분함량	Polystyrene Sulfonate Calcium: 비뇨생식기계질환 > 신부전증 관련 제제 > 고칼륨혈증 치료
복용법 및 주의사항	- 경구투여 → 성인: 폴리스티렌설폰산칼슘으로서 1일 15-30g을 2-3회로 분할하고 1회량을 물 30-50㎖에 현탁하여 경구투여한다. - 직장투여 → 성인: 1회 30g을 물 또는 2% 메칠셀룰로오스용액 100㎖에 현탁하여 직장에 투여한다. 현탁액을 체온정도로 가온하고 30분-1시간 장관내 방치한다. 액이 누출되는 경우에는 베개로 둔부를 올려주거나 잠시동안 슬흉위 사이를 잡아준다. 물 또는 2% 메칠셀룰로오스 대신 5% 포도당용액을 사용할 수 있다. → 연령, 증상에 따라 적절히 증감한다. - 수 시간에서 수일동안 혈중 칼륨을 교환시키거나 낮게 유지시켜 주지만 심각한 고칼륨혈증의 치료에 효과적이지 않다. - Kayexlalate는 경구약을 복용하거나 보유(정체)관장을 시행한다. - 이 약물의 부작용은 변비, 설사, 오심, 구토, 저칼륨혈증, 고마그네슘혈증, 저칼슘혈증을 포함하는데 이유는 칼륨에만 선택적이지 않기 때문이다.

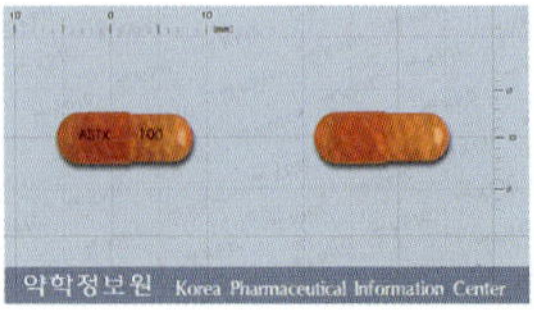

항혈전제 Entric coated asprin(Astrix)

효능효과	★ 해열진통소염제, 혈전증 치료제 - 다음 질환에서 혈전 생성 억제 → 심근경색 → 뇌경색 → 불안정형 협심증 - 관상동맥 우회술(CABG) 또는 경피경관 관상동맥 성형술(PTCA) 후 혈전 생성 억제 - 고위험군환자(허혈성 심장질환의 가족력, 고혈압, 고콜레스테롤혈증, 비만, 당뇨 등 복합적 위험인자를 가진 환자)에서 심혈관계 위험성 감소
성분함량	- Aspirin Enteric Gr: 근골격계/결합조직질환 > 비스테로이드성 소염진통제(NSAIDs) > Salicylate 유도체 - Aspirin Enteric Gr: 혈액 및 조혈기관 질환 > 항응고제 > 항혈소판제 > Cyclooxygenase 억제
복용법 및 주의사항	- 장용성캡슐제 → 성인 1일 1회 1캡슐, → 의사의 처방 없이 고용량을 복용하지 않는다. - 아세트아미노펜의 심각한 간손상 위험 및 NSAIDs 의 위장출혈 위험 * 주의사항 - 아스피린을 함유하는 제제는 위장관 출혈의 이상반응으로 인하여 공복에 투여하지 않는 것이 일반적이나, 이 제제는 장용성이므로 충분한 물과 함께 식전에 복용할 수 있다. - 출혈의 위험이 있으므로 수술(치과수술 포함)을 하는 경우에는 담당의사에게 아스피린 제제를 복용하고 있음을 알리고 상담을 실시하여야 한다.

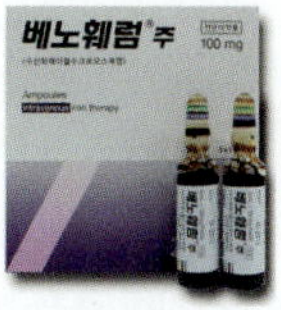

철분제(주사) Ferric Chloride(venoferrum)

효능효과	철결핍성 빈혈 - 경구용 철분제제의 복용이 불가능 하거나 치료가 만족스럽지 못한 환자 - 약물 복용 순응도가 떨어져 치료효과가 의심되는 환자 - 경구 철분제를 복용시 위장장애가 심한 환자 ★ 보험인정기준: Ferritin:200ng/mL 이하 또는 TSAT:20% 미만 * K/DOQI 가이드라인에 의하면 최적의 철포화도는 20%이상이고, 20%보다 낮으면 절대적인 철 결핍을, 50%보다 높으면 철분과다의 위험을 의미한다. * Serum Ferritin 수치가 200ng/mL 보다 낮다면 일반적으로 정맥으로 철분이 처방된다. - 경구, 정맥으로 같이 하거나 따로 할 수 있다. → 투석실마다 검증된 각자의 프로토콜에 따라서 결정한다.
성분함량	- Ferric Hydroxide Sucrose Complex: 혈액 및 조혈기관 질환 > 빈혈 치료제 > 철분제제 > 제2철(Ferric)

복용법 및 주의사항	부작용: 철분축적, 혈색소 과다증(반복되는 수혈, 과도한 철분섭취, 약물복용 에 의해 발생), 오심, 구토, 설사, 간효소 상승 혈액검사상 Hb/Hct, serum iron, Ferritin, TIBC, TSAT 수치를 사정 - 혈청 철분(Serum Iron) 수치를 총철결합능력(Total Iron Binding Capacity, TIBC)으로 나누고 100을 곱하여 계산된 철포화도(Transferritin Saturation, TSAT)를 구한다. TSAT(%)= (IRON ÷ TIBC) x 100 → 이는 조혈 작용 시에 사용할 수 있는 철분의 양과 관련이 있다. - 경구 철분제는 인 결합제와 함께 복용해서는 안 된다. → 경구 철분제가 처방되면 위장관 장애를 피하기 위해 음식과 함께 약물을 복용 -정맥을 통한 철분은 투석 동안에 투여된다. - 조혈 작용을 위한 저장철 유지를 위해 경구 빈혈약과 정맥주사의 동시 사용이 필요할 수 있다. * 철포화도가 20%보다. 낮고, serum ferritin이 200ng/dL 보다 낮으면 K/DOQI 가이드라인에서 권장하는 50~100mg의 정맥용 철분제를 일주일에 1번, 10번의 투석치료를 받는 동안 투여 권장한다. (투석실마다 검증된 각자의 프로토콜에 따라서 결정한다.) * 정맥용 철분제는 K/DOQI 가이드라인에 준하여 철포화도가 50% 보다 높거나 혈청 페리틴이 800mg/dL 이상되면 중단되어야 한다.

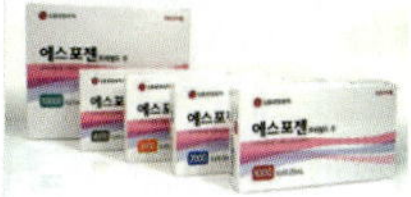

조혈제 Recombinant human erythropoietin(Recomon, Epokine, Aranesp, Espogen)

효능효과	만성 신부전 환자에게 나타나는 빈혈:투석을 하는 동안 적혈구 생산을 자극하기 위해 혈관으로 투여된다. * 투석을 받는 환자의 빈혈에 대한 권고 - Hgb 수치가 10g/dL 미만이면 조혈자극제 치료를 시작한다. - Hgb 수치가 11g/dL 에 가까워지거나 넘으면 조혈자극제 용량을 감소시키거나 중단한다. * 투석실마다 검증된 각자의 프로토콜에 따라서 결정되면, 에리스로포이에틴의 요구량은 Hgb/Hct 개인적인 환자의 반응에 의해 결정된다.
성분함량	Erythropoietin: 혈액 및 조혈기관 질환 > 빈혈 치료제 > 조혈촉진 호르몬제
복용법 및 주의사항	- US Food and drun Adminstration, 2011 → 빈혈과 관련된 증상여부를 사정(피로, 어지러움증, 숨가쁨, 식욕부진, 허약감) * 에리스로포이에틴의 효과를 나타내기 위해서는 적절한 철분저장과 엽산이 필요 * K/DOQI 가이드라인에 의하면 serum ferritin이 200-500ng/mL유지 * 에리스로포이에틴은 투석치료시 정맥으로 주입하나, 피하주사방법이 정맥주사보다. 더 효과적이라고 제안한다.(→피하주사로 투여할 때, 주사부위를 번갈아 사용되어져야 함)→대부분의 투석환자는 피하주사로 맞을 때 불편감을 호소하기 때문에 정맥주사를 더 선호 * 혈압상승시 투여용량을 조절한다. - 에리스로포이에틴의 주된 합병증은 적혈구의 증가로 인해 이차적으로 혈액의 점섬을 증가시킴으로써 혈압을 상승시킨다.) - 헤마토크릿이 상승할 때, 적혈구가 투석기를 통과하면서 빠르게 독소 (ex:크레아티닌, 칼륨)를 제거할 수 없기 때문에 투석의 효과가 다소 떨어질 수 있다. - 뒷목이 댕기거나 두통이 생긴 경우, 경련, 뇌경색(중풍)의 증상 등을 세심하게 관찰 - 혈액이화학검사 결과를 세심하게 관찰

II 혈액 투석 대상자의 약물

1 Cardiovascular drug(심혈관계 약물)

가 Anti-arrhythmic(항부정맥제)

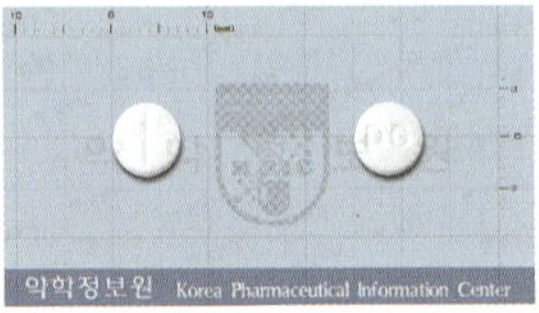

Digoxin(디고신)

약효분류	부정맥치료제, 디기탈리스 배당체(강심제), Na-K ATPase 억제제 (Na-K ATPase를 억제하여 세포내 칼슘을 증가시켜 수축을 증가)
효능효과	- 울혈성심부전(폐부종, 심장천식 등 포함): 판막질환, 고혈압, 허혈성심질환(심근경색, 협심증 등), 선천성심질환, 폐성심(폐혈전, 색전증, 폐기종, 폐섬유증)에 의한 것 - 심방세동·조동에 의한 빈맥, 발작성심방성빈맥 - 기타 심질환(심막염, 심근질환 등), 갑상선기능항진증 및 저하증 - 심부전 또는 각종 빈맥의 예방 및 치료
복약정보	- 맥박 속도가 현저히 달라지거나 불규칙해지면 전문가와 상의 - 전문가와 상의없이 다른 부정맥제와 병용 금기 - 간질환 환자나 신장질환 환자의 경우 전문가에게 미리 알리기 - 발진, 발적, 가려움증 등의 증상이 나타날 경우 전문가와 상의

주의사항	* 다음 환자에게는 투여하지 말 것 - 방실블록(특히 애덤스-스토크스증후군), 동방블록, 경동맥동증후군 환자 - 디기탈리스 중독, 폐쇄성 심근병증 환자 환자 - 심실빈맥 환자 - WPW증후군(심실조기흥분증후군) - 이 약에 과민증 환자 * 다음 환자에는 신중히 투여할 것 - 급성 심근경색, 심실성 기외수축, 심내막염, 폐성심, 갑상선기능항진 또는 저하증, 신장애 환자(저용량에서도 중독을 일으키기 쉽고 효과의 발현이 현저하지 않으므로 과량 투여로 중독을 일으킬 위험이 있음) - 혈액투석을 받고 있는 환자 - 전해질평형실조(저칼륨혈증, 고칼륨혈증, 고칼슘혈증, 저마그네슘혈증) 환자

나 Anti-Hypertensive(항 고혈압제)

Diuretics(이뇨제)

- 이뇨제는 고혈압 치료의 제일선으로 추천된다. 고혈압을 조절하는 최소한 두가지 약물 중 하나로 일반적으로 권장된다.
- 이뇨제는 수분의 재흡수를 제한하고 이뇨를 활성화시키며, 몸속의 과다한 염분과 수분을 제거한다.
- 몸속 전체의 수분을 줄임으로써 혈압을 감소시킨다. 여러가지 형태의 이뇨제들이 신장의 다른 영역에 작용한다.
- 부작용으로는 빈뇨, 쇠약감, 구갈, 혈중 전해질(칼륨, 나트륨, 마그네슘) 수치를 낮춘다.

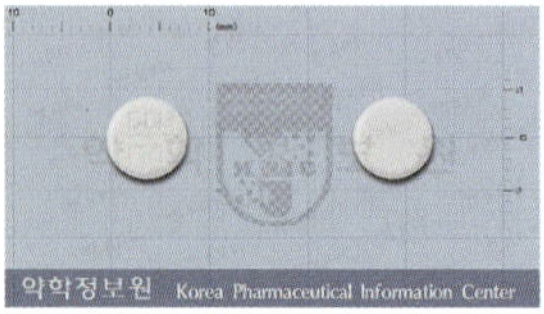

Furosemide(Lasix)

약효분류	이뇨제(Loop계)
효능효과	고혈압(본태성, 신성 등), 심성부종(울혈성심부전), 신성부종, 간성부종(복수), 말초혈관성부종
복약정보	- 투여초기 소변량 및 소변 횟수가 일시적으로 증가할 수 있음 - 위장장애가 나타날 수 있음 - 증상이 심하면 전문가와 상의 - 장시간 눕거나 앉은 자세에서 일어나는 경우 천천히 일어나기 - 설파제에 대한 과민반응이 있는 경우 의사, 약사에게 미리 알려주기 - 강한 햇볕이나 자외선에 노출되지 않도록 주의
주의사항	- 강력한 이뇨제로 과량을 투여할 경우 심각한 수분 및 전해질 결핍이 나타날 수 있다. 그러므로 이 약을 투여하는 경우 정기적인 검사가 필요하며, 개별 환자의 필요에 따라 용량을 적절하게 조절하여야 한다. - 야간에 휴식이 필요한 환자에게는 야간에 배뇨를 피하기 위해서 오전 중에 투여하는 것이 바람직하다. * 다음 환자에는 투여하지 말 것 - 저혈량증 또는 탈수 환자, 무뇨환자 또는 이 약에 반응하지 않는 무뇨성 신부전 환자, 신 · 간독성물질 중독 결과에 의한 신부전 환자, 중증의 저칼륨혈증 환자, 중증의 저나트륨혈증 환자

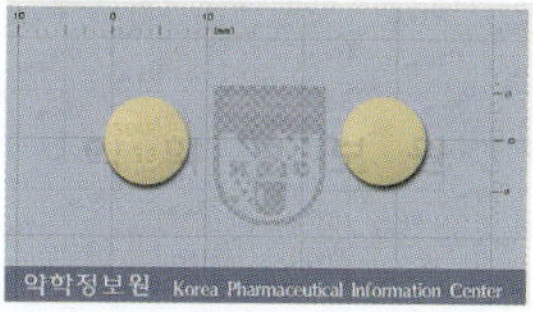

Spironolaldactone(Aldactone)

약효분류	이뇨제(칼륨 보존성 이뇨제, aldosterone 길항제)
효능효과	고혈압(본태성, 신성등), 원발성알도스테론증, 저칼륨혈증, 심성부종(울혈성 심부전), 신성부종, 간성부종, 특발성부종
복약정보	- 투여초기 소변량 및 소변 횟수가 일시적으로 증가할 수 있음 - 칼륨이 많이 함유된 음식은 적게 드시는 것이 좋음 - 장시간 눕거나 앉은 자세에서 일어나는 경우 천천히 일어나기 - 위장장애가 나타날 수 있음. 증상이 심하면 전문가와 상의
주의사항	야간에 휴식이 필요한 환자에게는 야간에 배뇨를 피하기 위해서 오전 중에 투여하는 것이 바람직하다.

β-adrenergic blocker(β-차단제, beta Blockers)

- 심장 및 혈관 근육 세포에 존재하는 β-수용체를 억제하여 심박동수를 늦추고 심박출량을 감소시키며 말초 혈관을 확장시켜 혈압을 하강시킨다.

- 맥박이 빠르거나 심혈관 질환이 있는 경우 우선 처방되고, 저혈당을 유발할 수 있어 주의 깊게 사용해야 한다.

- 교감 신경 차단제 약물 중 β-차단제를 가장 많이 사용하며, 호흡곤란, 발기부전, 피로, 고지혈증, 서맥, 손발에 땀이 차고 차가워지는 것, 위축, 어지러움, 입마름, 천명음 등의 부작용이 있을 수 있다.

- 교감신경을 조절하는 중추신경에 작용하기 때문에 졸음, 피로감, 현기증의 부작용을 호소할 수 있다.

성분명이 lol(~롤)로 끝나면 β-adrenergic blocker임

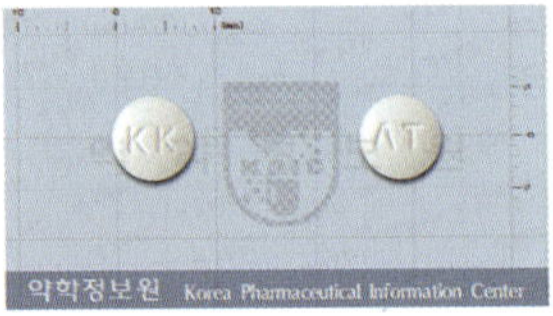

Atenolol(Tenormin 25mg, 50mg)

약효분류	혈압강하제(β-차단제)
효능효과	고혈압, 협심증
복약정보	- 증상이 개선되더라도 전문가와 상의없이 투약을 중단하지 말기 - 어지럽거나 졸음이 올 수 있으므로 운전, 위험한 기계조작시 주의 - 맥박 속도가 현저히 달라지거나 불규칙해지면 전문가와 상의 - 천식 환자나 그 병력이 있는 경우 전문가에게 미리 알리기

주의사항	* 다음 환자에는 투여하지 말 것 (이 약의 주성분 또는 첨가제에 과민증이 있는 환자, 중증의 기관지 천식, 만성 폐쇄성 폐질환 환자, 당뇨병성 케톤산증, 대사성 산증 환자, 서맥(45bpm이하의 현저한 동서맥), 방실블록(2, 3도), 동방블록 환자, 심인성 쇽 환자, 폐고혈압에 의한 우심부전 환자, 울혈성 심부전 환자, 중증의 저혈압 환자)

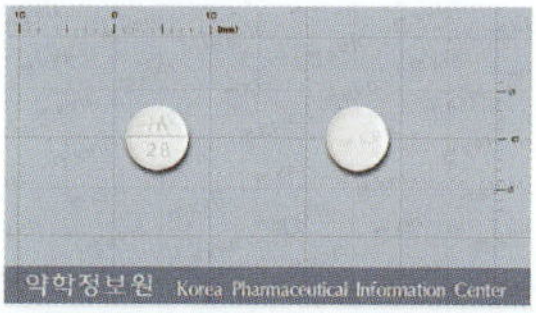

Propranolol(Tepra Tab 40mg)

약효분류	부정맥용제, β-차단제
효능효과	기외수축(상실성, 심실성), 발작성빈맥의 예방, 빈맥성심방세동, 발작성심방세동, 동빈맥, 협심증, 고혈압, 비후성대동맥판하협착증, 크롬친화세포종
복약정보	Atenolol 복약정보 내용과 상동
주의사항	Atenolol 주의사항 내용과 상동

α-adrenergic blocker(α-차단제, alpha Blocker)

- 말초동맥을 확장시켜 혈관 내 저항을 감소시키면서 혈압을 낮춘다. 전립선 비대증 치료에도 효과가 있다.
- 기립성 저혈압 위험이 있기 때문에 자기 전에 복용하며, 발기부전 치료제와 함께 먹으면 저혈압의 위험이 높아질 수 있으므로 주의한다.

성분명이 zocin(~조신)로 끝나면 α-adrenergic blocker 임

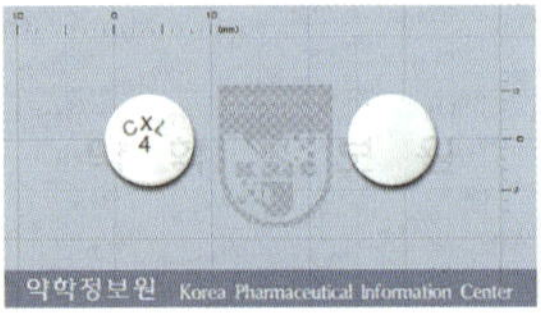

Doxazocin(Cardura-XL Tab.4mg)

약효분류	혈압강하제(교감신경 기능 억제제, α1-차단제)
효능효과	고혈압, 양성전립선 비대에 의한 뇨폐색 및 배뇨장애
복약정보	- 특별한 지시가 없으면 취침 전에 투여 - 투여초기에 두통이 일시적으로 나타날 수 있음 - 장시간 눕거나 앉은 자세에서 일어나는 경우 천천히 일어나기 - 어지러울 수 있으므로 운전, 위험한 기계조작시 주의 - 혈압약을 복용 중인 환자는 전문가에게 미리 알리기 - 이 약을 복용하는 동안 이 약의 투여기간 동안에는 가능한 금주
주의사항	- 환자들은 이 약을 통째로 삼켜야 하며 씹거나 분할하거나 분쇄하여 복용하지 말아야 한다. * 다음 환자에는 투여하지 말 것 - 퀴나졸린계 약물 및 이 약물의 성분에 과민증이 있는 환자, , 저혈압 또는 그 병력이 있는 환자, 장 폐쇄, 식도폐쇄 병력이 있거나, 위장관의 직경이 일정수준 감소된 환자, 상부요도의 울혈, 만성 요도감염 또는 방광결석을 동반한 전립선 비대증 환자, 수유부, 과잉방광, 무뇨, 진행성 신부전 환자)

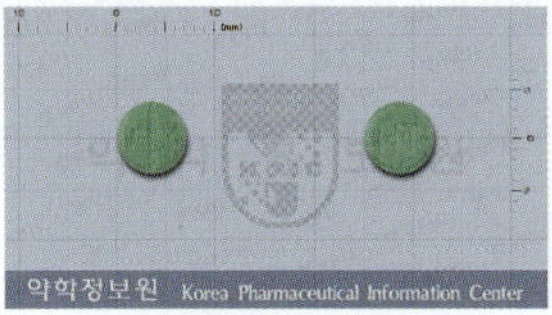

Terazocin(Hytrin)

약효분류	고혈압 치료제, α1-차단제
효능효과	고혈압(경증-중등도), 양성전립선비대에 의한 배뇨장애
복약정보	Cardura-XL Tab.4mg 복약정보 내용과 상동
주의사항	* 다음 환자에는 투여하지 말 것 - 이 약 또는 α-차단제에 과민증의 병력이 있는 환자, 12세 이하의 소아 * 다음 환자에는 신중히 투여할 것 - 중증의 간·신기능장애 환자 - 다음 질환으로 진단받거나 이러한 질환의 병력이 있는 환자: 기립성 저혈압, 기절발작, 의식상실, 심근경색, 뇌혈관장애, 일과성 허혈발작, 협심증, 위궤양, 알코올중독, 기타 간질환, Ⅲ·Ⅳ급 고혈압성 망막증, 인슐린 의존성 당뇨병

Calcium channel blocker(CCB, 칼슘길항제)

- 심근과 혈관벽 안으로 들어가는 칼슘의 속도를 느리게 한다. 이것은 심근과 혈관으로의 혈류 흐름을 더 쉽게 해주어 혈관을 이완시켜 주기 때문에 혈압을 낮춘다.

- 부작용은 두통, 하지와 발목 부종, 피로감, 위 불편감 등이 있다.

성분명이 pine(~핀)로 끝나면 Calcium channel blocker (CCB)임

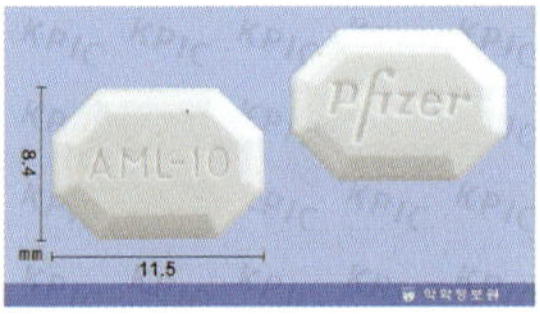

Amlodipine(Norvasc)

약효분류	혈압강하제(고혈압치료제, 칼슘채널차단제)
효능효과	- 고혈압, 관상동맥의 고정폐쇄(안정형협심증) 또는 관상혈관계의 혈관경련과 혈관수축(이형협심증)에 의한 심근성허혈증 - 최근 혈관조영술로 관상동맥심질환이 확인된 환자로 심부전이 없거나 심박출량이 40% 미만이 아닌 환자의 협심증으로 인한 입원의 위험성 감소 관상동맥 혈관재생술에 대한 위험성 감소
복약정보	- 증상이 개선되더라도 전문가와 상의 없이 투약을 중단하지 말기 - 장시간 눕거나 앉은 자세에서 일어나는 경우 천천히 일어나기 - 투여초기 일시적으로 두통이 나타날 수 있음 - 이 약의 투여기간 동안 다량의 자몽주스를 섭취하는 것은 삼가하기(자몽에 칼륨이 풍부하므로, 고혈압약과 함께 복용시, 약의 대사과정을 자몽이 방해하여 약효를 떨어뜨릴 수 있다.) - 맥박이 빨라지거나 불규칙해지면 전문가와 상의

주의사항	* 다음 환자에게는 투여하지 말 것 - 이 약 또는 다른 디히드로피리딘계 약물(암로디핀은 디히드로피리딘계 칼슘채널차단제이다.) 에 과민증의 병력이 있는 환자 * 다음 환자에는 신중히 투여할 것 - 중증의 저혈압 환자, 투석을 해야 하는 신부전 환자, 고령자

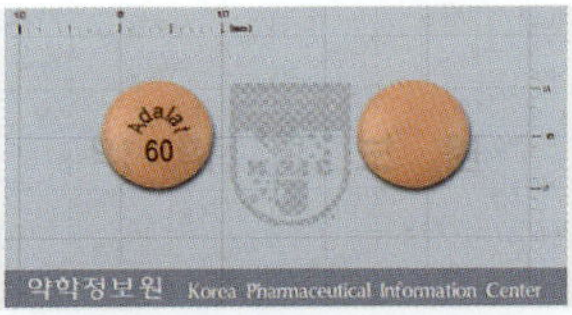

Nifedipine(Adalat 30, 60mg)

약효분류	고혈압치료제(칼슘채널차단제)
효능효과	관동맥심질환(만성안정형협심증), 고혈압
복약정보	Norvasc 복약정보 내용 + - 잇몸증식이 나타날 수 있음 - 씹거나 부수지 말고 물과 함께 그대로 복용
주의사항	Norvasc 주의사항 내용과 상동

ACE-inhibitor(ACEI, 안지오텐신 전환요소 억제제)

- Angiotensin I → Angiotensin II로 전환되는 것을 억제하여 혈압을 하강시킨다.
- 인체의 bradykinin 분해를 억제하여 호흡 기도를 수축시켜 dry coughing을 유발한다.[지속적인 기침(★dry coughing)이 나타날 경우 주치의와 상의]
- 체내에서 혈관을 수축시키는 효소를 차단한다. 혈관이 이완될 때 혈압은 낮아진다.
- ACE 반응억제제는 염분의 양을 낮추어 혈압을 낮추는데 도움을 준다.
- 신장을 보호하는 효과를 가지고 있으며, 중정도의 신장질환에서 진행을 막는것으로 생각된다.
- 부작용은 지속적인 마른기침, 발적, 혈관부종을 포함한 많은 부작용을 야기시키며, 혈중 크레아틴, 칼륨을 증가시킨다.
- 칼륨을 다량 함유한 식품 섭취를 피하고 공복에 복용하도록 한다.

성분명이 pril(~프릴)로 끝나면 ACE inhibitor 임

ACE-inhibitors	
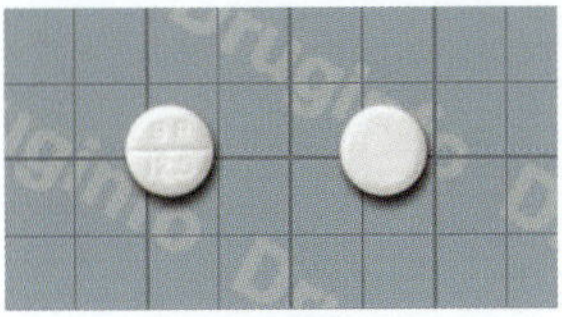	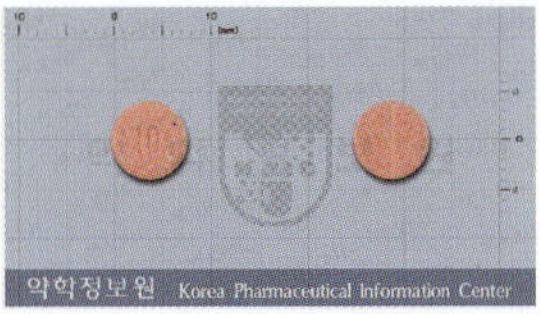
Captopril	Enapril maleate(Enaprin)(Renitec)
Moexipril, Captopril, Enalapril, Fosinopril, Perindopril, Ramipril	

약효분류	혈압 강하제
약효약리	ACE(ACE-inhibitor, 안지오텐신 전환효소 억제제)의 상경적 저해제로서, angiotensin I 에서 강력한 혈관수축제인 angiotensin II로 전환되는 과정을 억제하여 결과적으로 angiotensin II 농도를 낮춘다. 이로써 혈장 renin의 활성이 증가하고 aldosterone의 분비가 감소하게 된다.
효능효과	- 고혈압 - 울혈성심부전: 이뇨제 및 디기탈리스 투여시의 보조치료제 - 당뇨병성 신증: 인슐린의존성(Type I) 당뇨병 및 당뇨병 망막증인 환자의 당뇨병성 신증(단백뇨> 500밀리그램/일)에 사용한다. - 심근경색 후 좌심실 기능부전
복약정보	- 마른기침이 심하거나 지속될 경우 전문가와 상의 - 장시간 눕거나 앉은 자세에서 일어나는 경우 천천히 일어나기 - 눈꺼풀, 입술, 입 안에 부종이 나타나거나 호흡곤란을 느끼면 전문가와 상의 - 신장질환 환자나 그 병력이 있는 경우 전문가에게 미리 알리기
주의사항	* 다음 환자에는 투여하지 말 것 - 혈관부종 또는 그 병력이 있는 환자 - 아크릴로니트릴설폰산나트륨 막을 이용한 혈액투석을 시행중인 환자 - 신장이식 후 환자 - 레닌억제제(알리스키렌)을 복용 중인 당뇨병이나 중등도~중증의 신장애환자(GFR <60ml/min/1.73m^2) - 안지오텐신 수용체 차단제(ARB)를 복용중인 당뇨병성 신증 환자

Angiotensin II receptor blockers(ARBs, 안지오텐신 II 수용체 차단제)

- ACE inhibitor의 대체약물이다. ARBs는 혈관수축을 일으키는 Angiotensin II 효소를 차단한다.
- ARBs는 ACE inhibitor만큼 효과가 있으면서 ACE inhibitor에 의해 종종 야기되는 기침을 유발하지 않는다.
- 부작용으로는 두통, 혈관 부종, 고칼륨혈증이 있다.
- 최근 사용이 증가하는 약제이다.
- 안지오텐신 전환효소 억제제(ACEI)는 마른 기침 등 부작용이 생길 수 있는데, 안지오텐신 II 수용체 차단제(ARBs)가 이를 개선하였다.

성분명이 sartan(~사르탄)로 끝나면 ARBs(Angiotensin II Blocker)임

Angiotensin II receptor blockers	
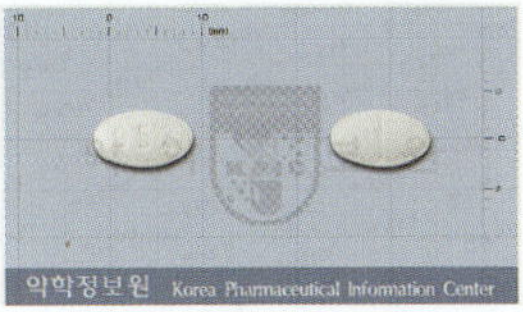	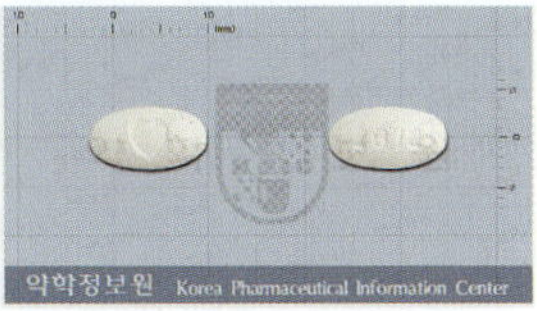
Losartan(코자)	Irbesartan(아프로벨)
로사르탄(Losartan), 텔미사르탄(Telmisartan), 발사르탄(valsartan), 올메사르탄(Olmesartan), 이르베사르탄(Irbesartan)	

약효분류	혈압 강하제
약효약리	- 몸속에서 혈압을 올리는'레닌-안지오텐신-알도스테론(RAA)이라는 시스템을 차단하여 혈압을 낮춤 - 심장과 신장질환 및 심부전에 효과가 있음 - 안지오텐신 전환효소 억제제(ACEI)는 기침 등의 부작용이 생길 수 있는데, 안지오텐신 II 수용체 차단제는 이를 개선함
효능효과	- 고혈압 - 고혈압의 치료요법으로서, 고혈압을 가진 제 2형 당뇨병 환자의 신장병
복약정보	- 증상이 개선되더라도 전문가와 상의없이 투약 중단 금기 - 장시간 눕거나 앉은 자세에서 일어나는 경우 천천히 일어나기 - 이 약의 투여기간 동안에는 가능한 금주 - 눈꺼풀, 입술, 입 안에 부종이 나타나거나 호흡곤란을 느끼면 전문가와 상의
주의사항	* 다음 환자에는 신중히 투여할 것 - 고령자 - 고칼륨혈증 환자 혹은 혈청 칼륨치가 높아지기 쉬운 환자 - 양측성 혹은 편측성 신동맥 협착증이 있는 환자 - 중증의 신장애 환자 - 레닌-안지오텐신-알도스테론계(RAAS)의 이중차단: 안지오텐신 수용체 차단제(ARB), ACE억제제, 또는 알리스키렌 등 레닌-안지오텐신-알도스테론계(RAAS)에 영향을 미치는 다른 약제와의 병용은 권장되지 않는다.

혼합약

- 단일제 만으로 충분한 혈압강하 효과를 얻지 못하는 경우에 제2 혹은 제3 복합체 등의 다양한 복합체가 존재한다.

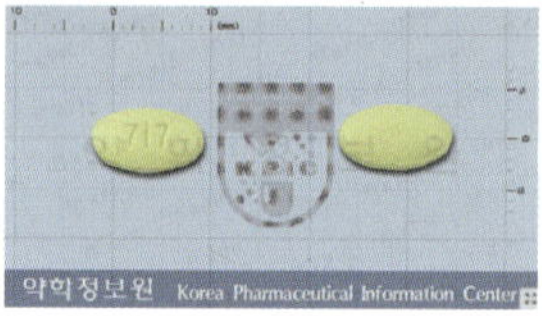

Losartan + hydrochlorothiazide(코자플러스)

약효분류	혈압강하제(이뇨제 + 안지오텐신 II 수용체 길항제)
효능효과	단일요법으로 혈압이 적절히 조절되지 않는 고혈압
복약정보	-증상이 개선되더라도 전문가와 상의 없이 투약 중단 금기 - 장시간 눕거나 앉은 자세에서 일어나는 경우 천천히 일어나기 - 눈꺼풀, 입술, 입 안에 부종이 나타나거나 호흡곤란을 느끼면 전문가와 상의 - 설파제에 대한 과민증이 있는 경우 전문가에게 미리 알리기 - 강한 햇볕이나 자외선에 노출되지 않도록 주의
주의사항	* 다음 환자에는 투여하지 말 것 - 무뇨증이 있거나 설폰아미드계 약물에 과민반응 또는 그 병력의 환자 - 치료불응성 저칼륨혈증, 고칼슘혈증, 저나트륨혈증 또는 체액 중 나트륨·칼륨이 명백히 감소된 환자(저나트륨혈증, 저칼륨혈증 등 전해질 실조를 악화시킬 수 있다.) - 중증 신장애 환자(예, 크레아티닌청소율 30 mL/min 미만) 또는 급성 신부전 환자(신기능을 악화시킬 우려가 있다.) - 투석중인 환자

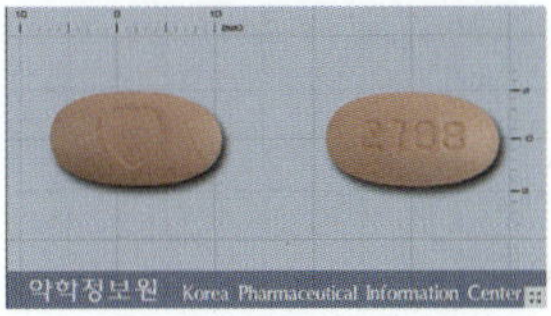

irbesartan + hydrochlosothiazide(코아 프로벨)

약효분류	혈압강하제(이뇨제(thiazide계) + 안지오텐신 II 수용체 길항제)
효능효과	본태고혈압 - 단일요법으로 혈압이 적절히 조절되지 않는 환자 - 중등도 또는 중증 고혈압(stage 2) 환자와 같이 치료 목표 혈압에 도달하기 위해 복합제 투여가 필요한 경우의 초기요법
복약정보	코자 플러스와 복약정보 내용상동
주의사항	코자 플러스와 주의사항 내용 상동

다 Vasodilating agent(혈관확장제)

- 직접적으로 소동맥 평활근을 확장시킨다.

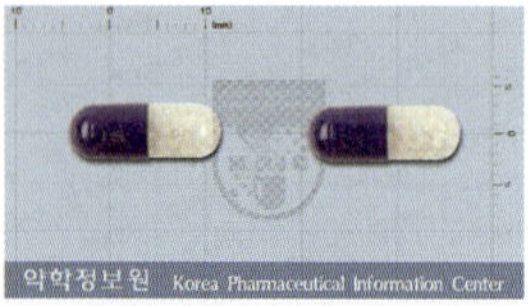

Isomack(이소맥)

약효분류	혈관확장제(협심증 치료제)
효능효과	- 협심증, 심근경색, 관경화증(만성허혈성심질환, 무증후성허혈성심질환, 동맥경화성심질환) - 울혈성심부전의 보조요법(강심배당체 또는 이뇨제와 병용)
복약정보	- 투여초기 일시적으로 두통이 나타날 수 있음 - 투여 초기나 증량시 안면홍조가 일시적으로 나타날 수 있음 - 장시간 눕거나 앉은 자세에서 일어나는 경우 천천히 일어나기 - 어지러울 수 있으므로 운전, 위험한 기계조작시 주의 - 이 약의 투여기간 동안에는 가능한 금주 - 씹거나 부수지 말고 물과 함께 그대로 투여
주의사항	* 다음 환자에는 투여하지 말 것 - 급성 순환기능부전(쇼크, 혈관허탈) 환자 - 중증의 저혈압(수축기압 90mmHg 미만) 환자 - 녹내장 환자 - 심근의 비대 폐색, 심근장애(심장내부가 좁아지는 심근의 이상) 환자 관상동맥심질환(협심증, 심근경색 등), 울혈성 심부전의 보조요법

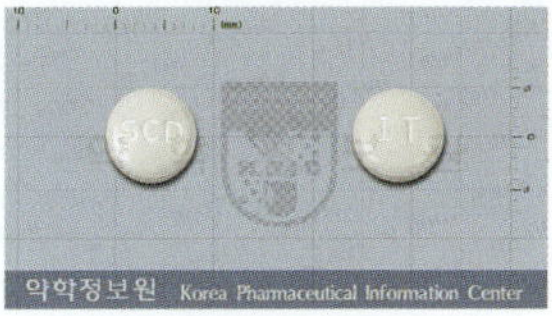

Isonite(이소니트)

약효분류	혈관확장제(협심증 치료제)
효능효과	- 관상동맥심질환(협심증, 심근경색 등) - 울혈성심부전의 보조요법(강심배당체 또는 이뇨제와 병용)
복약정보	이소맥 복약정보와 상동
주의사항	이소맥 주의사항과 상동

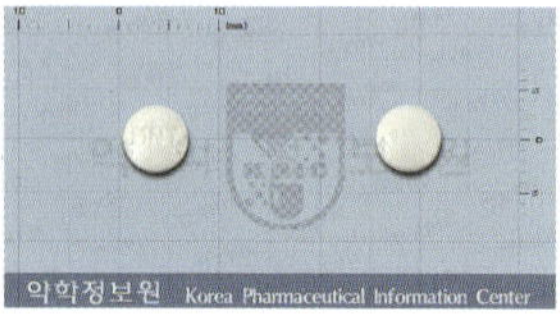

Minoxidil(미녹시딜)

효능효과	* 직접적으로 소동맥 평활근을 확장시킨다. - 협심증, 심근경색, 관경화증(만성허혈성심질환, 무증후성허혈성심질환, 동맥경화성심질환) - 울혈성심부전의 보조요법(강심배당체 또는 이뇨제와 병용)
복약정보	- 증후성 또는 표적기관 손상에 의한 고혈압 - 이뇨제와 두 종류의 혈압강하제를 병용투여하는 최대용량에도 반응하지 않는 고혈압(불응성 고혈압) - 투여초기 일시적으로 두통이 나타날 수 있음 - 투여 초기나 증량시 안면홍조가 일시적으로 나타날 수 있음 - 장시간 눕거나 앉은 자세에서 일어나는 경우 천천히 일어나기
복약정보	- 어지러울 수 있으므로 운전, 위험한 기계조작시 주의 - 이 약의 투여기간 동안에는 가능한 금주 - 씹거나 부수지 말고 물과 함께 그대로 투여 - 맥박속도가 현저히 달라지거나 불규칙해지면 전문가와 상의
주의사항	* 다음 환자에는 투여하지 말 것 - 급성 순환기능부전(쇼크, 혈관허탈) 환자 - 중증의 저혈압(수축기압 90mmHg 미만) 환자 - 녹내장 환자 - 심근의 비대 폐색, 심근장애(심장내부가 좁아지는 심근의 이상) 환자 관상동맥심질환(협심증, 심근경색 등), 울혈성 심부전의 보조요법
부작용	- 다모증: 이 약을 투여 받은 환자의 약 80%에서 체모의 성장, 밀집화, 색소증가가 나타났다는 보고가 있다. - 갈증을 자극하여 물을 많이 섭취하여 투석환자의 체중 증가량(Wt gain ↑) - 심장 문제가 있는 환자는 pleural effusion 유발 할 수 있다. - 어지러움, 복통

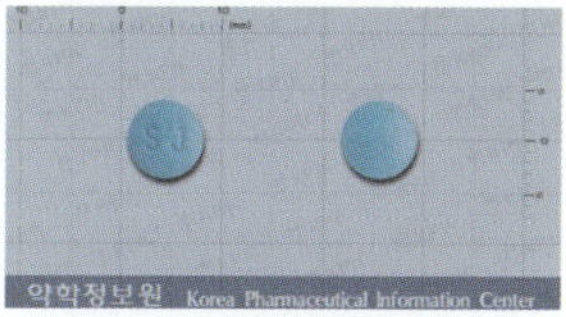

Hydralazine(히드랄라진)

효능효과	본태성 고혈압, 임신중독증에 의한 고혈압
복약정보	- 맥박 속도가 현저히 달라지거나 불규칙해지면 전문가와 상의 - 어지러울 수 있으므로 운전, 위험한 기계 조작시 주의 - 장시간 눕거나 앉은 자세에서 일어나는 경우 천천히 일어나기
주의사항	* 다음 환자에는 투여하지 말 것. - 이 약에 과민증 및 그 병력이 있는 환자 - 관동맥 질환 환자 - 허혈성 심질환, 심부전 환자 - 두개내 급성 출혈 환자 - 전신성 홍반성 루푸스(SLE) 및 관련 질환 환자 - 기계적 폐쇄(대동맥·승모판협착 또는 교착성 심낭염 등)에 의한 심근부전 환자 - 중증의 빈맥 환자 - 해리성 동맥류 환자 * 다음 환자에는 신중히 투여할 것. - 대뇌혈관질환 환자 - 신질환 환자 - 허혈성 심질환 및 울혈성 심부전의 병력이 있는 환자
부작용	- 전신성 홍반성 루푸스(SLE) 증상 : 드물게 항핵항체(ANA)양성 및 전신성 홍반성 루푸스 증상(발열, 홍반, 관절통, 흉통 등)이 나타날 수 있으므로 충분히 관찰하고 이상이 인정되는 경우에는 투여를 중지 - 순환기계 : 빈맥, 심계항진, 협심증, 역설적인 혈압상승, 때때로 울혈성 심부전, 심전도이상, 기립성 저혈압, 흉통 등이 나타날 수 있다. 또한 심혈관의 부전을 증가시킬 수 있으며 폐동맥압을 증가시킨다.

라 혈관 수축제

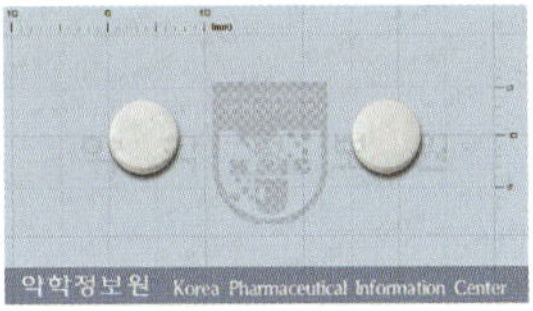

Midodrine(미드론)

약효분류	혈관수축제(저혈압치료)
효능효과	저혈압(기립성, 본태성, 증후성)
복약정보	발진, 발적, 가려움증 등의 증상이 나타날 경우 전문가와 상의(과량으로 투여하지 않도록 주의)
주의사항	* 다음 환자에게는 투여하지 말 것 - 고혈압 환자, 심한 심질환 환자, 급성 신장염 환자, 갑상선기능항진증 환자 * 다음 환자에는 신중히 투여할 것 - 심한 신장애 환자, 부정맥 환자

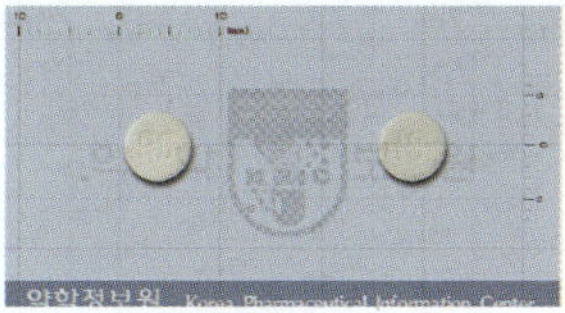

Risumic(리스믹)

약효분류	저혈압치료제
효능효과	- 본태저혈압, 기립저혈압(성인: 아메지늄메틸황산염으로서 1회 10 mg을 1일 2회 경구투여) - 투석 시행시의 혈압저하 개선
복약정보	미드론 복약정보와 상동
주의사항	* 다음 환자에는 투여하지 말 것 - 고혈압 환자(고혈압을 악화시킬 수 있다.) - 갑상샘항진증 환자(갑상샘기능항진증을 악화시킬 수 있다.) - 잔뇨를 수반한 전립성비대증이 있는 환자(요저류가 일어날 수 있다.) - 빈맥성부정맥 환자 * 다음 환자에는 신중히 투여할 것 - 중증의 심장애가 있는 환자(교감신경기능항진작용을 통한 심장 자극 작용으로 심장애가 악화될 수 있다.) - 중증 신장애 환자

2 Anti-diabetic agents & insulin (경구혈당강하제 및 인슐린)

성분명이 Dia~, Glu~로 시작되는 약물은 대부분 당뇨약이다.
(Dia: diabetic, Glu: glucose)

Biguanide(메트포르민)	
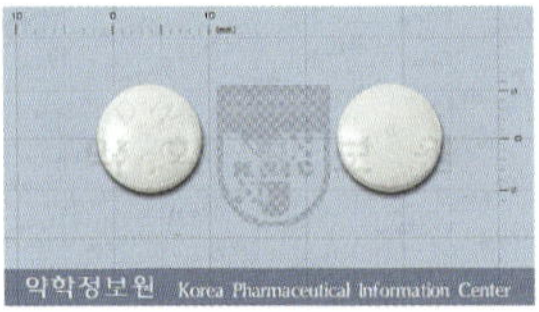	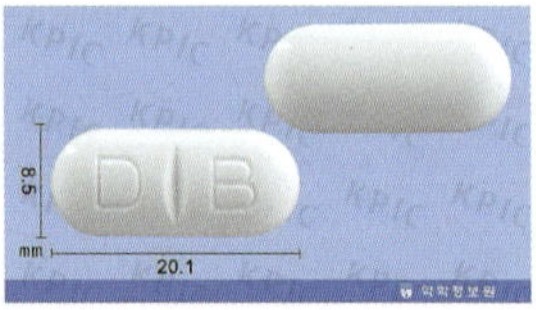
Diabex(다이아벡스)	Glupa(글루파)

약효분류	당뇨병치료제(Biguanide계: 인슐린작용증강제) 간과 말초 세포(즉, 근육)에서 인슐린의 작용을 증가시키고 간에서 당생성을 감소
효능효과	식이요법 및 운동요법을 통해 혈당 조절이 충분치 않은 제2형 당뇨병 환자의 치료(특히, 과체중인 당뇨병 환자) - 성인에서 이 약은 단독요법 또는 다른 경구용 혈당강하제나 인슐린과 병용하여 사용할 수 있다. - 10세이상의 소아 및 성장기 청소년에서 이 약은 단독요법 또는 인슐린과 병용하여 사용할 수 있다.

복약정보	- 식사와 함께 복용 - 위장장애가 나타날 수 있음. 증상이 심하면 전문가와 상의 - 간질환 환자나 신장질환 환자의 경우 전문가에게 미리 알리기 - 피로감, 근육통, 호흡곤란, 체온저하, 저혈압 등의 증상이 나타나면 전문가와 상의 - 이 약의 투여기간 동안에는 가능한 금주 - 조영제 사용 검사시 이 약의 투여사실을 의료진에게 미리 알리기 - 현기증, 피로감 등 저혈당 증세가 나타날 경우에는 즉시 당분있는 음식을 섭취
주의사항	* 다음 환자에게는 신중히 투여할 것(유산산증과 저혈당의 가능성이 있다.) - 불규칙한 식사, 식사 섭취량 부족 - 격렬한 근육운동 - 상호작용이 있는 약물을 투여하는 환자 - 신기능에 대한 모니터링: 이 약은 대부분 신장으로 배설되고, 이 약의 축적과 유산산증의 위험은 신기능의 장애 정도에 따라 증가된다. 이 약은 치료 시작 전과 그 후 정기적으로 사구체 여과율을 평가해야 함

Sulfonylureas(설폰요소제)		
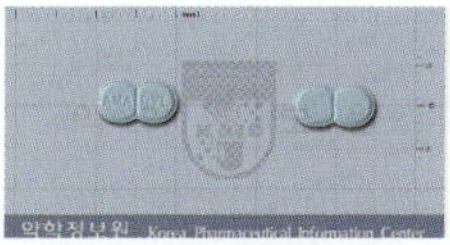	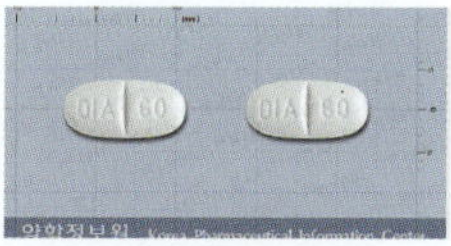	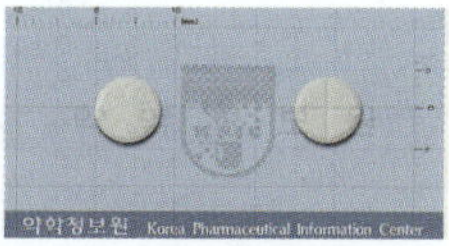
Amaryl(아마릴 4mg)	Diamicron MR (디아미크롱 서방정 60mg)	Diamicron (디아미크롱 정)
다오닐, 글리메피리드, 글리멜등		

약효분류	- 가장 오래된 당뇨약 - 췌장의 베타세포에서 인슐린 분비를 촉진하는 역할 - 당뇨병 치료제: Sulfonylureas계(인슐린분비촉진제)

효능효과	제 2형 당뇨병 환자의 혈당조절을 향상시키기 위해 식사요법 및 운동요법의 보조제로 투여 - 이 약은 단독요법으로 투여 - 이 약은 다음의 경우 병용요법으로 투여 → 경구용 혈당강하제로 혈당조절이 적절하게 이루어지지 않는 경우, 인슐린과 병용투여 → 설포닐우레아계 또는 메트포르민 단독요법으로 혈당조절이 적절하게 이루어지지 않는 경우, 메트포르민과 이 약을 병용투여
복약정보	- 현기증, 피로감 등 저혈당 증세가 나타날 경우에는 즉시 당분있는 음식을 섭취 - 임산부 및 임신 가능성이 있는 여성은 투여 하지 않기 - 설파제에 대한 과민증이 있는 경우 전문가에게 미리 알리기 - 간질환 환자나 신장질환 환자의 경우 전문가에게 미리 알리기 - 위장장애가 나타날 수 있음 증상이 심하면 전문가와 상의
주의사항	* 다음 환자에는 투여하지 말 것 - 인슐린 의존형(제1형) 당뇨병 환자(예, 케톤혈증의 병력을 가진 당뇨병 환자), 당뇨병성 케톤혈증, 당뇨병성 혼수 또는 전혼수 환자 - 이 약 및 이 약의 구성성분 또는 설포닐우레아계, 설폰아미드계 약물에 대해 과민반응의 병력이 있는 환자 - 중증 간기능장애 또는 중증 신기능장애 환자(사용 경험이 없다면 중증 간기능장애 또는 신기능장애 환자에서는 최적의 혈당조절을 이루기 위해 인슐린요법으로의 전환이 권장됨

Alpha-glucosidase inhibitors(알파글루코시데이즈 억제제)
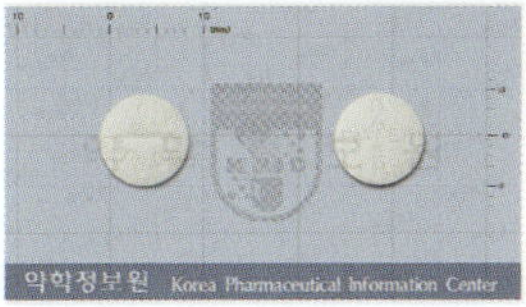
Glucobay(글루코바이정 100mg)
베이슨, 글리슨정, 보글리아, 아카보스, 보글리보스 등

약효분류	- 장에서 탄수화물 흡수 억제 - 식후 과혈당 개선, 체중증가 없음 - 식전이나 식사중 복용 - 당뇨병치료제: α- glucosidase 억제제(소화관 흡수 억제제)
효능효과	당뇨병의 식후 고혈당개선(단, 식사요법, 운동요법을 행하고 있는 환자에서 충분한 효과를 얻을 수 없는 경우, 또는 식사요법, 운동요법에 추가하여 경구혈당강하제 또는 인슐린 제제를 사용하고 있는 환자에서 충분한 효과를 얻을 수 없는 경우에 한함)
복약정보	- 식사가 늦어지거나 거를 경우에는 이 약도 복용하지 말기 - 식사 직전에 복용 - 현기증, 피로감 등 저혈당 증세가 나타날 경우에는 포도당을 투여 - 위장장애가 나타날 수 있음 증상이 심하면 전문가와 상의 - 위장약과 병용하기 전에는 반드시 전문가와 상의 - 황달 등 간 기능 이상징후가 나타날 경우에는 전문가와 상의
주의사항	* 다음 환자에는 신중히 투여할 것 - 다른 혈당강하제를 투여 받고 있는 환자(병용에 의해 저혈당이 나타날 수 있으므로 저용량부터 투여를 시작하는 등 신중하게 투여한다. - 위장장애 환자 - 고령자

Meglitinide(메글리티나이드계)

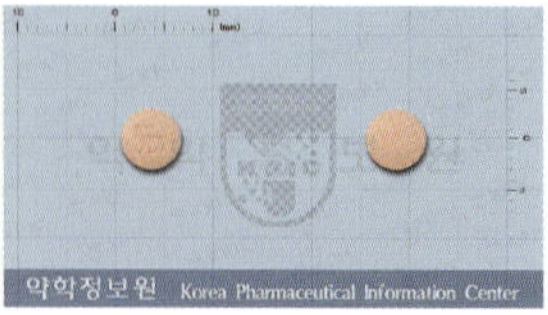

Novonorm(노보넘정 2mg)

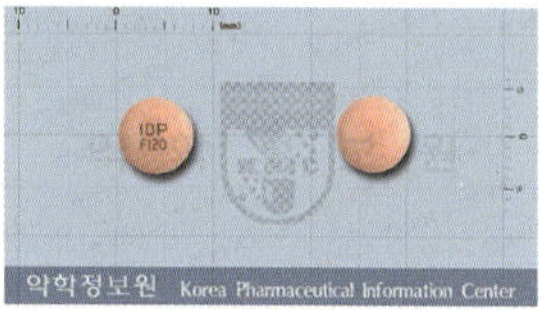

Fastic(파스틱 120mg)

약효분류	췌장의 베타세포에서 인슐린 분비를 직접 자극 당뇨병치료제: Meglitinide계(benzoic acid 유도체, 인슐린분비촉진제)
효능효과	제 2형 당뇨병 환자의 혈당조절을 향상시키기 위해 식사요법 및 운동요법의 보조제로 투여 - 이 약은 단독요법으로 투여 - 이 약은 다음의 경우 병용요법으로 투여: 메트포르민, 설포닐우레아계, 이 약 또는 티아졸리딘디온계의 단독요법으로 충분히 혈당조절을 할 수 없는 경우, 이 약과 메트포르민 또는 이 약과 티아졸리딘디온계와 병용투여
복약정보	- 식사가 늦어지거나 거를 경우에는 이 약도 복용하지 않기 - 식사 직전에 복용 - 현기증, 피로감 등 저혈당 증세가 나타날 경우에는 즉시 당분있는 음식을 섭취 - 임산부 및 임신 가능성이 있는 여성은 투여하지 않기 - 간질환 환자나 신장질환 환자의 경우 전문가에게 미리 알리기
주의사항	- 다른 인슐린 분비 촉진제와 마찬가지로 저혈당증을 유발할 수 있음 - 메트포르민과의 병용투여는 저혈당증의 위험을 증가시킴 - 만약 병용 투여시에도 고혈당증이 지속되면, 경구용 혈당 강하제로는 더 이상 혈당을 적절히 조절할 수 없으며, 이때는 인슐린을 투여해야 함 - 저혈당증은 열, 외상, 감염 또는 수술과 같은 스트레스를 받을 때 일어날 수 있음 * 다음 환자(경우)에는 신중히 투여할 것 - 중증 신기능장애 환자 (혈중농도가 상승하여 저혈당을 일으킬 우려가 있음)

Thiazolidinediones(티아졸리딘디온계 = 글리타존계)	
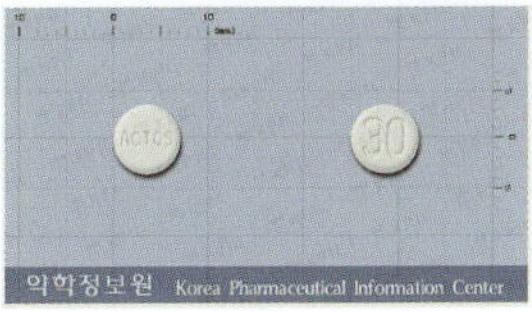	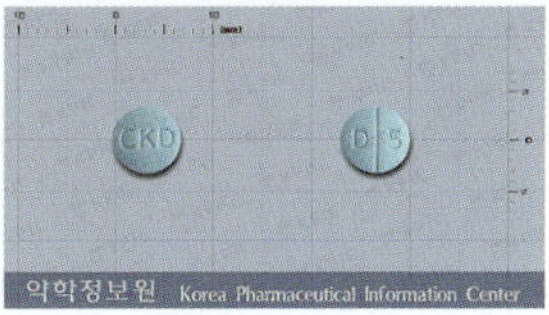
Actos(액토스정 30mg)	듀비에정 05mg
아반디아 등	

약효분류	- 인슐린 감수성(말초조직에서 인슐린 저항성)을 향상 시킴 - 당뇨병치료제: Glitazone 계(인슐린 작용 증강제)
효능효과	- 제 2형 당뇨병 환자의 혈당조절을 향상시키기 위해 식사요법 및 운동요법의 보조제로 투여한다. - 이 약은 단독요법으로 투여 - 이 약은 다음의 경우 병용요법으로 투여: → 다른 경구용 혈당강하제를 사용했음에도 불구하고 혈당개선효과를 보지 못했을 경우에는 설포닐우레아제, 메트포르민 혹은 인슐린과 함께 병용투여 → 제2형 당뇨병환자는 이 외에도 영양 상담이 필요하며 경우에 따라서는 체중감량도 요구되고 운동요법도 실시하여야 함. 제2형 당뇨병 환자에 있어서 이러한 노력들은 초기치료뿐만 아니라 약물요법의 효력을 유지하기 위해서도 중요
복약정보	- 갑작스런 체중증가, 부종이 나타나거나 호흡곤란을 느끼면 전문가와 상의 - 황달 등 간기능 이상징후가 나타날 경우에는 전문가와 상의 - 간질환 환자나 그 병력이 있는 경우 전문가에게 미리 알리기 - 식사와 관계없이 투여 가능 - 현기증, 피로감 등 저혈당 증세가 나타날 경우에는 즉시 당분있는 음식을 섭취
주의사항	* 다음 환자(경우)에는 신중히 투여할 것 - 다른 경구용 혈당강하제를 복용중인 환자 - 폐경전 여성 - 부종이 있는 환자 - 신기능장애 환자 - 심부전 발병 우려가 있는 심근경색, 협심증, 심근증, 고혈압성 심질환 등의 심질환이 있는 환자 (순환혈장량의 증가에 의해 심부전을 발병시킬 우려가 있다.)

DPP-4 inhibitors(DPP-4 억제제)
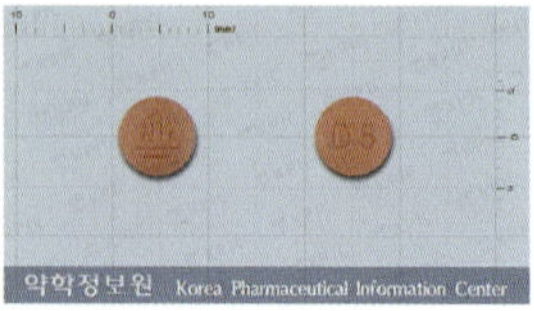
Trajenta(트라젠타정)
Januvia(자누비아) Galvus(가브스) Onglyza(온글라이자) Zemiglo(제미글로)

약효분류	- DPP-4를 억제하여 혈당상승 방지 - 체내 글루카곤양 펩티드의 분해를 억제하여 인슐린 분비를 증가시키고 식후 글루카곤 분비를 억제하는 등의 기전으로 혈당 저하 - 소장에서 인크레틴 나와서 인슐린 분비촉진 - 당뇨병 치료제: DPP4 저해제(인슐린분비촉진제)
효능효과	- 제2형 당뇨병 환자의 혈당조절을 향상시키기 위해 식사요법 및 운동요법의 보조제로 투여 - 이 약은 단독요법으로 투여 - 이전 당뇨병 약물치료를 받은 경험이 없으며 단독요법으로 충분한 혈당조절이 어려운 경우 메트포르민과 병용투여 - 메트포르민 또는 설포닐우레아 단독요법으로 충분한 혈당조절을 할 수 없는 경우 이 약을 병용투여 - 인슐린 요법(인슐린 단독 또는 메트포르민 병용)으로 충분한 혈당조절을 할 수 없는 경우 이 약을 병용투여 - 엠파글리플로진(25mg) 및 메트포르민 병용요법으로 충분한 혈당조절을 할 수 없는 경우 이 약을 병용투여
복약정보	- 심한 복통이 지속될 경우에는 즉시 전문가에게 알리기 - 식사와 관계없이 투여 - 신장질환 환자나 그 병력이 있는 경우 전문가에게 미리 알리기 - 임산부, 수유부는 투여 전 반드시 전문가와 상의 - 현기증, 피로감 등 저혈당 증세가 나타날 경우에는 즉시 당분있는 음식을 섭취

주의사항	* 다음 환자에는 투여하지 말 것 - 이 약의 주성분 또는 다른 성분에 과민증이 있는 환자 - 제1형 당뇨병 또는 당뇨병성케톤산증 환자

SGLT2 inhibitors(SGLT-2 억제제)

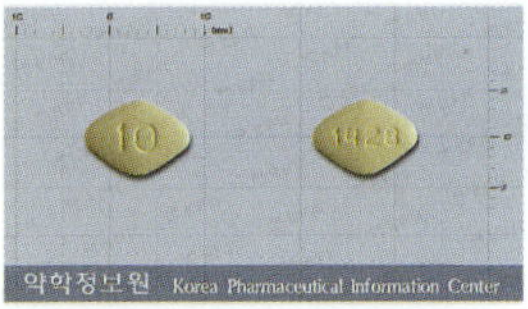

Forxiga(포시가 10mg)

Suglat(슈그렛) Jardiance(자디앙)

약효분류	- 신장의 포도당 재흡수를 억제 소변으로 당 배출, 신장기능이 나쁜 환자에게도 사용 - 당뇨병치료제 : SGLT2 저해제(제 2형 당뇨병 치료제)
효능효과	- 제 2형 당뇨병 환자의 혈당 조절을 향상시키기 위해 식사요법 및 운동요법의 보조제로 투여 - 이 약은 단독요법으로 투여 - 이 약은 다음의 경우 병용요법으로 투여 → 이전 당뇨병 약물치료를 받은 경험이 없으며 단독요법으로 충분한 혈당조절이 어려운 경우 메트포르민과 병용투여 → 메트포르민 또는 설포닐우레아 단독요법으로 충분한 혈당조절을 할 수 없는 경우 이 약을 병용투여 → 인슐린(인슐린 단독 혹은 메트포르민 병용) 요법으로 충분한 혈당조절을 할 수 없는 경우 이 약을 병용투여 → 디펩티딜 펩티다.제-4(DPP-4) 저해제인 시타글립틴(시타글립틴 단독 혹은 메트포르민 병용) 요법으로 충분한 혈당조절을 할 수 없는 경우 이 약을 병용투여

복약정보	- 식사와 관계없이 투여 - 신장질환 환자나 그 병력이 있는 경우 전문가에게 미리 알리기 - 현기증, 피로감 등 저혈당 증세가 나타날 경우에는 즉시 당분있는 음식을 섭취 - 피로감, 근육통, 호흡곤란, 체온저하, 저혈압 등의 증상이 나타나면 전문가와 상의 - 이 약의 투여기간 동안 체중감소가 나타날 수 있으므로 체중을 모니터링 - 소변량 및 소변 횟수가 증가할 수 있음 - 요로 및 생식기 감염의 위험이 증가할 수 있으므로 주의깊게 관찰
주의사항	* 다음 환자에는 투여하지 말 것 - 이 약의 주성분 또는 첨가제에 대한 과민반응 병력이 있는 환자 - 제1형 당뇨병 또는 당뇨병성 케톤산증 환자 - 이 약은 유당 무수물을 함유한다. 갈락토오스 불내성(galactose intolerance), Lapp 유당 분해효소 결핍증(Lapp lactase deficiency) 또는 포도당-갈락토오스 흡수장애(glucose-galactose malabsorption) 등의 유전적인 문제가 있는 환자에게는 투여하면 안됨 - 사구체 여과율(eGFR)이 30 mL/min/1.73 m^2미만인 환자, 말기 신질환(end stage renal disease) 또는 투석 중인 환자

GLP-1 receptor agonists(GLP-1 수용체 작용제)	
Eperzan inj 30mg(이페르잔30mg)	

약효분류	- GLP-1 receptor agonists - 당뇨병치료제:GLP-1 유사체
효능효과	- 이 약은 성인 제 2형 당뇨병 환자의 혈당조절을 위하여 다음 요법으로 투여 - 식사요법과 운동요법의 보조제로서 이 약 단독투여 - 식사요법 및 운동요법을 시행하면서 다른 혈당 강하 약물 요법(기저인슐린 등)으로 혈당이 적절히 조절되지 않는 경우 이 약과 병용투여
복약정보	- 주 1회(매주 같은 요일) 복부, 대퇴부 또는 상완부에 피하 주사 - 식사와 관계없이 하루 중 언제라도 투여 가능 - 투여를 잊은 경우 3일 이내에 가능한 빨리 투여하고, 이후 기존 투여 요일에 투여 - 펜 주사기는 한 사람이 1회만 사용 - 식이요법 및 운동요법과 병행
주의사항	- 펜 내의 분말은 투여 전에 녹여 사용하고, 녹인 후 8시간 이내에 사용 - 주사침 부착 후에 즉시 사용 - 투여하기 전 반드시 이물질이나 변색이 없는지 눈으로 확인 (이 약은 맑은 노란색)
약물정보	프리필드 주사펜

- 인슐린은 몸에서 생산되는 섭취하는 음식을 에너지로 바꾸도록 도와주는 호르몬이다. 당뇨환자들은 체내에서 인슐린이 충분히 분비되지 않거나, 체내에서 분비된 인슐린을 적절히 사용할 수가 없기 때문에, 인슐린 투여를 필요로 한다.

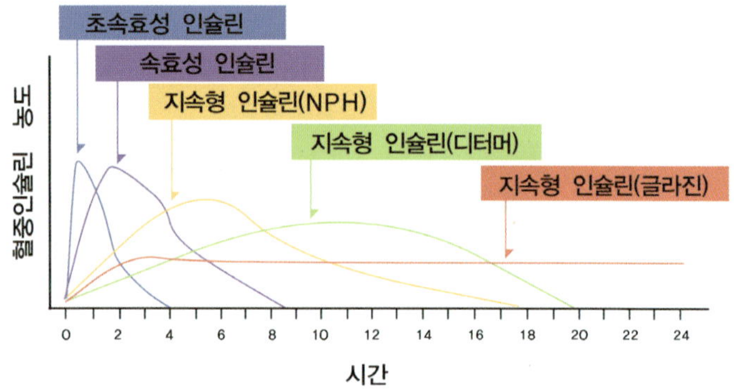

그림 6-1 인슐린 종류에 따른 약효 발현시간

	상품명	작용시간	최대작용시간	지속시간
초속효성	휴마로그 노보래피드 에피드라	5 - 15분	30분 -15시간	3 - 4시간
속효성	휴물린 알	30분 - 1시간	2 - 3시간	3 - 6시간
중간형	휴물린 엔 인슈라타드HM	2 - 4시간	6 - 10시간	10 - 16시간
혼합형	노보믹스 휴마로그믹스 휴물린	5 - 15분	1 - 2시간 / 4 - 8시간 (혼합비율에 따라 다름)	10 - 16시간
지속형	란투스, 레버미어	2 - 4시간	비교적 일정함	24시간

3 Electrolytic balance drugs(전해질 균형 약물)

- 신부전이 진행되는 동안 인을 방출하는 능력이 감소됨 → 인 이온은 체액 속에 축적되고 혈중 칼슘을 감소시킴 → 부갑상선은 체내 칼슘의 정상 농도를 유지시키려고 부갑상선 호르몬 생산 증가에 반응함 → 뼈로부터 칼슘의 재흡수를 유발 → 골밀도와 강도 감소 → 골대사를 위해 필요한 활성형 비타민 D는 신장에서 생성되는데, 만성신부전증 환자는 활성형 비타민 D가 부족하게 됨 → 진행형 골형성장애는 만성신부전증환자에게 심각한 문제를 유발할 수 있다.

인결합제의 종류

- Calcium carbonate(TUMS, Os-cal)
- Calcium acetate(phoslo, Phoslyra)
- Mg/Ca++ carbonate(Magne Bind)
- Sevelamer hydrochloride(Renagel)
- Sevelamer carbonate(Renvela)
- Lanthanum carbonate(Fosrenol)
- Ferric citrate(Auryxia)
- Sucroferric oxyhydorxide(Velphoro)
- Aluminum hydroxide(Amphojel Tab)

Calcium Carbonate(탄산칼슘)

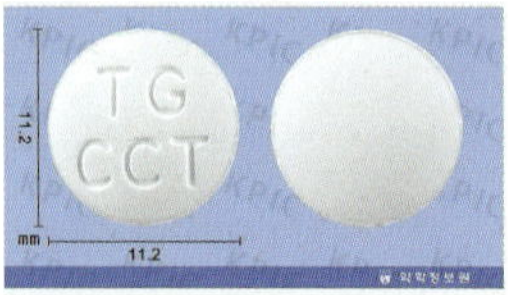

Cicibon Tab(씨씨본정)

효능효과	- 칼슘보충과 동시에 인산염 결합의 목적으로 투여 - 식품에 있는 인의 흡수를 막기 위해 식후 즉시 또는 간식과 함께 섭취 - 위 속의 음식 인과 결합하여 대변으로 배설되어 혈중 인을 상승시키지 않음 - 칼슘-인 조절을 도와줌
복약정보	- 칼슘보급: 1일 15-3g을 1-2회 분할 경구투여
부 작 용	- 위장장애: 구역, 변비, 설사, 산 반동성 분비, - 과칼슘 혈증, 알칼리증, 신결석, 요로결석, 가려움증
주의사항	- 이 약의 투여기간 동안 다량의 우유를 섭취하는 것은 삼가 - 변비가 나타날 수 있음 증상이 심하면 전문가와 상의 - 신장질환 환자나 그 병력이 있는 경우 전문가에게 미리 알리기
간호중재	- 식후 오랜시간이 경과했거나 공복상태에서 칼슘을 복용하면 고칼슘혈증이 유발됨(★고인혈증, 저칼슘혈증이 조절되지 않으면 부갑상선이 자극되며, 그 결과 환자의 뼈에서 칼슘이 유리된다.) - 칼슘기반 인결합제의 사용을 고칼슘혈증이면서 부갑상선 호르몬(Parathroid Hormone, PTH)수치가 150pg/mL 미만인 환자에서는 제한해야 한다고 함.(NKF 2003 Clinical Practice Guidelines for Bone Metabolism)

Calcium Acetate(초산칼슘)
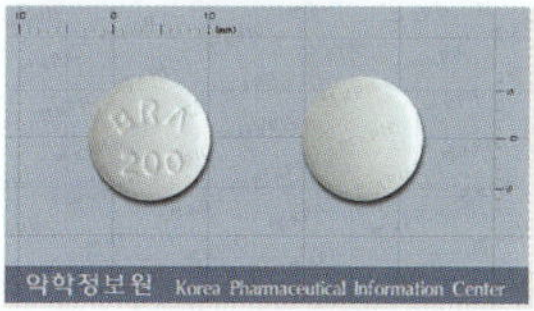
Phoslo(포슬로)

효능효과	- 말기 신부전 환자의 고인산혈증 - 저칼슘혈증 환자들에게 칼슘 보충 및 혈중인을 감소시키는 역할
복약정보	- 초기 용량: 매 식사중 2정씩 경구로 복용 - 유지 용량 : 고칼슘혈증을 유발하지 않는 상태에서 혈중 인산의 농도가 6.0mg/dl 이하가 될 때까지 용량을 점차 증가시킴. 통상 식사중 3~4정을 복용한다.
부 작 용	- 위장장애: 구역, 변비, 설사, 산 반동성 분비 - 과칼슘 혈증, 알칼리증, 신결석, 요로결석, 가려움증
주의사항	- 고칼슘혈증이 되지 않도록 매달 검사를 통해 환자에게 사용 - 고인식이의 여부를 사정
간호중재	- 인 결합을 주 목적으로 초산칼슘을 복용할 때 식사중이나 식사직후에 복용해야 하며 씹어서 복용하거나 몇 조각으로 쪼개어 복용하는 것이 더 효과적임 - 약물복용과 함께 저인식이요법을 교육

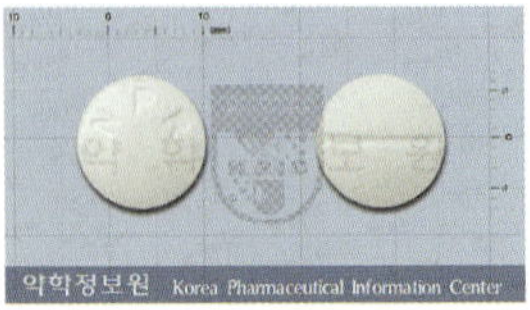

Calcium Acetate(Nephro: 네프로정)

적 응 증	- 만성 신부전 환자의 고인산혈증 - 칼슘보충과 동시에 인산염 결합의 목적으로 투여
부 작 용	- 위장장애: 구역, 변비, 설사, 산 반동성 분비 - 과칼슘 혈증, 알칼리증, 신결석, 요로결석, 가려움증
간호사정	- 혈액검사상 ca/p 수치를 사정 - 고인식이의 여부를 사정
간호중재	- 인 결합을 주 목적으로 탄산칼슘을 복용할 때 식사중이나 식사직후에 복용해야 하며 씹어서 복용하거나 몇 조각으로 쪼개어 복용하는 것이 더 효과적임 - 약물복용과 함께 저인식이요법을 교육

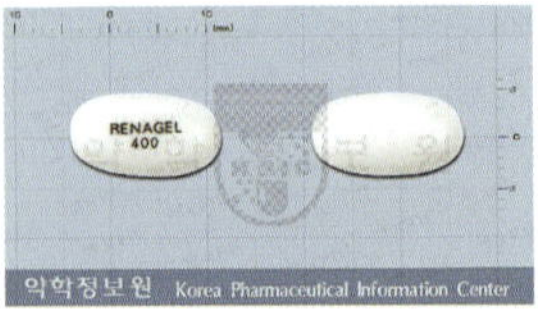

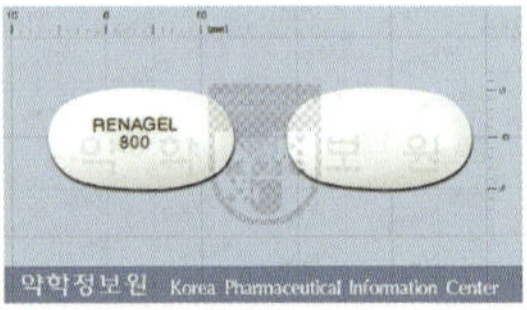

Sevelamer hydrochloride(Renagel 400mg, 800 mg)

적 응 증	- 최근 사용되는 인결합제(투석을 받고 있는 만성신장 질환 환자의 혈청 인을 조절 할 수 있고 초산칼슘 치료에 비해 고칼슘혈증의 발현률을 감소시킴) - 칼슘과 알루미늄 모두 함유되어 있지 않음 - 위장관에서 작용을 하며, 음식물로부터 양이온인 하이드로젤(hydrogel)과 음이온인 인산염(phosphate)과 결합하여, 이 복합체는 위장관을 통해서 배설됨

복약정보

＊ 인산결합제를 복용하고 있지 않는 환자에 투여하는 경우

- 이 약의 권장초기용량은 800 내지 1, 600mg 이며, 레나젤정 800을 1 내지 2정 또는 레나젤정 400을 2 내지 4정을 다음과 같이 혈청 인 수치에 따라 매 식사와 함께 복용한다.

혈청인	레나젤정 400	레나젤 800
5.5-7.5 mg/dL	1회 2정, 1일 3회	1회 1정, 1일 3회
7.5-9.0mg/dL	1회 3정, 1일 2회	1회 2정, 1일 3회
9.0mg/dL 이상	1회 4정, 1일 3회	1회 3정, 1일 3회

＊ 초산칼슘제제를 복용하고 있는 환자에게 이 약을 대체 투여하는 경우

- 초산칼슘제제를 복용하고 있는 환자에게 이 약을 대체 투여할 경우 초기 용량은 초산칼슘 용량에 따라 다음과 같이 매 식사와 함께 복용한다.

초산칼슘제제	레나젤정 400	레나젤정 800
1회 1정, 1일 3회	1회 2정, 1일 3회	1회 1정, 1일 3회
1회 2정, 1일 3회	1회 3정, 1일 3회	1회 2정, 1일 3회
1회 3정, 1일 3회	1회 5정, 1일 3회	1회 3정, 1일 3회

＊ 투여용량은 혈청 인을 5.5mg/dL 이하를 목표로 혈청인 농도에 따라 점차적으로 조정하며 필요시 다음의 표를 참고하여, 2주 간격으로 매 식사 시 1정씩 증량 또는 감량할 수 있다.

혈청인	레나젤정 400 및 800
5.5 mg/dL 초과	2주 간격으로 매 식사 시 1정씩 증량
3.5-5.5mg/dL	현재의 용량을 유지
3.5mg/dL 미만	매 식사 시 1정씩 감량

- 혈청 인을 5.0 mg/dL 이하로 조절하기 위해 투여된 평균 용량은 레나젤정 800 1회 3정, 1일 3회 임

부 작 용

오심, 변비, 설사, 소화불량

간호사정

- 혈액검사상 ca/p 수치를 사정
- 고인식이의 여부를 사정

4 Vitamin D_3 Analogs(비타민 D_3 유도체)

- 칼시트리올(calcitriol)은 유지 투석을 받는 저칼슘혈증 환자들을 치료하는데 사용됨

- 비타민(vitamins D_3)의 활성화된 형태임

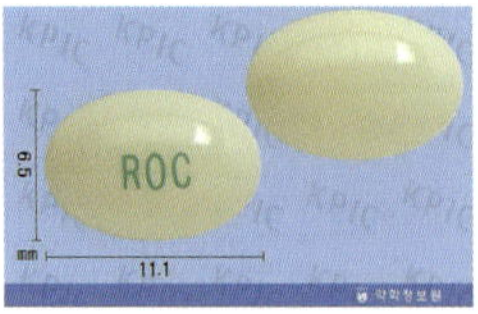

Calcitrol(Rocaltrol)

적 응 증	- 투석환자의 신성골이영양증, 칼슘, 골대사 개선제(골조송증, 만성 신부전, 부갑상선 기능 저하증, Vit-D 저하성 구루병, 골연화증)
부 작 용	- 고칼슘혈증증후군, 칼슘중독, 식욕감퇴, 두통, 구토, 변비
간호사정	- 혈액검사상 I-PTH, Ca의 수치를 사정 - 고인식이의 여부를 사정
간호중재	- 이 약제를 복용할 때 혈중 I-PTH, Ca의 수치를 주기적으로 사정 - 약물복용과 함께 저인식이요법을 교육

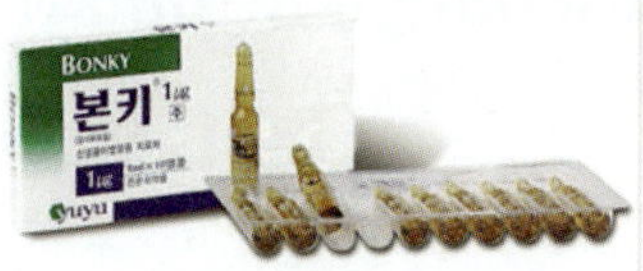

Calcitrol 1mcg/mL(Bonky)

적 응 증	- 만성신부전 투석환자에 있어서의 저칼슘혈증의 관리, 부갑상선호르몬의 감소로 신성골이영양증의 개선
부 작 용	- 고칼슘혈증증후군, 칼슘중독, 식욕감퇴, 두통, 구토, 변비
간호사정	- 혈액검사상 I-PTH, Ca의 수치를 사정 - 고인식이의 여부를 사정
간호중재	- 본제는 이 약제를 복용할 때 혈중 I-PTH, Ca의 수치를 주기적으로 사정 - 약물복용과 함께 저인식이요법을 교육 - 만성 고칼슘혈증은 전신 맥관석회화, 신석화증 및 다른 연조직 석회화를 일으킬 수 있다. - 혈중 칼슘농도가 10.5~12.5 mg/dl 이면서 칼슘x 인의 값이 70 이상일때 중단한다. 또한 칼슘x인의 값이 70보다 낮아도 혈중 칼슘이 12.5mg/dl 이상이면 칼시트리올을 중단한다. - 투석시 사용하는 투석액도 ca 수치가 10.0이상이면 low ca 투석액으로의 변경이 고려된다. - 초기 발견을 위해 의심되는 해부학적 영역에 방사선상의 평가를 한다.

5 Cation Exchange Resin(양이온 교환수지)

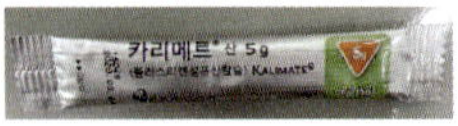
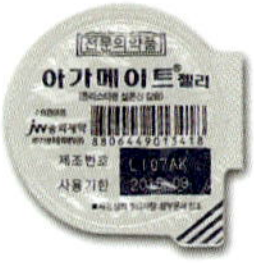
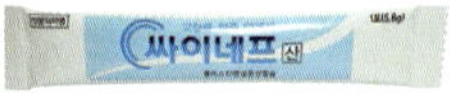

polystyrene sulfonate calcium(Kalimate, Agamate, Cyneph Powder)

적 응 증	- 급, 만성 신부전에 따른 고칼륨혈증
부 작 용	- 변비, 설사, 오심, 구토, 저칼륨혈증, 식욕결핍, 고마그네슘혈증, 저칼슘혈증
간호사정	- 혈액검사상 K 수치를 사정 - 식이요법상 고칼륨식이 여부를 사정
간호중재	- 약물복용과 저칼륨식이를 교육 - 보유(정체)관장의 시행도 고려 - Digitalis 복용자는 신중하게 투여

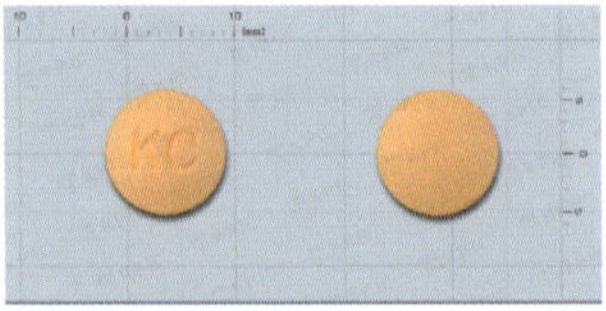

케이콘틴서방정(K-Contin Continus Tab.)

적 응 증	- 급, 만성 신부전에 따른 저칼륨혈증 - 저칼륨혈증(이뇨제 투여후의 저칼륨혈증 포함) - 디기탈리스 중독
부 작 용	소화기계 : 변비, 구역, 구토, 식욕부진, 위부불쾌감, 배아픔, 장관천공, 장폐색 등이 나타날 수 있다.
간호사정	혈액검사상 K 수치를 사정한다.

6 *Vitamins & Blood formation*(비타민 및 조혈제)

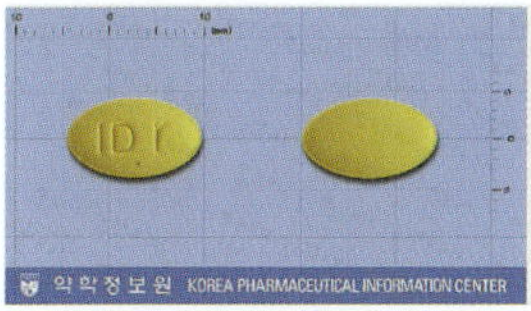

Renalmin(레날민 정)

적 응 증	- 혼합비타민제
부 작 용	- 구역, 구토, 설사, 묽은변, 과요산혈증, 홍반, 피부발진, 가려움증
간호중재	- 투석 동안의 손실을 고려하여 수용성 비타민의 용량을 늘려야 한다. - 지용성 비타민 A, K는 보충하지 않는다. - 비타민 E의 보충이 필요할 수도 있다.

Dried ferrous sulfate(Feroba: 훼로바유서방정)

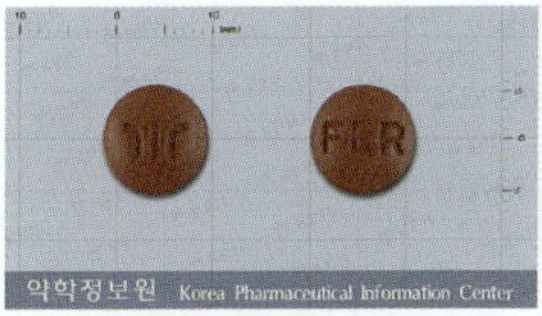

Hemocotin

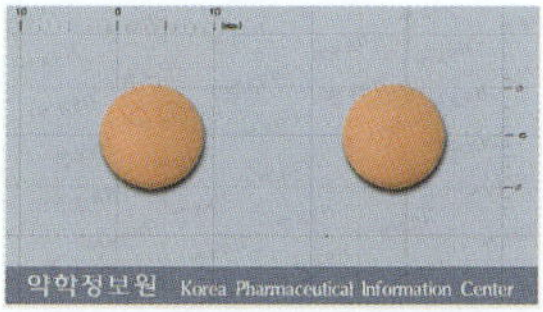

Ferrum

적 응 증	- 철결핍성 빈혈의 예방과 치료
부 작 용	- 구역, 구토, 식욕부진, 복통, 변비, 설사, 위부불쾌감, 두드러기, 가려움증
간호사정	- 치료를 시작하기 전에 빈혈의 유형과 그 원인을 파악해야 한다. 빈혈은 혈액 손실과 같은 전신적인 장애에 의해 발생할 수 있으므로, 가능한 이러한 원인들이 먼저 치료되어야 한다.(예: 만성질환에 의한 빈혈은 철분 복용이 유효하지 않을 수 있다.)

간호사정	- 투여 중에는 혈액검사를 실시하고, 과량 투여하지 않도록 주의할 것 - 아스코르빈산(비타민 C) 200 ㎎ 이상과 함께 복용하는 경우 철분의 흡수가 증가 될 수 있다. - 철을 복용하는 동안 금 화합물, 음식물을 통해 공급되는 인의 흡수를 감소시킬 수 있다. - 만성적인 알콜 오남용은 철분의 재흡수를 증가시키고, 철분 과부하를 유발할 수 있다.
간호중재	- 공복시에 복용하는 것이 약제의 흡수율을 높일 수 있으나 위장장애가 심한 경우에는 식후에 복용하도록 한다. 증상이 심해면 전문가와 상의 - 인결합제와 병용투여시 약제의 흡수율을 저하시킬 수 있으므로 복용시간을 달리한다.(최소 2시간 이상의 간격을 두고 복용) - 이 약제를 복용후 변색깔이 흑색으로 변할수 있지만 인체에 무해하므로 안심하도록 설명 - 이 약의 투여기간 동안 다량의 우유를 섭취하는 것은 삼가

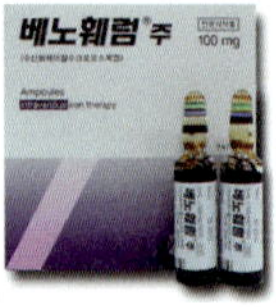

Ferric Chloride(venoferrum)

적 응 증	철결핍성 빈혈 - 경구용 철분제제의 복용이 불가능 하거나 치료가 만족스럽지 못한 환자 - 약물 복용 순응도가 떨어져 치료효과가 의심되는 환자 - 경구 철분제를 복용시 위장장애가 심한 환자 ★ 보험인정기준: Ferritin:200ng/mL 이하 또는 TSAT:20% 미만 (투석실마다 검증된 각자의 프로토콜에 따라서 결정한다.)
부 작 용	- 철분축적, 혈색소 과다증(반복되는 수혈, 과도한 철분섭취, 약물복용에 의해 발생), 오심, 구토, 설사, 간효소 상승

간호사정	- 혈액검사상 Hb/Hct, serum iron, Ferritin, TIBC, TSAT 수치를 사정 * 혈청 철분(Serum Iron) 수치를 총철결합능력(Total Iron Binding Capacity, TIBC)으로 나누고 100을 곱하여 계산된 철포화도(Transferritin Saturation, TSAT)를 구한다. - TSAT(%) = (IRON ÷ TIBC) x 100 → 이는 조혈 작용 시에 사용할 수 있는 철분의 양과 관련이 있다. * K/DOQI 가이드라인에 의하면 최적의 철포화도는 20%이상이고, 20%보다 낮으면 절대적인 철 결핍을, 50%보다 높으면 철분과다의 위험을 의미한다. * Serum Ferritin 수치가 200ng/mL 보다 낮다면 일반적으로 정맥으로 철분이 처방된다.
간호중재	- 경구, 정맥으로 같이 하거나 따로 할 수 있다. - 경구 철분제는 인 결합제와 함께 복용해서는 안 된다.(→ 경구 철분제가 처방되면 위장관 장애를 피하기 위해 음식과 함께 약물을 복용) - 정맥을 통한 철분은 투석 동안에 투여된다. - 조혈 작용을 위한 저장철 유지를 위해 경구 빈혈약과 정맥주사의 동시 사용이 필요할 수 있다. * 철포화도가 20%보다 낮고, serum ferritin이 200ng/dL 보다 낮으면 K/DOQI 가이드라인에서 권장하는 50~100mg의 정맥용 철분제를 일주일에 1번, 10번의 투석치료를 받는 동안 투여 권장한다. (투석실마다 검증된 각자의 프로토콜에 따라서 결정한다.) * 정맥용 철분제는 K/DOQI 가이드라인에 준하여 철포화도가 50% 보다 높거나 serum ferritin이 800mg/dL 이상되면 중단되어야 한다.

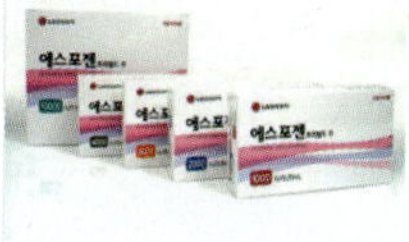

Recombinant human erythropoietin(Recomon, Epokine, Aranesp, Espogen)

적 응 증	- 만성 신부전 환자에게 나타나는 빈혈(투석을 하는 동안 적혈구 생산을 자극하기 위해 투여된다.

부 작 용	- 혈압상승, 두통, 의식장애, 경련, 뇌출혈, 소양감, 피진, 간기능이상, 구역, 구토, 설사, 관절통, 안검부종
간호사정	* 투석을 받는 환자의 빈혈에 대한 권고 - Hgb 수치가 10g/dL 미만이면 조혈자극제 치료를 시작한다. - Hgb 수치가 11g/dL 에 가까워지거나 넘으면 조혈자극제 용량을 감소시키거나 중단한다.(US Food and drun Adminstration, 2011) - 빈혈과 관련된 증상여부를 사정(피로, 어지러움증, 숨가쁨, 식욕부진, 허약감) * 투석실마다. 검증된 각자의 프로토콜에 따라서 결정되면, 에리스로포이에틴의 요구량은 Hgb/Hct 개인적인 환자의 반응에 의해 결정된다. * 에리스로포이에틴의 효과를 나타내기 위해서는 적절한 철분저장과 엽산이 필요하다. * K/DOQI 가이드라인에 의하면 serum ferritin이 200-500ng/mL유지해야 한다. * 에리스로포이에틴은 투석치료시 정맥으로 주입하나, 피하주사방법이 정맥주사보다 더 효과적이라고 제안한다.(→피하주사로 투여할 때, 주사부위를 번갈아 사용되어져야 함) → 대부분의 투석환자는 피하주사로 맞을 때 불편감을 호소하기 때문에 정맥주사를 더 선호
간호중재	- 혈압상승시 투여용량을 조절한다.(에리스로포이에틴의 주된 합병증은 적혈구의 증가로 인해 이차적으로 혈액의 점성을 증가시킴으로써 혈압을 상승시킨다.) - 헤마토크릿이 상승할 때, 적혈구가 투석기를 통과하면서 빠르게 독소(ex:크레아티닌, 칼륨)를 제거할 수 없기 때문에 투석의 효과가 다소 떨어질 수 있다. - 뒷목이 댕기거나 두통, 경련, 뇌경색(중풍)의 증상을 관찰 - 혈액이화학검사 결과를 세심하게 관찰

7 Coagulation(항응고제: 항혈소판제)

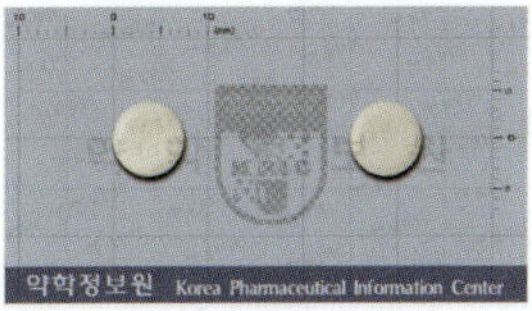

Cilostazol(Pletaal)

적 응 증	- 항혈소판제(만성동맥 폐색증에 의한 궤양, 동통 및 냉감 등의 허혈성 제증상의 개선) - 혈소판 응집을 억제하고, 혈관 확장작용을 나타냄
부 작 용	- 발진, 피진, 소양감, 빈맥, 현기증, 두통, 불면, 오심, 구토, SGOT. SGPT. BUN 상승
간호사정	- 불규칙한 심장박동, 다리/발목 부종, 가슴이 두근거림, 흉통, 검은색의 변, 혈뇨나 혈변, 코/잇몸 출혈, 피부 발진이나 가려움(두드러기), 비정상적인 타박상, 비정상적인 과량의 월경출혈, 호흡곤란
간호중재	- 자몽쥬스와 같이 복용해서는 안된다. (자몽에 칼륨이 풍부하므로, 함께 복용시 약의 대사과정을 자몽이 방해하여 약효를 떨어뜨릴 수 있다.) - 금기: 출혈이 있는 환자(혈우병, 모세혈관위약증, 상부소화관출혈, 요로출혈, 객혈, 초자체출혈 등) - 코피, 멍, 생리과다 등 비정상적인 출혈이 지속되는 경우 전문가와 상의 - 출혈 경향이 있는 환자는 미리 전문가와 상의 - 수술 전 반드시 이 약의 투여 사실을 담당의에게 알리기. - 가슴통증, 숨참 등의 증상이 나타나면 전문가와 상의 - 음식물과 함께 복용시 이상반응을 증가할 수 있으므로 주의

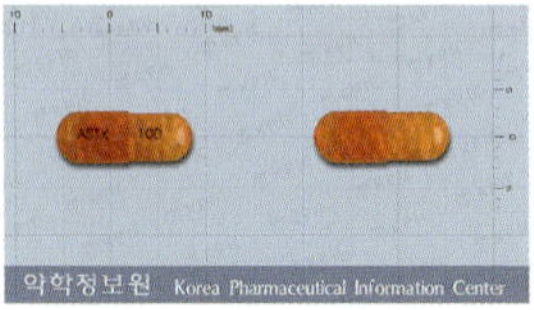

Entric coated asprin(Astrix)

적 응 증	- 해열진통소염제, 혈전증 치료제
부 작 용	- (장기대량투여) 과호흡, 빈혈, 신·간장애, 발진, 부종, 천식, 이명, 난청, 현운, 오심, prothrombin시간 연장, 혈소판 기능 이상, 식욕부진, 위통, 소화관출혈
간호사정	- 신중투여: 위장관출혈, 출혈성 소질이 있는 간질환 환자 - 환자가 수술 또는 시술, 발치등을 받기로 예정되어 있는 경우 항혈소판효과가 바람직하지 않은 경우에는 투여중단을 고려해야 한다. → 투석실마다 검증된 각자의 프로토콜에 따라서 결정한다.
간호중재	- 위장 장애, 구토, 위통 - 이명, 청각 이상, 혈변 또는 검은 변, 호흡 곤란, 어지러움, 정신 혼미, 졸리움, 피부 발진, salicylic acid 과민증, 혈우병, 출혈성 궤양

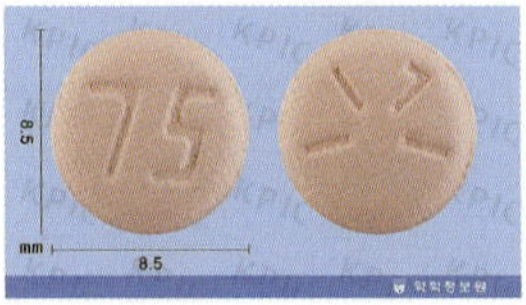

Clopidogrel(plavix)

적 응 증	- 동맥경화증(뇌졸중, 심근경색 또는 말초동맥성질환)이 있는 환자에서 동맥경화성 증상의 감소
부 작 용	- 출혈이상, 소화불량, 복부통, 오심, 구토, 설사, 변비, 위십이지장궤양, 두통, 어지러움, 현운, 감각이상, 발진, 소양증, 간효소치 상승, 호중구감소증

간호사정	- 신중투여: 위장관출혈, 출혈성 소질이 있는 간질환 환자 - 환자가 수술 또는 시술 발치등을 받기로 예정되어 있는 경우 항혈소판효과가 바람직하지 않은 경우에는 투여중단을 고려해야 한다. → 투석실마다 검증된 각자의 프로토콜에 따라서 결정한다.
간호중재	- 흉통, 간헐적 출혈 혹은 멍, 피가 섞인 구토, 어두운 소변, 피가 섞인 설사 혹은 흑색 또는 흑갈색 대변

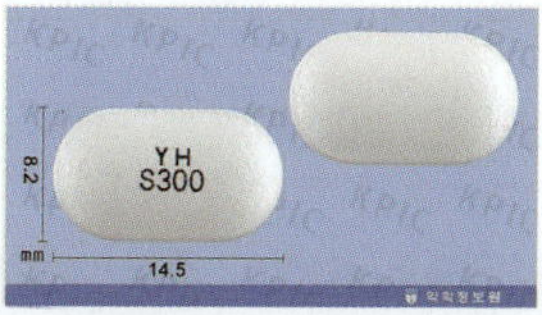

Sarpogrelate hcl(anplag)

적 응 증	- Serotonin(5-HT2) receptor blocker: 만성동맥폐색증(버거시병, 폐색성동맥경화증, 당뇨병성 말초혈관병증 등)에 의한 궤양, 동통 및 냉감등의 허혈성 제증상 개선
부 작 용	- 때때로 빌리루빈, SGOT, SGPT의 상승, 과민증, 식도의 이물감, 가슴쓰림, 복통, 변비, 식욕부진, 복부팽만, 설사, 심계항진, 흉통, 현기증, 단백뇨, 뇨잠혈, BUN 크레아티닌상승, 빈혈, 혈소판감소, 출혈경향증가
간호사정	- 신중투여: 위장관출혈, 출혈성 소질이 있는 간질환 환자 - 환자가 수술 또는 시술 발치등을 받기로 예정되어 있는 경우 항혈소판효과가 바람직하지 않은 경우에는 투여중단을 고려해야 한다. → 투석실마다 검증된 각자의 프로토콜에 따라서 결정한다.
간호중재	이 약 투여중에는 정기적으로 혈액검사를 하는것이 바람직하다. - 변비, 설사, 식욕부진, 복부팽만감, 졸음, 현기, 두통, 체중증가, 권태감, 마비감 - 뇨나 변에 피가 섞여 나올때, 코피가 잦을때, 발진, 발적, 가려움, 숨이 차고 맥박의 이상이 생길때, 손발이 부을때, 어지러움이 심할때

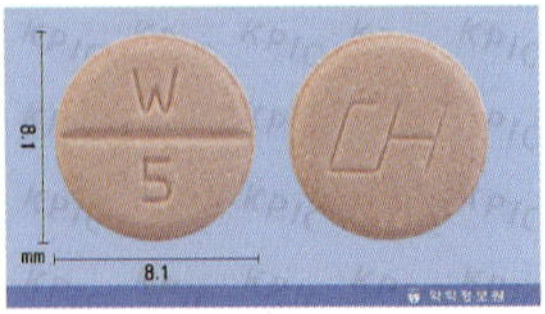

Warfarin sodium

적 응 증	- 정맥혈전증, 폐색전증, 혈전색전 질환의 예방과 치료 - 색전의 위험이 있는 심방세동 - 심근경색후 전신적 색전증의 예방을 위한 보조제
부 작 용	- 피부염, 담마진, 탈모, 발열, 위장장애, 백혈구감소, 출혈
간호사정	1. 신중투여: 위장관출혈, 출혈성 소질이 있는 간질환 환자 2. 환자가 수술 또는 시술 발치등을 받기로 예정되어 있는 경우 항혈소판효과가 바람직하지 않은 경우에는 투여중단을 고려해야 한다. → 투석실마다 검증된 각자의 프로토콜에 따라서 결정한다.
간호중재	- 매달 월초검사시 PT/PTT, INR 검사를 시행하여 수치를 모니터링한다. - 이상출혈이나 멍, 혈뇨, 피로감, 원인 불명의 열, 오한, 인후염, 위통 * 주의: - 바람직한 치료 반응에 도달한 후에는 제약회사 다른 제품으로 바꾸지 않음 - 활동성 결핵이나 당뇨 환자는 주의하여 사용 - vit K의 병용은 항응고 효과를 감소시킬 수 있음 - NSAIDs나 aspirin의 병용은 심한 위장관 자극을 일으키고, 혈소판 기능 장애로 인한 출혈의 위험을 증가시킬 수 있음 - salicylate는 혈장단백결합부위에서 warfarin을 치환하여 warfarin의 효과를 증가시킬 수 있음 * 참고: - heparin병용 시 IV 투여 5시간 후, SC 투여 24시간 후 복용 - 차광보관

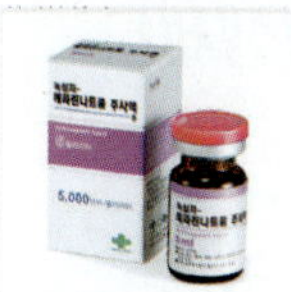

Heparin Sodium

적 응 증	- 혈액응고저지제
부 작 용	- allergy반응, 혈소판감소, 비출혈, 백반, 원형탈모증, (장기투여)골다공증, 신장애
간호사정	- 신중투여: 위장관출혈, 출혈성 소질이 있는 간질환 환자 - 환자가 수술 또는 시술 발치등을 받기로 예정되어 있는 경우 항혈소판효과가 바람직하지 않은 경우에는 투여중단을 고려해야 한다. → 투석실마다. 검증된 각자의 프로토콜에 따라서 결정한다.
간호중재	- 용량을 혈액응고 시험으로 조절하고 응고시간이 심하게 길어지거나 출혈이 있으면 투여를 잠시 중단한다. - 출혈검사 등 출혈관리를 충분히 한다. - 급하게 투여를 중지하는 경우 혈전이 생길 수 있으므로 서서히 감량한다. - 이 약의 항응고 작용을 급히 중화할 필요가 있는 경우에는 황산프로타민을 투여한다. - 혈소판 수가 현저히 떨어지면 치료를 중단해야 한다. (A) 탈모 (B) 천명(wheezing)이나 호흡곤란이 나타날 때 (C) 피부발진이나 가려움, 두드러기가 나타날 때 (D) 얼굴이나 입술, 혀가 부을 때 (E) 혈뇨나 혈변이 나타날 때 (F) 검은 타르질의 변이 나타날 때 (G) 붉거나 커피색의 구토가 나타날 때 (H) 원인 모를 코피가 날 때

8 Antibiotics(항생제)

가 Aminoglycosides

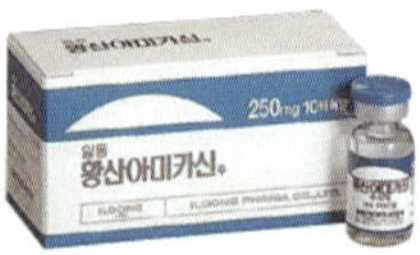

Amikacin(Amikacin)

적 응 증	- 패혈증, 균혈증, 호흡기, 골 및 관절, 중추신경계(수막염 등) 피부 및 연조직의 중증감염증, 복막염, 화상수술후 감염증, 심한 복합감염 및 재발성 요로감염증
부 작 용	- 쇽, 과민증, 이명, 이통, 가려움증, 발진, OT/PT의 상승, 구역, 구토 등
간호중재	- 본제의 사용에 있어서 내성균의 발현 등을 방지하기 위하여 원칙적으로 감수성을 확인하고 치료상 필요한 최소기간만 투여한다. - 점적정맥주사시 부작용발생방지를 위해 반드시 30분 이상에 걸쳐 투여하고 투여후에는 혈중농도를 관찰하는 것이 바람직하다.

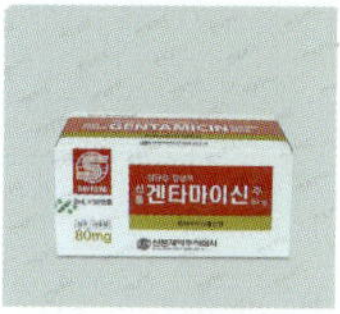

Gentamicin(Gentamicin)

적 응 증	- 패혈증, 중추신경계 감염증, 요로감염증, 호흡기감염증, 위장관감염증, 그람음성균 감염증의 초기치료, 원인균 미상시 초기치료(페니실린계 또는 세팔로스포린계 약물과 병용), 녹농균에 의한 치명적인 감염증(카르베니실린과 병용), 심내막염(페니실린계 약물과 병용)
부 작 용	- 쇽, 과민증, 이명, 이통, 가려움증, 발진, OT/PT의 상승, 구역, 구토 등
간호중재	- 본제의 사용에 있어서 내성균의 발현 등을 방지하기 위하여 원칙적으로 감수성을 확인하고 치료상 필요한 최소기간만 투여한다. - 점적정맥주사시 부작용발생방지를 위해 반드시 30분 이상에 걸쳐 투여하고 투여후에는 혈중농도를 관찰하는 것이 바람직하다.

나 Cephalosporins

First generation

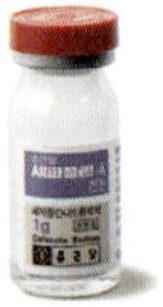

cefazolin sodium

적 응 증	- 제1세대 cephalosporin계 항생물질
부 작 용	- 발열, 피부홍진, 외음부소양증, 혈소판혈병, 호산구증가증, 호중구백혈구감소증, SGOTSGPT상승, 구역, 설사, 아구창, (근육주사)동통, 경결, 식욕부진, 구토
간호중재	- 위장장애, 설사, 구토, 경미한 피부 발진 - 심한 피부발진, 가려움증, 두드러기, 숨쉬거나 삼키기가 힘듬, 숨소리가 쌕쌕거림, 비정상적인 출혈이나 멍, 입안, 목이 아프거나 따끔거림, 질 감염증

Second generation

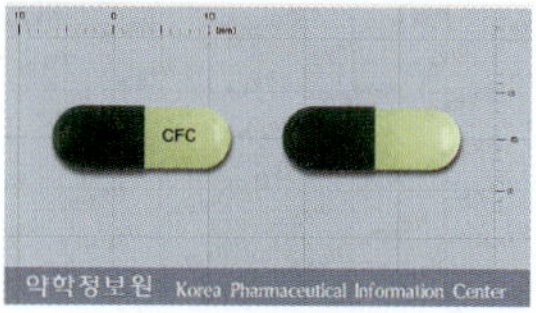

cefaclor

적 응 증	- 제2세대 cephalosporin계 항생물질 - 그람 양성 및 음성균에 대해 광범위한 항균작용을 갖는다. - 중이염, 폐렴, 인후두염, 편도염, 기관지염, 신우신염, 방광염, 임균성 요도염, 부스럼, 피하농양
부 작 용	- 쇽, 과민증, 이명, 이통, 가려움증, 발진, OT/PT의 상승, 구역, 구토 등
간호중재	- 본제는 음식물 섭취에 영향을 받지 않으며 복용후 30-60분이 지나 최고 혈중농도에 도달한다. - 구역, 구토, 상복부 불쾌감 및 설사가 나타날 수 있으며 상복부 불쾌감과 설사의 정도는 용량과 관련이 있다.

Third generation

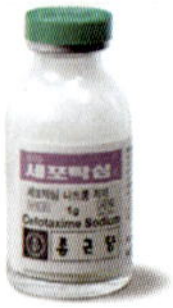

Cefotaxim

적 응 증	- 제3세대 cephalosporin계 항생물질 - 포도구균, 연쇄구균(장내구균 제외), 폐렴구균, 나이세리아속, 인플루엔자균, 대장균, 녹농균, 편도염, 폐렴, 폐농양, 농흉, 기관지염, 기관지확장증(감염시), 만성호흡기질환의 2차감염, 신우신염, 방광염, 요도염, 전립선염, 패혈증 등
부 작 용	- 쇽, 과민증, 이명, 이통, 가려움증, 발진, OT/PT의 상승, 구역, 구토 등
간호중재	- 용해후에는 즉시 사용하여야 한다.

다 Penicillins

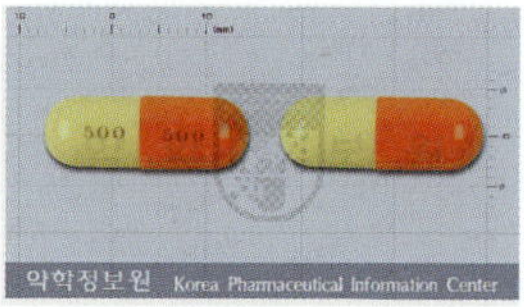

Amoxicillin trihydrate(Amoxicillin)

적 응 증	- 부스럼, 등창, 편도선염, 인두염, 후두염, 폐렴, 기관지염, 방광염, 여러 감염증 - 유효균종: 연쇄구균, 폐렴구균, 임균, 인플루엔자균, 대장균
부 작 용	- 쇽, 과민증, 이명, 이통, 가려움증, 발진, OT/PT의 상승, 구역, 구토 등
간호중재	- 본제의 사용에 있어서 내성균의 발현 등을 방지하기 위하여 원칙적으로 감수성을 확인하고 치료상 필요한 최소기간만 투여한다. - 본제 치료약중에는 지균 및 세균(장내세균, 녹농균, 칸디다.균 등)에 의한 2차감염이 발생하지 않도록 주의해야 하며, 2차감염시에는 투여를 중지하는 등 적절한 처치를 한다.

라 Quinolones

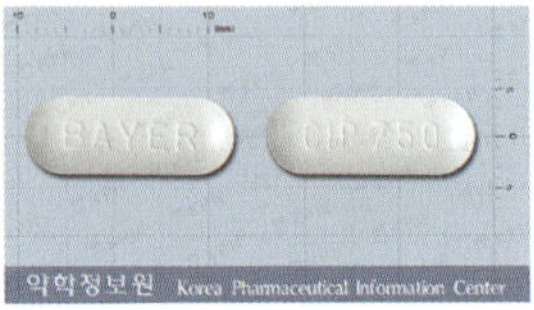

Ciprofloxacin hydrochloride(ciproby)

적 응 증	- 호흡기 감염, 귀코 인후감염, 구강치아, 턱의 감염, 신장 또는 요로의 감염증, 임질을 포함한 성기 감염증, 위장관 감염증, 담즙분비관의 감염증, 연조직의 감염과 상처, 골과 관절의 감염증, 부인과와 삼과의감염증, 복막염 - 혈액투석중이거나 복막투석중인 환자는 1일 1회 250-500mg 을 사용을 고려한다. → 투석실마다 검증된 각자의 프로토콜에 따라서 결정한다.
반 감 기	- 심한 신부전과 심한 감염증이 함께 있는 환자는 1회 용량을 750mg으로 할 수 있으나 조심스럽게 관찰해야 하며 혈중 시프로플록사신의 농도를 주기적으로 측정하여야 한다.
부 작 용	- 쇽, 피부점막안증후군, 과민증, 신장질환, 간괴사 등 - 외과수술이 필요하거나 무능력 연장을 일으키는 어깨, 손, 아킬레스건 파열이 보고되었다. - 환자가 통증, 염증, 건파열을 느끼는 경우에는 투여를 중지한다.
간호사정 간호중재	- 급성, 과량경구투여시 때때로 가역적인 신독성이 보고되었다. - 그러므로 일반적인 응급처치와는 별도로 신기능을 관찰하고 본제의 흡수를 줄이기 위해 마그네슘 또는 칼슘 함유 제산제를 투여한다. 혈액투석 또는 복막투석 후 소량의 본제(10%미만)이 제거된다.

마 Glycopeptide

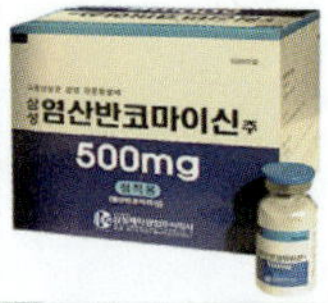

Vancomycin hcl

적 응 증	- glycopeptide계 항생물질(특히 methicillin내성 Staphylococcus) - 경구용: 소장결장염, Clostridium difficile 에 의해 야기된 위막성 대장염
부 작 용	- 심독성, 이독성, 혈전성정맥염, 오심구토, 저혈압, 일시적 백혈구, 호산구 감소, 발열, 오한, anaphylaxis, 담마진
간호중재	- 신장애, 청력소실환자, 유아, 신생아, 임부, 60세이상 환자에 신중투여 - 희석액안정성: 냉장-96시간 - VANC250은 경구용은 대장염(colitis)치료 제제이며, 경구투여시 신체 조직으로는 흡수되지 않음 → Staphylococcal enterocolitis 와 Clostridium difficile 에 의해 야기된 antibiotic-associated pseudomembranous colitis의 치료를 위해서 경구 투여함 → 경구 투여 제제는 다른 종류의 감염에는 유효하지 않음

9 Antihistamine drugs(항히스타민제)

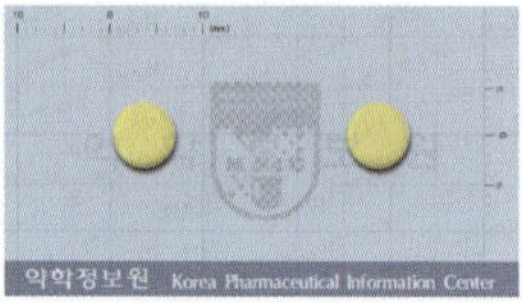

Hydroxyzine HCL(아디팜정)

적 응 증	- 피부질환에 수반하는 가려움(습진, 피부염, 피부가려움증) - 수술전후 및 신경증에서의 불안, 긴장, 초조, 두드러기
부 작 용	- 불안, 졸음, 권태감, 어지러움, 구갈, 식욕부진, 위부불쾌감, 진전, 경련 등
간호중재	- 이 약을 복용하면 졸릴 수 있으므로 이 약에 대한 반응을 알기 전까지 운전이나 위험한 기계조작은 하지 않는 것이 좋다. - 술을 마실 경우 이러한 부작용이 증가될 수 있으므로 삼가야 하며, 수면제, 진정제를 임의로 복용해서는 안된다. - 이 약으로 인해 입이 심하게 마르는 경우 물을 자주 마시거나 사탕이나 껌 등이 도움이 된다.

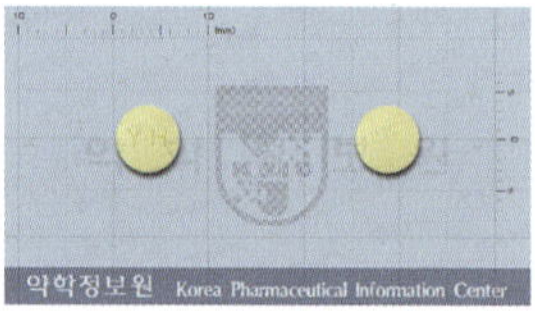

Pheniramine maleate(페니라민정)

적 응 증	- 급성알러지증상, 피부소양증, 벌레물린 곳, 햇빛에 탄 곳,1도 화상 등
부 작 용	- 위장자극, 피로, 구갈, 과민증, 환각, 불안, 착란

간호중재	- 본 약물은 졸음을 유발할 수 있으므로 복용 중 자동차 운전, 위험한 기계조작 등 주의력을 집중시킬 필요가 있는 일을 하지 않아야 한다. - 졸음, 구갈, 작열감, 시야몽롱, 배뇨곤란, 현기증, 두통, 식욕부진, 이명 등을 유발할 수 있으며,구갈이 있을 경우 딱딱한 무설탕 사탕이나 무설탕 껌을 씹거나 다량의 물을 마시는 것이 도움이 된다. - 본 약물 복용중에는 음주를 피해야 하며 수면제, 안정제, 진정제 등의 중추신경억제제를 임의로 병용해서는 안된다.

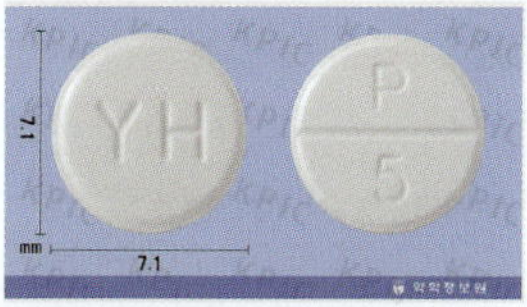

Prednisolone(소론도정)

적 응 증	- 중증 알레르기성 질환으로서 일반적인 처치로는 반응이 없는 다음의 질환: 기관지 천식, 접촉성 피부염, 아토피성 피부염, 계절성 알레르기성 비염, 혈청병, 약물 과민반응
부 작 용	- 감염증: 감염증의 유발, 감염증의 악화가 나타날 수 있다. - 내분비계: 부신피질자극호르몬 분비억제, 속발성 부신피질기능부전, 당뇨병, 월경이상, 쿠싱증후군(월상안), 소아의 성장억제, 내당력 감소, buffalo hump 등이 나타날 수 있다. - 소화기계: 소화성 궤양, 췌장염, 설사, 구역, 구토, 위통, 가슴쓰림, 복부팽만감, 구갈, 식욕부진, 식욕항진 등이 나타날 수 있다. - 당뇨병 환자(당신생작용에 의해 혈당치가 상승하여 당뇨병이 악화될 수 있다.) - 신부전, 울혈성 심부전 환자(배설이 지연되어 부작용이 나타나기 쉽다.)
간호중재	- 전문가와 상의없이 장기간 연용하지 않기 - 위장장애가 나타날 수 있으며 증상이 심하면 전문가와 상의 - 녹내장 환자나 그 병력이 있는 경우 전문가에게 미리 알리기 - 감염에 취약해질 수 있으므로 많은 사람이 모이는 곳이나 감염자와의 접촉을 삼가 - 담당의사와 상의없이 백신을 투여받지 말기

10 Central nervous system agent, Autonomic Drug (중추신경계 및 자율신경계 약물)

Gabapentin(100, 300mg)	
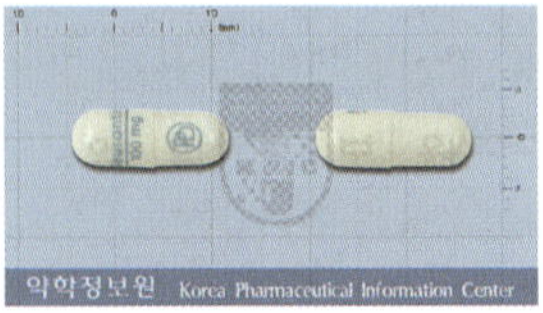	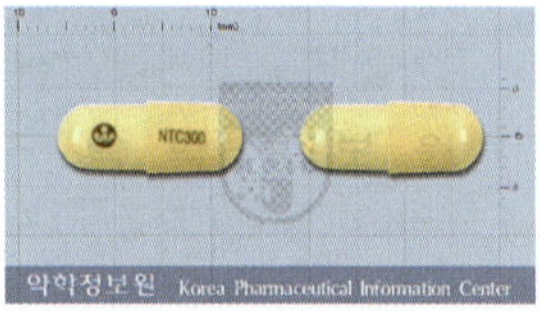
뉴론틴캡슐 100mg	뉴렙톨 300mg

적 응 증	- 신경병증성 통증(Neuropathic pain) - 항전간제 - 간질(Epilepsy) - 복합/부분발작
부 작 용	- 권태감, 천명, 타액증가
간호중재	- 약물복용중단시 발작과 지속적 전간상태에 빠진다. 항전간제는 발작빈도를 증가시킬 가능성이 있기 때문에 갑작스럽게 복용을 중단해서는 안된다. - 본제는 신배설에 의해 주로 제거되므로 본제의 용량은 신기능저하를 가진 노인환자에대해서는 용법, 용량에 기재된 대로 조절되어야 한다.

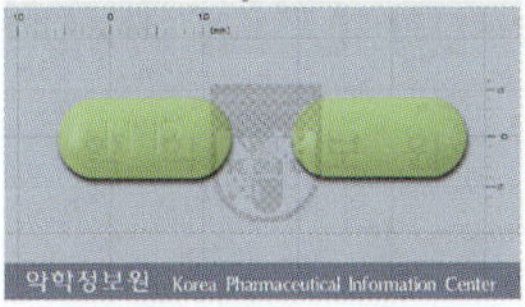

Thioctacid acid(치옥탁시드 에이취알정 600mg)

적 응 증	- 당뇨병성 다발성 신경염의 완화 - 당뇨병 환자에게 흔히 발생되는 합병증의 하나인 말초성 혹은 다발성 신경염 - 치옥트산은 통증만 없애주는 대증치료제와는 달리 증상을 근본적으로 없애준다. - 치옥트산은 사람의 몸안에서도 합성되어 사용되는 물질로서, 신체와 이질감이 없는 성분이다.
부 작 용	- 오심, 구토, 설사, 위장관 통증, 가려움, 어지러움, glucose 이용율 증가에 의해 혈당치가 떨어질 수 있다.
간호중재	- 금속화합물(철분·마그네슘 제제, 우유(칼슘함유) 등)과 동시 복용하지 말기(체내에서 불용성 착체를 형성) - 치료효과를 방해하므로 이 약의 투여기간 동안 금주(휴약기간 포함) - 발진, 발적, 가려움증 등의 증상이 나타날 경우 전문가와 상의 알코올은 신경병증의 발생과 진행의 중요한 위험 요소이므로 본제의 치료효과를 감소시킬 수 있음 - 당뇨병성 다발성 신경병증을 가지고 있는 환자들은 가능하면 알코올 섭취를 하지 않는 것이 권장

11 Miscellaneous(기타, 여러가지 종류의 약물)

가 수면제/향정신성 의약품

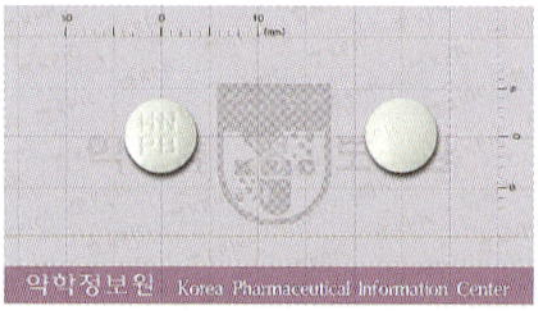

Phenobarbital(Phenobarbital tab 30mg 하나페노바르비탈정)

적 응 증	- 향정신성의약품 - 불면, 진정, 간질 - 최면진정제
부 작 용	- 의존성 및 금단현상: 투여량을 급격히 감량하거나 중지하면 불안, 경련, 환각, 망상, 흥분, 착란과 항우울 상태등이 나타날 수 있다.
간호중재	- 본제를 투여중인 환자는 자동차 운전등 위험을 수반하는 기계의 조작을 하지 않도록 주의한다. - 과량투여시 중추신경계 및 심혈관계 억제의 증상이 나타난다. 처치는 호흡관리가 주된 처치법이다.

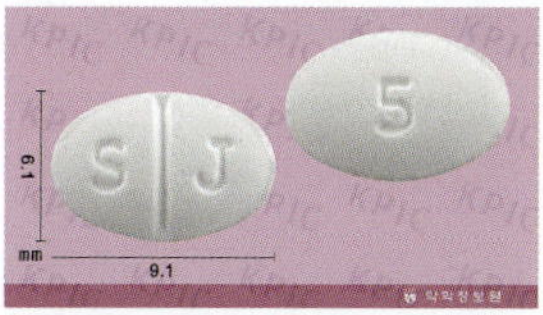

Diazepam(삼진 Diazepam 2mg, 5mg) 디아제팜정

적 응 증	- 향정신성의약품 - 간질 및 부분발작(초점발작) - 원발성 및 2차적으로 전신화된 강직간대발작(대발작) - 유소아 간질(특히 정형성 및 비정형성 결신발작) - 항불안제, 긴장, 골격근 경련완화 보조제, 경련 중첩상태의 치료보조제
부 작 용	- 권태감, 천명, 타액증가 - 의존성 및 금단증상: 투여량을 급격히 감량하거나 중지하면 불안, 경련, 환각, 망상, 흥분, 착란과 항우울 상태등이 나타날 수 있다.
간호사정	- 투여초기 부작용 발현을 방지하기 위하여 환자의 최적 용량이 결정될 때까지 천천히 용량을 증가시켜서 2-4주 이내에 유지용량에 도달하게 한다. - 유지용량: 환자의 연령 및 증상(발작의 지속시간, 횟수, 정도, 다른 간질약의 병용 여부)등에 따라 적절히 조절되어야 한다.
간호중재	- 과량투여시 중추신경억제 작용이 크게 증강되어 착란, 깊은 수면, 근무력감, 반사장애, 건망증이 나타난다. 이러한 경우 위세척, 환자의 모니터링, 호흡기계 및 심혈 관계의 통상적 처치방법등으로 치료 - 본제의 초회량으로 1일 15mg을 초과하지 않으며 3회 동량으로 분할 경구투여 - 동량으로 투여하지 않을 경우 가장 많은 용량을 저녁에 투여

나 해열진통제

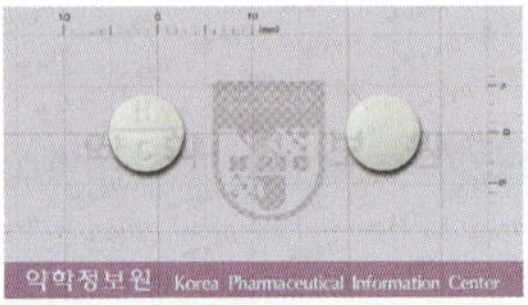

Codeine(Codeine PHOSPHATE HANA 20mg)

적 응 증	- 진통, 진해, 호흡기 질환
부 작 용	- 투여량의 급격한 감소 또는 중지에 의한 하품, 발한, 재채기, 유루, 오심, 구토, 설사, 복통, 산통, 두통, 불면, 불안, 섬망, 진전, 전신의 근육 및 관절통, 호흡촉박등의 금단증상이 나타날 수 있다.
간호중재	- 졸음, 현훈이 나타나는 일이 있으므로 본제 투여중인 환자에게는 자동차의 운전 등 위험을 수반하는 기계조작에 종사시키지 않도록 주의한다.

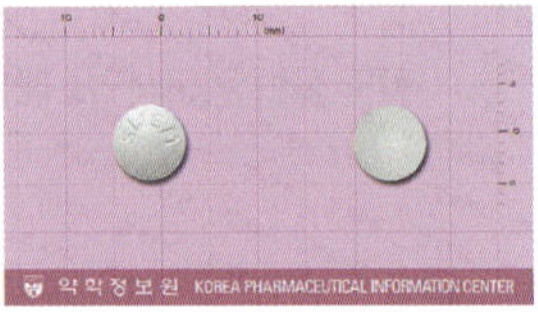

Morphine(에스몰핀정)

적 응 증	- 심한 통증의 완화
부 작 용	- 호흡기능부전, 기관지천식, 심한 충추신경계 마비
간호사정	- 변비가 나타날 수 있고, 증상이 심하면 전문가와 상의 - 어지럽거나 졸음이 올 수 있으므로 운전, 위험한 기계조작시 주의 - 과량으로 투여하지 않도록 주의 - 가능한 습기가 적고 서늘한 곳에 보관
간호중재	- 4시간마다 1-2정(15-30mg) 또는 의사의 처방에 따라 복용, 병의 말기적 증상에서의 고통을 제거하기 위하여 본제를 진통효과를 나타낼 수 있는 최소용량으로 하여 4시간마다 규칙적으로 투여하는 것이 추천된다.

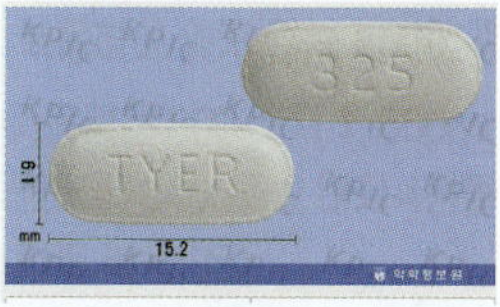

Acetaminophen(타이레놀8시간이알서방정 325mg)

적 응 증	- 감기로 인한 발열 및 동통, 두통, 신경통, 근육통, 월경통 - 해열, 진통, 소염제
부 작 용	- 혈소판 감소, 과민증상, 호흡곤란, 저혈압 쇽, 식욕부진
간호중재	- 본제의 과량투여시 심각한 간손상 위험 및 NSAIDs(Non-steroidal anti-inflammatory drugs:비스테로이드성 소염진통제)의 위장출혈을 유발할 수 있다.

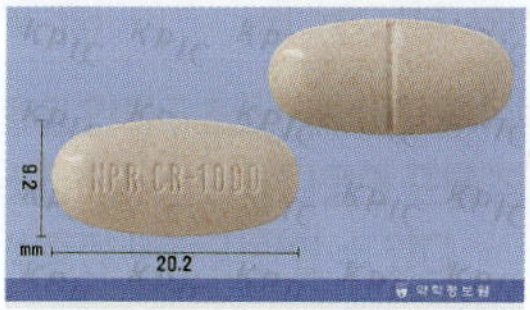

Naproxen(낙센에프서방정 1000mg)

적 응 증	- 류마티양관절염, 연소성 류마티양관절염, 골관절염(퇴행성 관절질환) - 활액낭염, 골격근장애(염좌, 좌상, 외상, 요천통), 수술후 동통, 편두통, 발치후 동통
부 작 용	- 쇽, 재생불량성빈혈, 궤양, OT, PT 상승, 과민증
간호중재	- 매일 세잔 이상 정기적으로 술을 마시는 사람이 본제에 다른 해열진통제를 복용해야 할 경우 반드시 의사와 또는 약사와 상의해야 한다. 이러한 사람이 본제를 복용하면 위장출혈이 유발될 수 있다. - 과량투여시 졸음, 가슴쓰림, 소화불량, 구역, 구토가 나타날 수 있으며, 이러한 경우 위세척을 하고 활성탄을 사용하여 혈장농도를 줄인다.

다 항경련제

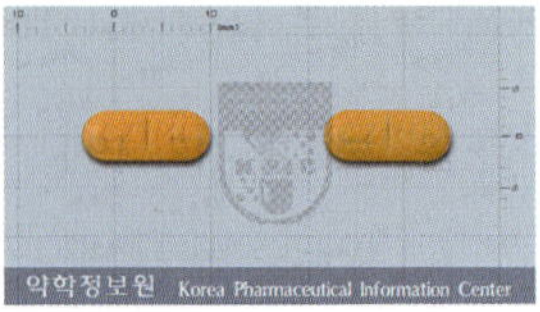

Carbamazepine(카마제핀씨알정 200mg)

적 응 증	- 항전간제 - 진경작용과 항정신작용을 동시에 나타내는 항전간 치료제로서 단독투여를 하거나 다른 항전간제와 병용하여 사용한다. - 대발작, 정신운동발작, 간질, 조병, 조울병의 조상태, 정신분열증의 흥분상태 - 삼차신경통, 당뇨병성 신경질환 등에 사용할 경우 경련으로 인한 통증을 막아주며 알코올 금단 증상치료에 사용
부 작 용	- 과민증, 피부가려움증, SLE증상, 혈액이상질환, 신장, 간장(OT/PT 상승)
간호중재	- 습기에 의하여 효력이 떨어지므로 사용후에는 반드시 밀전하여 되도록 차고 건조한 곳에 보관한다.

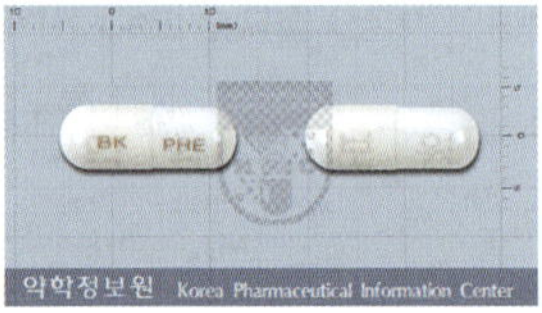

phenytoin(부광페니토인캡슐100mg)

적 응 증	- 대발작, 정신운동성 발작 - 디기탈리스 중독으로 인한 부정맥(심실부정맥)
부 작 용	- 신경병증, 어지러움, 운동실조증, 정신착란, 구음장애, 불면, 신경과민
간호중재	- 과량투여시 처치: 안구진탕, 구음장애, 운동실조, 안근마비 등이다. - 특이적 해독제는 인공호흡, 산소흡입, 혈압상승제의 투여등으로 적절한 처치를 한다.

라 통풍(Gout)

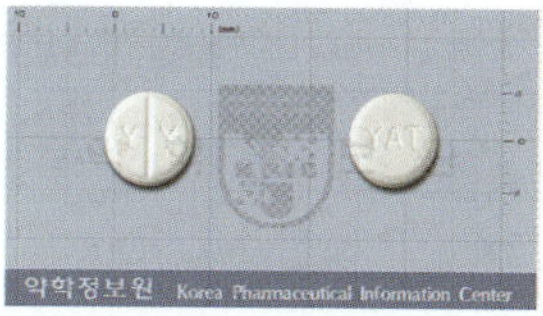

Xanthine oxidase inhibitors(Allopurinol)

적 응 증	- 통풍, 과요산혈증, 요산신장병증 - 신부전을 수반하는 경우 1일 100-200mg을 각각 1-3회 분복
부 작 용	- 과민증, 피부기계질환, 식욕부진, 구역, 구토, 무과립구증
간호중재	- 본제 사용중에는 수분섭취량을 많이 하여 1일 소변배출량이 2L 이상이 되게 함이 바람직하다.

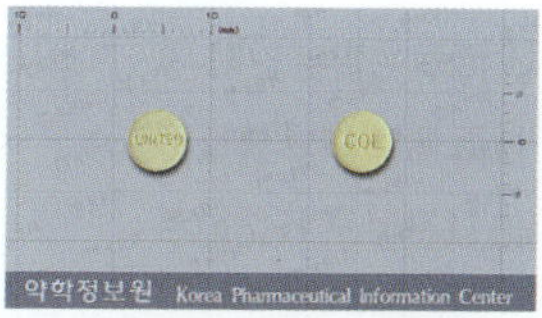

Colchicine(Colchine)

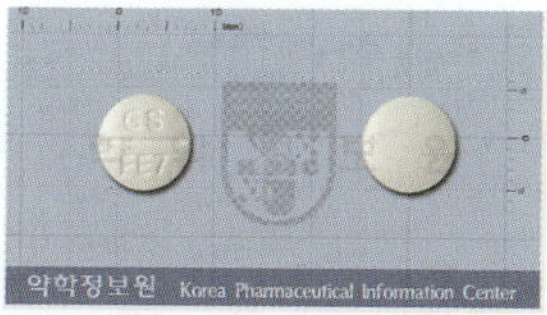

(자이로릭 정 100mg)

적 응 증	- 통풍치료제 - 급성통풍, 급성통풍성 관절염 - 급성 통풍성 발작: 초기 0.5-1.2mg, 그 후 0.5-1.2mg을 1-2시간 간격으로 복용

부 작 용	- 만성 신부전 환자는 피부점막안증후군(스티븐스-존슨 증후군) 또는 독성표피괴사용해(리엘증후군)등을 포함한 알로푸리놀과 관련된 과민성 반응의 위험이 증가 할 수 있다. 이러한 환자는 과민성 증후군 또는 피부점막안증후군(스티븐스-존슨증후군) 또는 독성표피괴사용해(리엘증후군) 징후가 나타나는지 주의를 기울여야 하고 환자에게 해당 증상의 최초 징후가 나타나는 경우 치료를 즉각 영구적으로 중단할 필요가 있다는 것을 알려야 한다. - 과민성 증후군(DRESS)과 연관된 보고 사례들 중에 케토산증을 초래하는 1형 당뇨병(전격성 1형 당뇨병 포함)으로 발전된 사례가 보고되었다. - 급성통풍 발작이 진정될 때까지 투여를 시작하지 않는다. - 투여 초기에 요산의 이동에 의해 통풍 발작의 일시적 증가를 볼 수 있으므로 통풍 악화를 예방하기 위하여 콜키신, 인도메타신 등을 병용한다.(혈중 요산치를 측정하면서 투여하고 치료 초기 1주간은 1일 100 mg을 투여함이 바람직하다.) 만약 통풍발작이 나타나면 투여량을 계속 같게 유지하면서 소염제로 치료한다.
간호중재	- 혈액투석: 투석되지 않음(0-0.5%), 추가용량 불필요 - 복막투석: 추가용량 필요

마 고지혈증 억제제

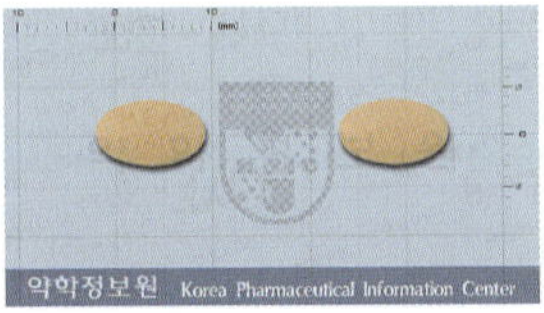

Simvastatin(Zocor) 20mg, 40mg

적 응 증	- 관상동맥질환, 당뇨, 말초혈관질환, 뇌졸중 또는 기타 뇌혈관질환 병력으로 인해 관상동맥 사고의 위험성이 높은 환자 - 관상동맥질환이 있는 고콜레스테롤혈증 환자의 위험성 감소 및 고지혈증

부 작 용	- 1-10%: 두통, 고창, 복부경련, 설사, 변지림, 오심, 구토, 소화불량, 흉부작열감, 근통증, 쇠약, 상기도감염 - 1% 〉: 미각이상, 시력 불선명, 렌즈혼탁
간호사정	- 임상 결과상 cholesterol, TG 수치를 모티터한다. - 동물성 지방섭취를 줄인다.

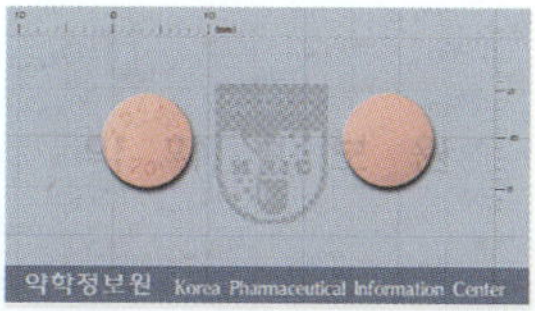

Rosuvastatin calcium 10.4mg(cresto)

적 응 증	- 원발성 고콜레스테롤혈증(이형접합 가족성 고콜레스테롤혈증을 포함하는 type Ⅱ a)과 복합성 고지혈증(type Ⅱ b)의 식이 및 운동으로 조절이 안될 경우 식이요법의 보조제, 동형접합 가족성 고콜레스테롤혈증에 식이요법이나 다른 지질저하요법(예:LDL 분비반출법)의 보조제
부 작 용	- 관찰된 이상반응은 일반적으로 경미하고 일시적이었다. 이상반응으로 연구를 중단한 환자는 본제 투여군 중 4% 미만이었다.
간호사정	- 임상 결과상 cholesterol, TG 수치를 모티터한다. - 동물성 지방섭취를 줄인다.

슬기로운 인공신장실 생활 꿀팁!

07

☆ 인공신장실 간호사의 꿀팁!

항상 15분 전에 출근하여 준비된 마음으로 동료간호사들과 밝게 인사하며 인계 대장을 보고 변동사항이 없는지 확인한 후 업무를 시작한다.

- 밝은 모습, 긍정적이고 활기차고 적극적인 모습은 나의 이미지에 플러스가 되어 줄 것이다.

담당환자를 배정받으면, 미리 환자 상태를 파악하고 업무에 들어간다.

- 자가 혈관(AVF), 인조혈관(AVG), 카테터(Catheter)의 위치 및 환자의 상태에 따른 헤파린 용량 감량이나 헤파린 코팅 등

청진기는 투석 전, 후 목에 걸고 다니며, 환자의 혈관 사정 시 꼭 청진해보고 니들링하며, 간호사의 유니폼 주머니를 잘 정리한다.

- 투석 전,후 AVF,AVG Bruit & thrill 확인 필수
  - 필기구(볼펜, 네임펜)
  - 계산기(투석전 체중-건체중= UF 계산시 필요)

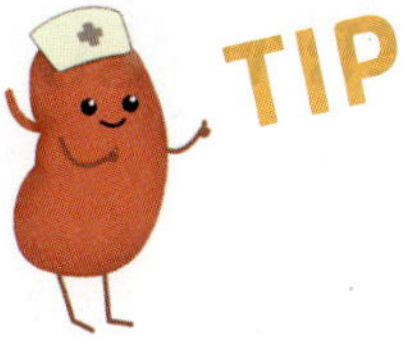

병원 투석 매뉴얼, 투석기계 매뉴얼은 늘 가까이 하고, 숙지한다.

- 병원 투석 매뉴얼을 틈틈이 읽어보고 숙지하는 간호사는 혈액투석에 대해서 더 깊이 있게 알아 갈 수 있게 된다. 투석기계 매뉴얼도 틈틈이 찾아보면 투석기계의 기능과 알람이 울렸을 때 당황하지 않고 자신감 있게 문제점을 해결 할 수 있는 간호사가 될 수 있을 것이다.

인계시간에 메모는 필수, 틈틈히 공부한다.

- 인계 내용 중 모르는 부분은 수간호사나 책임간호사 특히 담당 간호사(assign nurse)에게 꼭 물어보고 넘어가자. 다음 근무 때 내가 담당할 환자는 더 꼼꼼히 들으며 메모하도록 하자. 퇴근 후 복습하는 시간을 꼭 갖자.

환자를 투석 중 모니터링 하면서 간호처치를 할 때 환자의 이름을 자꾸 불러주어 관심을 가져주며, 친밀한 공감대를 형성한다.

- Rapport (공감대)가 잘 형성된 간호사에게는 환자가 Access arm(AVF, AVG)을 빨리 내어 주게 되어있다. 그러면 바로 needling 할 수 있다.

환자의 마음을 잘 요리하라.

환자와 정서적 교감을 많이 해 온 간호사는 AVF(AVG) needling fail을 해도 환자와 부드럽게 이야기 하며 넘어갈 수 있다.

장기간 동안 투석을 받은 환자들은 자신의 몸에 대해서 거의 반 박사이다. 환자를 넘어서려면 더 높게 더 깊이 공부해야 한다.

공부하고 노력하고 최선을 다하는 간호사는 환자에게 인정받고 주치의 및 동료간호사들에게 특히 선배 간호사(수간호사 및 책임간호사)에게 인정받는 간호사가 될 수 있다.

환자가 투석을 시작하기 까지 부정-분노-타협-우울-수용의 단계가 필요하다. 환자의 마음을 잘 어루만져주고 다독여주는 간호사가 되도록 노력해야 하며, 또 안 되는 것에 대해 단호하게 말할 수 있는 간호사가 되어야 한다.

특히 부정, 분노의 단계의 환자들의 폭언이나 거친 행동을 맞받아치지 말고, 해결하기 벅차고 어려우면 선배 간호사(수간호사, 책임간호사)에게 도움을 청해서 해결하는 것도 슬기롭고 현명한 자세이다.)

멘토하고 싶은 간호사를 롤 모델로 삼아서 매의 눈으로 보고 스타일을 모방한다.

- 투석기계 라인 걸기, 프라이밍 방법, 환자를 대하는 방법, 자리배치 방법, 챠팅 스타일, 인계스타일 등

회진 시에 귀 쫑긋 눈은 번쩍 되어서 환자에게 설명하는 내용을 경청하며 듣고 기록하며 기억한다.

- 월초검사 결과나 중간검사 결과 나올 때, 새로운 환자가 왔을 때, 환자 컨디션이 갑자기 안 좋아졌을 때, 환자에게 새로운 질환이 발현되었을 때, 환자가 상급병원에 다녀왔거나 다른 질환으로 f/u 했을 때 등

투석 중에 이뤄지는 검사나 수액주입, 처치 procedure를 적극적으로 관찰하며 메모하여 다음번에 해야 할 상황이 된다면 자신감 있게 한다.

- 투석중 추가 검사가 나갈 때 준비하는 물품 및 드레싱 세트 준비하는 방법
- 투석 중 수혈, 수액(영양제, 알부민)을 주입 하는 방법
- BP 모니터링 기계와 SpO2 모니터링기 다루는 방법
- O2 inhalation 방법 및 tracheostomy suction 방법
- 투석중 바늘이 빠졌을 때 재삽입 및 대처방법
- 투석중 air embolus 시 대처방법
- 투석중 혈관의 swelling시 바늘 재삽입 및 대처방법

| 나의 배정 받은 담당환자는 꼼꼼하게 사정하여 챠트에 기록하고, 궁금하거나 헷갈리는 부분은 선배 간호사(수간호사, 책임간호사)와 협력하여 해결한다.

- 투석기록지에는 요약정리 하여 간결하게 기록한다. 마음이 급하고 바쁘더라도 흘림체로 기록하는 것보다 모든 의료진이 보는 문서이기에 알아볼 수 있도록 또박또박 기록한다.

| 투석기계의 에러나 나의 실수를 해결하는 선배간호사의 모습을 다시 머릿속으로 정리하여 내것으로 만들고, 다음에 문제가 발생했을 때에는 해결해 나아가야 한다.

- 에러노트와 나의 담당환자 노트를 매일 적는다. 에러노트는 오늘 발생한 실수나 사건 해결노트 같은 것이며, 담당환자 노트는 담당환자의 상태, 주 호소(chief complain) 내용, 다음 투석시 꼭 기억해야 할 내용 등을 기록해 두는 노트이다.

| CPR 발생 시 팀널싱으로 슬기롭게 대처한다.

- Emergency-cart를를 자주 확인하며, CPR 시뮬레이션을 통해 교육을 받고 항상 준비된 자세로 업무에 임해야 하며, 리더 간호사의 지시에 따라 맡은 업무를 수행한다.

포널스 실용서 참고문헌

· 간호사연구소(2022). 간호사 면접 보다 -면접관의 프레임과 면접자의 필살공식. 포널스.

· 간호사연구소(2022). 간호알고리즘 2판 - 1권-내과계6개분야 & 정신과. 포널스.

· 간호사연구소(2022). 간호알고리즘 2판 -2권-외과계3개분야 & 산부인과. 포널스.

· 간호사연구소(2021). 자소서 쓰다-간호사가 말하는 자소서-. 포널스.

· 간호사적응연구소(2023). 포널스임상매뉴얼 -Vol3-[건강사정]. 포널스.

· 간호사적응연구소(2023). 포널스임상매뉴얼 - Vol2-[질환별]. 포널스.

· 간호사적응연구소(2023). 병원적응 의학용어. 포널스.

· 간호사적응연구소(2023). 약물작용기전노트 vol.1. 포널스.

· 간호사적응연구소(2023). 약물작용기전노트 vol.2. 포널스.

· 간호사적응연구소(2023). 국제간호사 병원영어 Vol1 - 말하기 편-. 포널스.

· 간호사적응연구소(2023). 국제간호사 병원영어 Vol2 - 간호상황 편-. 포널스.

· 간호사적응연구소(2022). 의학용어 알고리즘. 포널스.

· 강경자외(2023). 메이드인 간호사. 포널스.

· 김나제스다(2023). 계통별 의학용어 핸드북 Vol 1 - 영한 일반용-. 포널스.

· 김나제스다(2023). 계통별 의학용어 핸드북 Vol 2 - 영한러 통역사용-. 포널스.

· 김나제스다, 조현(2021). 소통국제의학용어집. 포널스.

· 김별아(2022). 수술실 별쌤-1권. 포널스.

· 김별아(2022). 수술실 별쌤-2권. 포널스.

· 김수연, 알엔지야(2023). 정맥주사 내비게이션. 포널스.

· 김셀리(2024). 간호사 루틴업무 따라잡기. 포널스.

· 김지혜(2021). 신규간호사 24시- 오답노트. 포널스.

· 김철민(2013). 포켓시리즈-심전도. 포널스.

· 김형숙외(2023). 임상간호테크입문서. 포널스.

· 김효선외(2019). 사례중심의 환자안전 안내서. 포널스.

· 남영은, 황희연, 김진수(2023). 마취회복실 임상노트. 포널스.

· 모형중, 김지현(2020). 콜라보 핵심간호술. 포널스.

· 박소진(2022). 간호사, 아무튼출근. 포널스.

· 박지혜(2021). 간호사, 알엔지야TV 병원이야기- 1권. 포널스.

· 박지혜(2021). 간호사, 알엔지야TV 병원이야기- 2권. 포널스.

· 박지혜(2024). 간호사, 알엔지야TV에게 인계받기- 3권. 포널스.

· 백소연(2024). 미국간호사 밥줄영어 vol 1권. 포널스

· 백소연(2024). 미국간호사 밥줄영어 vol 2권. 포널스

· 세브란스 장루요루전문관리팀(2016). 장루요루관리. 포널스.

· 신에스더(2022). 간호대학 생활백서. 포널스.

· 암또(2019). 암또의 임상노트-1권-. 포널스.

· 암또(2021). 암또의 임상노트-2권-. 포널스.

· 우진하(2016). 수술실 매뉴얼-핸드북. 포널스.

· 윤혜상외(2023). 최신 수술실 매뉴얼 3판. 포널스.

· 이유경(2023). 의료기관인증평가 실무매뉴얼. 포널스.

· 이혜옥외(2017). 상처관리-2판. 포널스.

· 전지선(2021). 슬기로운 인공신장실 생활-1권. 포널스.

· 전지선(2022). 슬기로운 인공신장실 생활-2권. 포널스.

· 최영림(2021). 간호사 대학원완성하기. 포널스.

· 한국간호대학남자교수회(2021). 포널스임상매뉴얼 -Vol1-. 포널스.

· 한국중환자간호학회(2021). 중환자간호 매뉴얼(ICU Manual) 3판. 포널스.

· 홍지수, 오윤희(2022). 크램북(Vol1) -벼락치기 임상간호 매뉴얼-. 포널스.

· 홍지수, 간호사적응연구소(2024). 크램북(Vol2) -벼락치기 환자파악 매뉴얼-. 포널스.

슬기로운 인공신장실 생활 혈액투석 기본편 Vol. 1

첫째판 발행 | 2021년 3월 10일
7쇄 발행 | 2024년 9월 10일

저 자 | 전지선
발 행 인 | 모형중
편 집 인 | 모형중, 박지혜
디 자 인 | 이명호
표지일러스트 | 류하은
본문일러스트 | 장하영
발 행 처 | 포널스
등 록 | 제2017-000021호
본 사 | 서울시 강북구 노해로8길22 3층
강 북 지 점 | 서울시 도봉구 도봉로127길43 1층
전 화 | 02-905-9671 Fax | 02-905-9670

포널스 FORNURSE
www.fornursebook.com
도서 반품과 파본 교환은 본사로 문의하시기 바랍니다.
검인은 저자와의 합의로 생략합니다.

I S B N 979-11-6627-102-1 93510
정 가 25,000원